U0694570

· 大国医经典医案赏析系列 ·

叶天士

经典医案赏析

总主编 李家庚

主 编 吕文亮 周燕萍 谢沛霖

中国医药科技出版社

内 容 提 要

叶桂，字天士，清代著名医家。其医案主要收录在《临证指南医案》《叶氏医案存真》《种福堂公选良方》等古医籍中。

本书以疾病归类方式精选叶氏医案，从诊治思路、处方用药等方面进行了剖析，重点阐发其精妙之处，以启迪后学。同时，将编者临证学习先生用药之心得附于后，以供读者参考。

图书在版编目（CIP）数据

叶天士经典医案赏析/吕文亮等主编 . —北京：中国医药科技出版社，2015.1

（大国医经典医案赏析系列）

ISBN 978 - 7 - 5067 - 7079 - 8

Ⅰ . ①叶…　Ⅱ . ①吕…　Ⅲ . ①医案 - 汇编 - 中国 - 清代　Ⅳ . ①R249.49

中国版本图书馆 CIP 数据核字（2014）第 246979 号

美术编辑　陈君杞
版式设计　郭小平

出版　中国医药科技出版社
地址　北京市海淀区文慧园北路甲 22 号
邮编　100082
电话　发行：010 - 62227427　邮购：010 - 62236938
网址　www.cmstp.com
规格　710 × 1020mm $^1/_{16}$
印张　19 $^1/_2$
字数　311 千字
版次　2015 年 1 月第 1 版
印次　2023 年 11 月第 3 次印刷
印刷　三河市航远印刷有限公司
经销　全国各地新华书店
书号　ISBN 978 - 7 - 5067 - 7079 - 8
定价　39.80 元
本社图书如存在印装质量问题请与本社联系调换

《大国医经典医案赏析系列》

编委会

总主编　李家庚

编　委　（按姓氏笔画排序）

马维平　叶　勇　吕文亮　刘松林

李云海　李成年　李家庚　肖万泽

邱明义　宋恩峰　陈　雨　林俊华

范　恒　周燕萍　胡锡元　陶春晖

黄廷荣　崔金涛　蒋跃文　谢沛霖

樊　讯　戴天木

《叶天士经典医案赏析》

编 委 会

主 编　吕文亮　周燕萍　谢沛霖

副主编　严光俊　徐　婧　张　瑶　刘　德

编　委　（按姓氏笔画排序）

万　莹　刘　德　吕文亮　朱胜文

严光俊　陈　琳　张　瑶　张　平

吴志红　周燕萍　徐　婧　谢沛霖

曾鹏利

前 言

　　医案，古时称为诊籍、脉案及方案，现在亦称为病案、案典。医案是中医临床实践的记录，体现了理法方药的具体运用。中医医案起源极早，其萌芽可追溯到周代，《左传》及先秦诸子著作中亦散在记载关于医家诊治疾病的过程，可视为医案之雏形。现存最早且记录比较完整的病案为淳于意的诊籍，每则载有患者姓氏、住址、职务、病名、脉象、治法及预后等内容，涉及内、外、伤、妇、儿各科病证，诊法以脉为主，兼有病机分析，治法有药物、针刺、熏洗等，用药或汤或丸或酒。秦汉以降，医学崇尚方书，直至隋唐五代，医案未能取得突破性发展。宋金元时期为医案空前发展的阶段，宋代许叔微的《伤寒九十论》，是我国现存最早的医案专著。该书将常见的伤寒病证方分为90种，每证一案。立案严谨，内容全面完整，且以《内经》、《难经》、《伤寒论》等经典著作为依据，对医案加以剖析，颇有启发。然纵览许多名家医案，其并非简单的诊疗纪实，也不同于一般的病历记录，而是取材于大量病案中的验案总结，蕴涵着医家心法和创意，反映了医家临床经验和学术特点，启迪思维，给人以智慧。因此，医案不仅是医学发展的奠基石，也是中医理论形成的最基本元素。

　　大国医是指在中医药历史发展过程中，具有较大声望和非凡中医造诣，对中医药事业发展具有推动作用的著名中医。《大国医经典医案赏析系列》，收集明清及民国时期著名中医医家如喻嘉言、尤在泾、叶天士、吴鞠通、程杏轩、王旭高、费伯雄、陈莲舫、张聿青、丁甘仁、张锡纯、曹颖甫、章次公等的经典医案，这13位医家均为当时名噪一时，并对后世影响深远的中医大家。丛书以各医家医案为分册，以临床各科常见疑难病为主题，内容涉及内、外、妇、儿等临床各科，选录医家具有较高临床价值的病案进行分析、辨别、评按。

　　总的编写原则：依据医家原病案体例，始录该医家原始病案，后对该病案进行赏析，重点揭示案例之精要，指明名医独特之学术思想、知常达变之诊治技巧和用药特色。力求使整个内容突出科学性、先进性、实用性，更进一步贴合临床。

　　是书由湖北中医药大学李家庚教授担任总主编，各分册主编聘请湖北中医药大学、湖北省中医院、武汉市中医院、华中科技大学协和医院、武汉大学人民医院、江汉大学、湖北省高等中医药专科学校等单位的知名中医药专家领衔。几经寒暑，焚膏继晷，数易其稿，终得完功。然因时间仓促，编者学识有限，古今语言差距，理解角度有别，难免挂一漏万，或有未合之处，尚祈学者不吝赐教，以便再版时修改。

大国医经典医案赏析系列编委会

2014 年 9 月 24 日于武昌

编者的话

叶桂（字天士）为清代著名医学家，因先生（以下文中均尊称叶天士为先生）毕生忙于诊务，生前并没有任何医案著作发表，只是在逝世后近 20 年才有他人整理的《临证指南医案》面世，此后又有多种叶案陆续发行，如《叶氏医案存真》、《种福堂公选良方（医案）》等。先生医案一直为临床医家喜读之书，只是由于他在温病学方面的开创性贡献，掩盖了其在中医临床其他领域的光芒。近 20 年来，叶案之学术价值重新为中医界所认识，叶案之研究著作、文章纷陈，但鉴于各类医案均非先生亲自撰写，且先生医案大多记录简单、四诊不全，同时，因后世不同研究整理者撰写时选材角度不同，观点不一，因此，虽然学术研究成果不少，但系统研究整理先生医案，雅俗共赏的读本不多，所以后世学习者直接阅读原文，领悟叶案用药遣方之精妙依然面临诸多困难。有鉴于此，编者在系统研究叶案基础上，选择先生部分精华医案进行评析，有助于学习者以窥先生临床学术之全貌。

为保证医案原汁原味，先以疾病归类方式收录原案，后对先生诊治思路、处方用药进行赏析，重点阐发其精妙之处，同时亦附编者学习先生用药之体会于后，以供读者参考。

从本书选择收录的叶案范围与内容看，《临床指南医案》里面的医案略多，但同时亦收录了其他选本的医案，虽然这些医案只记载寥寥数语，且按语缺如，但这应该是当日应诊大多数时候的实际情况，且这一部分案例因彼此用方相似，应该最能反映先生日常诊务的用药遣方特点，也最有学习研讨价值。

在编写过程中，因叶案原文大多四诊不全，论理也不详尽，因此编写者重点剖析先生用"法"的规律。同时，因先生为临床大家，其广泛汲取各家学术精华，并将名家治疗经验归纳为不同的"法"，所以总结先生诸"法"的使用规律，与学习方药配伍规律同样重要。

另外，先生是经方运用大家，对于经方与其病机的关系理解深刻。先生用经方，已臻出神入化之境，所以我们在总结先生诸多经验中亦重视其中的经方案例，学习先生经方运用的方法，以及方剂用药变化的规律，即方剂药物的配伍加减应用，而非单纯拘泥于脉色病史进行病机剖析。

本书之编者，虽然均为多年来从事叶天士学术思想研究人员，并且力图使此书成为学习叶案的辅助用书和研究者参考用书，但先生学术博大精深，编写者虽然也参考了多家研究者之观点，依然未免挂一漏万，谬误之处，亦请读者批评斧正。

本书编写过程中，湖北中医药高等专科学校的吴璇、王颖、潘复海等老师参加了大量文字处理工作，在此一并感谢。

编者

2014 年 8 月

目 录

第一章 内 科

第一节 肺系病 ………………………………………… 1

　一、咳嗽 ………………………………………………… 1

　二、肺痿 ………………………………………………… 13

　三、哮病 ………………………………………………… 16

　四、喘病 ………………………………………………… 16

　五、咯血 ………………………………………………… 21

　六、失音 ………………………………………………… 24

第二节 心系病 ………………………………………… 26

　一、心悸（惊悸）……………………………………… 26

　二、胸痹心痛 …………………………………………… 31

　三、不寐 ………………………………………………… 37

　四、癫病 ………………………………………………… 42

第三节 脾系病 ………………………………………… 42

　一、胃脘痛 ……………………………………………… 42

　二、胃痞 ………………………………………………… 62

　三、吐酸 ………………………………………………… 81

　四、反胃 ………………………………………………… 86

　五、呕吐 ………………………………………………… 88

六、暴吐 ……………………………………………………………… 102

七、呃逆 ……………………………………………………………… 103

八、噎膈 ……………………………………………………………… 107

九、泄泻 ……………………………………………………………… 111

十、吐血 ……………………………………………………………… 145

十一、便血 ………………………………………………………… 146

十二、痰饮 ………………………………………………………… 148

十三、悬饮 ………………………………………………………… 154

十四、便秘 ………………………………………………………… 155

十五、腹痛 ………………………………………………………… 157

十六、腹胀满 ……………………………………………………… 160

第四节　肝系病 …………………………………………………… 168

一、胁痛 …………………………………………………………… 168

二、头痛 …………………………………………………………… 173

三、眩晕 …………………………………………………………… 177

四、中风 …………………………………………………………… 188

五、厥病 …………………………………………………………… 199

第五节　肾系病 …………………………………………………… 203

一、癃闭 …………………………………………………………… 203

二、遗精 …………………………………………………………… 203

三、耳聋 …………………………………………………………… 207

四、滑精 …………………………………………………………… 208

五、阳痿 …………………………………………………………… 209

六、水肿 …………………………………………………………… 210

第六节　外感热病 ………………………………………………… 212

一、风温 …………………………………………………………… 212

二、春温 …………………………………………………………… 218

三、秋燥 …………………………………………………………… 221

四、暑湿 225

五、暑温 228

六、湿温 229

七、湿阻 232

八、伏暑 239

九、痢疾 241

十、疟疾 245

十一、霍乱 247

第七节 虫病 249

第八节 其他 251

一、内伤发热 251

二、虚病 252

三、痿病 265

四、汗证 268

五、痛风 269

六、痹病 270

七、消渴 271

八、杂病 273

第二章 外 科

第一节 肛肠病 276

一、肛漏 276

二、脱肛 277

三、痔病 279

第二节 乳房病 281

第三节 男子前阴病 282

第四节 疝病 282

第三章 妇 科

第一节 月经病 ·· 285

　　一、经期延长 ·· 285

　　二、闭经 ·· 285

　　三、崩漏 ·· 288

第二节 带下病 ·· 290

第三节 妊娠病 ·· 291

　　子烦 ·· 291

第四节 产后病 ·· 292

　　一、产后血晕 ·· 292

　　二、产后腹痛 ·· 293

　　三、产后身痛 ·· 294

第五节 妇科杂病 ·· 295

　　癥瘕 ·· 295

第四章 耳鼻喉科

第一节 咽喉、鼻病 ·· 297

　　一、喉痹 ·· 297

　　二、鼻衄 ·· 297

第二节 口齿病 ·· 299

　　牙痛 ·· 299

第一章 内 科

第一节 肺系病

一、咳嗽

案 1

何 （王家巷 二十七岁）色夺脉促，寒露霜降嗽甚，风冷形肌凛凛，卫阳空疏气泄，群医不识，是为瞀医。

小建中汤

《徐批叶天士晚年方案真本》

【赏析】

本案患者面色萎黄，脉细促，深秋时节咳嗽不宁，形寒畏风，此为脾虚血亏气弱，卫阳不足；风邪犯卫，表邪未解。故以小建中汤甘温补中，和营解表。

案 2

某 脉细弱，形寒久嗽，寒热频来，易于惊恐，经来色淡且少，不耐烦劳。此阴阳内损，营卫造偏。仲景：凡元气有伤，当与甘药。知清凉治嗽等法，非醇正之道。

黄芪建中汤去姜。

《眉寿堂方案选存》

【赏析】

久嗽案,频见寒热,善惊易恐,月经色淡量少,体倦乏力,脉细弱。观脉症,为气血两虚,脾虚卫弱之象。此案为慢性久咳,子病及母,宜从子病补其母考虑,治以甘缓健脾,调和营卫。方用黄芪建中汤甘缓补脾,其去生姜者,因营卫不足,营阴亏乏,不宜生姜发散耗阴。

东垣谓"胃为卫之本,脾为营之源。"脾胃虚弱,营卫不足,小建中汤应用合宜。更加用甘温益气之黄芪,合为"甘温气味,建立中宫"。中宫立而脾胃健旺,亦合乎"劳者温之"之大法。且该方"全以补土为用",土旺自能生金,故不治嗽而嗽止。若以纯投清寒之品理肺,以寒治寒,徒伤脾胃生气。

案 3

某　色脉无神,虚烦久咳,寒热不止。因悲哀惊恐,病势反加,胃气渐减,大便不实,月事过期不至,恐有下损及中之虑,拟建中法。

人参　白芍　桂枝　茯神　黄芪　炙草　牡蛎　南枣

《眉寿堂方案选存》

【赏析】

患者因悲伤惊恐起病,心脾之气暗耗,症见形体疲乏,精神困倦,心烦久咳,寒热时作,纳差便溏,月经衍期。先生认为,此案属脾胃不足,生化乏源,拟建中法甘温补益脾肺。

先生用小建中汤的基本思路是以其甘温理阳,缓急止痛,并调和营卫的基本功效,治疗劳伤脾胃,中气中阳虚弱,营阴不足,且兼营卫不和的病证。

由于小建中汤并非峻补剂,属调补剂,因此,对于有明显的阳明胃气虚弱的患者,先生自制人参建中汤,在小建中汤中加人参,通补胃气。脾胃气虚,并见表虚者,仿黄芪建中汤法,于小建中汤中加人参、黄芪,拟人参建中汤,治疗脾胃气虚的虚劳咳嗽、咳血,表虚畏风肢冷,脾胃气虚,月经过期不至等。

本案赏析重点：以小建中汤补土生金治疗咳嗽。此种咳嗽有明显特点：一是久咳不愈；二是兼食减便溏等脾胃内伤证；三是兼有恶寒发热等营卫失和证；四是或兼有背寒，盗汗等阴阳损伤证；女性患者还可见经闭；这种咳嗽的机制是脾胃损伤，土不生金；或阴阳受损，营卫损伤，累及肺金，肺气肺阳不足。对此，先生曾强调"大忌清寒理肺"，方用小建中汤调理脾胃，补土生金。

现今临床上一见咳嗽，辄用清肺治嗽者多，以致脾胃损伤，咳嗽　迁延不愈。因此，先生补土生金治咳的经验尤为可贵。

现已研究证实，小建中汤加味治疗消化性溃疡、咳嗽、产后虚弱与疲劳综合征等慢性病疗效满意。方中饴糖有助湿生痰满中之嫌，可效法王旭高代以金钱橘饼，或遵喻"温药太过，令人中满"之说，于方中加少量丹参、砂仁、檀香行气，以兼顾病久入络者。

案 4

某　茹素，营气不长。咳嗽妨食，天癸渐断，恐延干血。

黄芪　炙草　茯神　归身　大南枣肉

《未刻本叶氏医案》

【赏析】

患者长期素食，久必气血生化乏源，营血不充。现症咳嗽、纳差，为子病及母而脾虚，脾不生化气血，则经血渐耗渐减，大有闭经趋势。"干血"即干血痨，属于严重虚损病。本案以当归补血汤为主方，加炙甘草、大枣补脾养营，茯神安神。

案 5

某　脉细咳逆，不得侧眠，肌消色夺，经水已闭，食减便溏，久病损及三阴。渐至胃气欲败，药饵难挽。拟进建中法，冀得胃旺纳谷，庶几带疾延年。

建中汤去姜。

《种福堂公选医案》

【赏析】

本案症见咳逆，不得侧眠，食减便溏，肌肉消瘦，面色萎黄，经水已闭，脉细。此久病损及太阴、少阴和厥阴，渐至胃气衰败，病至如此，用滋腻厚重之品大补脾肝肾无益，方用小建中汤去生姜之辛散，以甘缓调补脾胃气血阴阳，希望脾胃得运，也许可以带病延年。观临床诸多虚劳之症或肿瘤术后，从健运脾胃入手，为正治法，若脾胃衰败，万难挽回。

案6

董　脉弦右濡，阳微恶寒，饮浊上干，咳吐涎沫，且食减胃衰，寒疝窃踞，阴浊见症，岂止一端？喻嘉言谓浊阴上加于天，非离照当空，氛雾焉得退避！反以地黄、五味阴药，附和其阴，阴霾冲逆肆虐，饮邪滔天莫制。议以仲景熟附配生姜法，扫群阴以驱饮邪，维阳气以立基本，况尊年尤宜急护真阳为主。

人参　茯苓　熟附子　生姜汁　南枣

《临证指南医案·卷五·痰饮》

【赏析】

本案患者年过半百，形寒咳吐，纳差胃弱。属阳虚水泛之证。前医误辨为阴虚，以地黄、五味子之类和阴，致使证情加重。故以辛热重剂温散浊阴之邪，方以附子汤去芍药、白术之甘缓，加姜汁温散通阳，大枣护胃。本案宜辛燥，不宜柔润。所谓离照当空，则阴霾自散。此案中，用人参益气护胃是先生常用手法。

案 7

王公美 脉沉而咳，不能着枕而卧。此老年下元虚，气不摄纳，浊气痰饮，皆为阴象，乘暮夜阴时寐发。发散清润皆非，当以小青龙法，开太阳经，撤饮下趋。

小青龙去麻、辛、草。

《叶氏医案存真·卷二》

【赏析】

本案患者年老下元亏虚，气不摄纳，但痰饮浊气上盛，咳而不能平卧，入夜后加剧。此为饮证，辛温发散或寒凉清润均非得法。方用小青龙汤去麻、辛、草，开太阳以化饮邪。先生关于小青龙去麻、辛的这一用法，多用于虚实夹杂者。对于素有阳虚，而见有小青龙汤证者，先生必遵仲景用法去麻黄、细辛而守护正气。此用法具有重要的临床意义。

案 8

周 向有耳聋鸣响，是水亏木火蒙窍，冬阳不潜，亦属下元之虚。但今咳声喉下有痰音，胁痛，卧着气冲，乃冲阳升而痰饮泛，脉浮。当此骤冷，恐有外寒引动内饮，议开太阳以肃上。

云茯苓 粗桂枝 干姜 五味同姜打 白芍 炙草 当午时服。

《临证指南医案·卷五·痰饮》

【赏析】

本案周某素体肾亏，向来有耳聋鸣响之症。当前，症见咳引痰声，胁痛，气逆，为冲气挟痰上逆。脉象浮系外邪仍存，治以桂枝汤解肌，开太阳之阳，苓桂味甘汤涤饮纳气。

苓桂味甘汤出自《金匮要略》，原治桂枝甘草汤证兼见咳逆上气，眩晕者。先生应用此方治疗饮逆咳嗽，久嗽失音，久嗽失血，小产劳伤咳嗽。分析先生变通应用苓桂味甘汤治咳喘的手法，这类咳喘具有如下特点，一是兼冲气上逆，如本案之"卧着上攻"；二是有肾虚体质或病机；三是有阳气不足，痰饮上泛。

苓桂味甘汤中最具特点的药是五味子。五味子不仅止咳祛痰，善治咳逆上气，兼补肺、肾、心脾之气。《神农本草经》云其"主益气，咳逆上气，劳伤羸瘦，强阴，益男子精"。方中桂枝与五味子合用，不仅补肾气、肾阴，也可用治肾阳肾气不足不能纳气的气逆咳喘。仲景之苓桂味甘汤的原始证现今难以见到，先生拓宽冲气上攻的病机，具体到气逆咳喘，病位在肺与肾，这是对本方证的发挥。另外，此案中，以桂枝汤疏解太阳之气表寒，亦为妙用。

案9

叶（四十）　脉右弦，舌黄不渴，当心似阻。昔形壮，今渐瘦。咳久不已，卧着则咳，痰出稍安。此清阳少旋，支脉结饮。议通上焦之阳。

鲜薤白　栝蒌皮　半夏　茯苓　川桂枝　姜汁

《临证指南医案·卷五·痰饮》

【赏析】

本案久咳不已，坐卧不宁，痰出稍安，脉右弦。为支饮在肺，苔黄不渴，非有热也。昔形壮，今渐瘦。遵仲景"素盛今瘦"，诊为痰饮；依"咳逆倚息，短气不得卧"辨为支饮。胸中为清阳之地，故拟通上焦之阳法，方以瓜蒌薤白半夏汤宽胸行气化痰，另用桂枝、茯苓、姜汁，为苓桂术姜汤去白术以温化痰饮。去白术者，以甘缓壅滞故。

案10

马（四十）　甘缓颇安，辛泄不受，此阳分气衰，将来饮邪日聚，然卧着咳多，清气失旋。先用苓桂术甘汤，继进外台茯苓饮。

《临证指南医案·卷五·痰饮》

【赏析】

此案患者平卧咳嗽，以方测症，胸满呕涎，苔白滑腻诸症可见。病机为脾胃阳虚，痰饮不化，而非脾肾阳衰，故辛燥之干姜，附片不宜，仍以温药和之，先用苓桂术甘汤，温阳化气利水，待阳复脾运后，再以健脾益气消痰除满的外台茯苓饮调治。

案 11

程（六十）　肾虚不纳气，五液变痰上泛，冬藏失职，此病为甚。不可以肺咳消痰，常用八味丸，收纳阴中之阳。临时撤饮，用仲景桂苓味甘汤。

《临证指南医案·卷五·痰饮》

【赏析】

本案为老年久咳。有肾虚不能纳气，五液变痰上泛所致，方用八味丸补肾纳气以治本，用桂苓味甘汤温化散饮以治标。本案可与案7合参，则可知肾气丸作用在于"收纳阴中之阳"，并非阴阳双补。

案 12

许友官　幼年疡溃成漏，后天不能充长，其吐血后，嗽不止，夜热，晨汗热止，口见色夺、肉消、减食、恶心，便溏。乃劳怯阴阳，中下并伤，草木药饵，何能挽回生生真气？难效之症。

人参　山药　芡实　炙草　五味　熟地炭

寒热半年，少时色黄，气短咳呕。是内损营卫迭偏，劳怯重病。

人参　茯苓　黄芪　炙草　煨姜　南枣

《叶氏医案存真·卷三》

【赏析】

许某，幼年即患慢性疾患，成年不能调养、调治，自然体质虚弱，渐成劳损之证。现症见：吐血后，咳嗽不已，夜热，晨起汗出热止，形体消瘦，纳差、恶心、便溏，此脾虚下元不固，阴阳俱伤之证。

初诊以人参、山药、芡实、甘草补益脾气营阴，又以五味子敛阴，熟地炭滋阴收敛。二诊时见寒热未退，咳呕气短仍存，知单纯以甘凉补阴收涩不行，改以温润益气补营法，方中以人参益气补胃，茯苓利湿，黄芪升阳益气，甘草补脾益气，姜、枣温阳散寒补中。

案13

某寒热咳嗽，初起必有外邪，邪陷入里，则阳气伤，阴浊扰乱，延为肿胀。述腹胀大，上实下坚，浊自下起，逆气挟痰上冲，暮则阴邪用事，着枕咳呛更甚。本草云：诸药皮皆凉，子皆降。降肺气，疏胃滞，暂时通泄，昧于阴邪盛，为肿为胀，大旨形寒吐沫，阳气已寂，汤药以通太阳，续进摄纳少阴，考诸前哲，不越此范。

早服济生肾气丸，晚进桂苓甘味姜附汤。

《叶氏医案存真·卷二》

【赏析】

本案因感受外邪导致恶寒、发热、咳嗽。久病邪陷，阳伤浊凝，转为咳喘、痰逆、肿胀。暮则阴邪用事是指入暮则天地阳气渐衰，此时若患者体内阳衰不能主事，自然气候又正值天地阳收阴长，合则阴盛阳衰，水饮阴寒无制，病必多发或加重。脾为生痰之源，肾虚水泛为痰，入夜饮邪上泛阻肺，痰气上逆加重，故着枕咳呛更甚；痰饮泛滥，则为肿为胀。

前医拘执于病机为阴邪盛而致肿胀，给予降肺气，通胃滞，只能暂时通泄而病始终不减。先生指出宣降过度必然导致阳气愈衰，而内陷之外邪愈益留着难除。故治宜以汤药温通太阳之经，续进摄纳少阴。具体而言：于早晨阳升时用济生肾气丸（金匮肾气丸加车前子、川牛膝）温阳摄纳，以使阳升阴降，水湿自化，晚间用桂苓甘味汤开太阳使外邪消散有出路，加干姜、附子通阳化饮，二法合用即"急则治其标，缓则治其本"。

桂苓甘味汤出自《金匮要略·痰饮咳嗽病脉证并治第十二》第 36 条："……手足厥逆，气从小腹上冲胸咽，手足痹，其面翕热如醉状，因复下流阴股，小便难，时复冒者，与茯苓桂枝五味甘草汤，治其气冲"。该方具有温阳化饮，纳气平冲之功，方中桂枝辛甘温，主入少阴、太阴，上能平冲以降逆，中能暖脾以化饮，下能助肾以行水；茯苓渗湿健脾，合之化气行水为君药。甘草健脾，合桂枝辛甘化阳，兼为臣药；五味子纳气收敛为佐。本方力量单薄，且并非培本顾元之剂。若要治其根本，仍需从脾肾入手。

本案治法、用方是其一大特色，一是体现了先生攻补分治的治疗思想，即根据疾病虚实夹杂的特点，分时施攻或补；二是效法仲景，继承学术。所选两方均是从仲景方化裁而来。

案 14

高　脉细下垂，高年久咳，腹痛泄泻，形神憔悴，乃病伤难复，非攻病药石可愈。拟进甘缓法。

炙甘草　炒白芍　炒饴糖　茯神　南枣

《未刻本叶氏医案》

【赏析】

高某，脉细下垂为细软无力，年老体衰久咳，腹痛泄泻，形神憔悴，为脾胃虚弱，气血不足，土不生金。攻下法非所宜，仍以甘缓补中法，补益脾胃，并培土生金。另外，饴糖本可以润肺止咳，用于本证，亦为相宜。

案 15

某（七一）　高年久嗽，脉象弦大，寤不成寐，乃阳气微漓，浊饮上泛。仲景云：进温药和之。

杏仁三钱　茯苓三钱　川桂枝一钱　生姜一钱　苡仁三钱　炙草四分　大枣二枚

《临证指南医案·卷五·痰饮》

【赏析】

高年久咳，脉弦为饮，饮停肺间，则心神不宁、夜寝难安。以苓桂术甘汤去白术，加杏仁、薏苡仁、生姜温化痰饮、宣肺止咳。

先生遵仲景"病痰饮者，温药和之"宗旨。先生治痰饮咳嗽，劳伤阳气，内起痰饮，以致咳嗽多痰者，多以苓桂术甘汤去术，本案去术者，以脉弦大，夜寝难安，恐白术辛温壅补。加薏苡仁祛湿化痰，生姜辛通散饮。

分析此案：观先生用苓桂术甘汤的最基本手法是去其甘壅的甘草，加辛通的生姜，组成"苓姜术桂汤"。先生称此法为"鼓运转旋脾胃一法"，用治寒湿水饮伤阳证。先生所谓的"苓姜术桂汤"，其中的生姜可据证更换为干姜，此法一是包含理中汤法，治中阳虚弱，水饮下趋肠道的晨泻，二是合于《金匮要略》治疗肾着的甘草干姜茯苓白术汤法，治疗寒湿凝滞，伤其脾肾，腰府重痛之证。

案16

顾（二四）　咳嗽数月，呕出涎沫，建中不应，已非营卫损伤。视其面色鲜明，饮食仍进，仿饮邪主治。

小半夏汤加桂枝、杏仁、姜汁。

《临证指南医案·卷五·痰饮》

【赏析】

咳嗽迁移数月，呕涎，颜色鲜明，纳佳食进，非虚证，病在肺，以小半夏汤加味。小半夏汤出自《金匮要略·痰饮咳嗽病肺证并治》第28条："呕家本渴，渴者为欲解，今反不渴，心下有支饮故也，小半夏汤主之。"可见小半夏汤为逐痰饮止呕方。

本案患者初发咳嗽，用小建中汤未效。从面色鲜明辨为阳明胃运不健，痰饮内停。《金匮要略》云："色鲜明者有留饮。"方用小半夏汤温化痰饮，仿桂枝加厚朴杏子汤义,加桂枝辛甘通阳调卫,杏仁宣降肺气,另仿生姜半夏汤义,加姜汁通阳,和胃止呕。

案17

某 嗽急心腹坚胀,入夜气冲,欲坐下部已冷;久有瘕聚,问月事不来三年。此浊气饮壅塞,以致血脉不通,为络脉之胀。

桂枝 淡姜 五味子 茯苓 白术 北细辛

《徐批叶天士晚年方案真本》

【赏析】

患者咳嗽,胸脘胀满,入夜冲气上逆,不能平卧,下肢寒凉,月经三年未行。先生认为乃心下寒饮久聚,久病络脉壅塞,用小青龙法,以干姜、桂枝、细辛等辛香温阳通络,宣泄壅塞;另以五味子敛肺气,且有止咳之力;茯苓、白术健脾利湿,另外茯苓有通阳气之功。读者可从此案细心领悟,小青龙法原有入肺络泄浊之力。

案18

某案 呛而欲咳,口干。
北参 扁豆 麦芽 茯神 霍山石斛

《未刻本叶氏医案》

【赏析】

胃阴亏虚,津液不能上承,则口干;胃土阴虚,母病及子,而肺津无以生化致肺阴虚而致呛咳。追其病根为胃阴虚,故治以滋养胃阴为法。沙参分南沙参、北沙参,二者均有养阴清肺之功,但南沙参兼化痰益气,北沙参益胃生津,故该方用北沙参;石斛亦能益胃生津;扁豆、麦芽健脾消食;茯神健脾兼安神。如此全方可止渴止呛。

案19

程（五七）　昔肥今瘦为饮，仲景云：脉沉而弦，是为饮家。男子向老，下元先亏。气不收摄，则痰饮上泛，饮与气涌，斯为咳矣。今医见嗽，辄以清肺降气消痰，久而不效，更与滋阴。不明痰饮皆属浊阴之化，滋则堆砌助浊滞气。试述着枕咳呛一端，知身体卧着，上气不下，必下冲上逆。其痰饮伏于至阴之界，肾脏络病无疑。形寒畏风，阳气微弱，而藩篱疏撤。仲景有要言不烦曰："饮邪必用温药和之"，更分外饮治脾，内饮治肾，不读圣经，焉知此理！

桂苓甘味汤，熟附都气加胡桃。

《临证指南医案·卷五·痰饮》

【赏析】

程某久咳，形寒畏风，昔肥今瘦。此阳气微弱，痰饮上冲，肺失肃降。方用桂苓五味甘草汤温化痰饮以治标，用七味都气丸加附子，胡桃仁温肾纳气以治本。

在叶案中常见先生对体质的论述。先生认为，老年肾气先衰，因而在病机上常见"下虚而上盛"之证，在治疗上主张补肾固本，或照顾老年体衰而变通治法。

先生治饮，提出了"外饮治脾，内饮治肾"的原则。内饮治肾，他常用肾气丸、熟附都气丸、真武汤或丸（常去白术加人参）等，有时还与健脾化饮法或开宣太阳法同用。

案20

某　凡忧愁思虑之内伤不足，必先上损心肺。心主营，肺主卫，上气既亏，不耐烦劳，易于受邪，唯养正则邪自除，无麻、桂大劫散之理，故内伤必取法乎东垣。今血止脉软，形倦，不食，仍呛咳不已，痰若黏涎，皆土败金枯之象，急与甘缓补法。

生黄芪　炒白芍　炙草　饴糖　南枣

《叶氏医案存真·卷一》

【赏析】

本案起自出血证。现血止，仍脉软弱，神疲肢倦，纳差不食，呛咳不已，痰若黏涎，此乃脾胃虚衰，肺金不养之证。用甘缓补虚法。先生认为，内伤必然先损心肺，营卫既虚，就会"不耐烦劳"，并且易于感受外邪。此类病患，先生多承东垣法，以甘缓补脾肺，益营卫。东垣《脾胃论》云："大抵饮食劳倦所得之病，乃虚劳大损证也，当用温平甘多辛少之药治之，是其本法也。"

二、肺痿

案1

洪（三二）　劳烦经营，阳气弛张，即冬温外因咳嗽，亦是气泄邪侵。辛以散邪，苦以降逆，希冀嗽止，而肺欲辛，过辛则正气散失，音不能扬，色消吐涎喉痹，是肺痿难治矣。仿《内经》气味过辛，主以甘缓。

北沙参　炒麦冬　饴糖　南枣

《临证指南医案·卷二·肺痿》

【赏析】

"阳气者，烦劳则张"。本案因劳烦经营，阳气弛张，复因冬不藏精，气泄邪侵而咳嗽。治疗若采用辛以散邪，苦以降逆以止咳，结果过辛则肺气散失，音不能扬，色消吐涎喉痹，容易导致难治的肺痿病。治疗应仿《内经》气味过辛，主以甘缓法则，用沙参、麦冬甘寒清肺滋阴，饴糖、大枣甘温健脾养营，以培土生金。

案2

查（二四）　脉细心热，呼吸有音，夜寤不寐。过服发散，气泄阳伤，为肺痿之痼。仲景法以胃药补母救子，崇生气也。金匮麦门冬汤。

《临证指南医案·卷二·肺痿》

【赏析】

本案虚热扰心，故心热、不寐，脉细为阴虚。由于过服发散药，汗出气泄，导致肺气虚弱，子病及母，脾气亦亏，津液不升，痰饮不化，故呼吸有音。仿仲景法以胃药补母救子，崇生气也。分析金匮麦门冬汤：重用麦门冬滋养肺胃，清降虚火为君；人参益气生津为臣；半夏降逆化痰为佐；甘草、大枣、粳米益胃气，生津液为使。诸药合用，使肺胃气阴得复，则虚火平，逆气降，痰涎清，咳喘自愈。

案3

徐（四一）　肺痿，频吐涎沫，食物不下，并不渴饮，岂是实火？津液荡尽，二便日少。宗仲景甘药理胃，乃虚则补母，仍佐宣通脘间之扞格。

人参　麦冬　熟半夏　生甘草　白粳米　南枣肉

《临证指南医案·卷二·肺痿》

【赏析】

肺热干痿，则清肃之令不行，水精四布失度，脾气虽散津液上归于肺，而肺不但不能自滋其干，亦不能内洒陈于六腑，外输精于皮毛也，其津液留贮胸中，得热煎熬，变为涎沫，侵肺作咳，故频吐涎沫，并不渴饮。食物不下则胃气已虚。二便日少则津液大伤。治疗宜培土生金，方选麦门冬汤。麦冬，《本经》谓其"味甘平。主心腹结气伤中伤饱，胃络脉绝，羸瘦短气"。即此药能消除心腹结气，润通胃络之闭结以通畅中焦，是为君药；半夏辛温，下气、止咳化痰饮为臣；人参、甘草、粳米、大枣益胃气，生津液，共为佐使。全方特点是寓降于补中气，寓降于通结气。

案 4

沈　积劳忧思，固是内伤。冬温触入而为咳嗽，乃气分先虚而邪得外凑。辛散斯气分愈泄，滋阴非能安上。咽痛音哑，虚中邪伏，恰值春暖阳和，脉中脉外气机流行，所以小效旬日者，生阳渐振之象。谷雨暴冷骤加，卫阳久弱，不能拥护，致小愈病复。诊得脉数而虚，偏大于右寸，口吐涎沫，不能多饮汤水，面色少华，五心多热而足背浮肿。古人谓金空则鸣，金实则无声，金破碎亦无声，是为肺病显然，然内伤虚馁为多，虚则补母，胃土是也。肺痿之疴，议宗仲景麦门冬汤。

《临证指南医案·卷二·肺痿》

【赏析】

积劳忧思复感冬温，导致气虚邪侵而为咳嗽。伴咽痛、音哑，实为正虚邪伏之象。治以辛散、滋阴皆非所宜。恰值春暖阳和，经脉气血流通，故病情缓和。谷雨季节天气暴冷，旧病复发。脉数而虚，右寸偏大，口吐涎沫，为肺痿见症。不能多饮汤水，面色少华，五心多热而足背浮肿为津液亏损，脾胃虚弱。故以麦门冬汤补土生金为治。

案 5

汤(六三)　有年偏痿，日瘦，色苍脉数。从金匮肺热叶焦则生痿论。

玉竹　大沙参　地骨皮　麦冬　桑叶　苦百合　甜杏仁

《临证指南医案·卷七·痿》

【赏析】

本案有形瘦、面色苍老、脉数等阴虚有热之象，加之年高六十有三，偏痿，基本病机为肺热叶焦，故治以润肺清热。方以沙参、麦冬、玉竹甘寒滋阴，润肺兼能清热；地骨皮甘寒凉血，清肺透热；百合味甘苦、性微寒，清心养阴润肺；桑叶轻清肺热并润肺燥；杏仁润肺化痰。

案6

徐（三岁）面瘰跗软，此属肺热痿躄。

连翘　花粉　黑山栀　赤小豆　桑叶　白通草

《临证指南医案·卷七·痿》

【赏析】

面瘰指面部有红疹，为风热郁肺，肺热叶焦；跗软指两足无力，为痿躄见症。经云肺热叶焦，则生痿躄。肺主气，为高清之脏，肺虚则高源化绝，化绝则水涸，水涸则不能濡润筋骨。又云湿热不攘，大筋软短，小筋弛长。软短为拘，弛长为痿。对肺热叶焦而成痿者，治疗以甘寒清上热为主，兼清热利湿。故以天花粉甘寒滋阴润肺；连翘、桑叶轻清疏风；山栀苦寒泻火，与赤小豆、通草相配导湿热之邪从小便而去。

三、哮病

张（二七）　呛哮喘，坐不得卧。神迷如呆，气降则清。水寒饮邪，上冲膻中。用逐饮开浊法。

姜汁炒南星　姜汁炙白附子　茯苓　桂枝　炙草　石菖蒲

《临证指南医案·卷五·痰饮》

【赏析】

此案为哮喘证，患者伴见坐卧不宁，神志迷糊。为寒痰内饮，冲逆犯肺，上扰心包所致。故以辛甘通阳，化痰开窍法。方用姜汁炒南星、姜汁炙白附子、石菖蒲化痰开窍；用苓桂术甘汤去白术温化痰饮。

四、喘病

案1

某　肝肾两亏，虚火烁金，用纳气法。

熟地　牛膝　白芍　青铅　童便　山药

《未刻本叶氏医案》

【赏析】

本案根据病机、治法可推测其主症应有咳喘、短气。中医学认为，肺属金，肾属水，金能生水，肺阴充足，输精于肾，使肾阴充盛；水能润金，肾阴为一身阴液之根本，肾阴充足，循经上润于肺，保证肺气清宁，宣降正常。本案因肝肾阴虚，虚火上炎，肺金燥热所致。治疗宜补肾纳气，潜降上浮之虚火。方中熟地、山药补肝肾，白芍补肝敛肝、滋阴敛阳，牛膝补肝肾，引火下行，童便清火导热下行，青铅重坠纳气。

案2

孙　未交冬至，一阳来复，老人下虚，不主固纳。饮从下泛，气阻升降，而为喘嗽。发散寒凉苦泻诸药，焉得中病！仲景云：饮家而咳当治饮，不当治咳。后贤每每以老人喘嗽，从脾肾温养定论，是恪遵圣训也。

桂枝　茯苓　五味子　甘草汤代水，加淡姜、枣。

《临证指南医案·卷五·痰饮》

【赏析】

本案为老年喘嗽，由下焦肾虚，痰饮上泛所致。方用苓桂五味甘草汤加淡姜、枣温阳纳气，调和营卫。先生告诫：常法一见咳嗽，多以寒凉清泻或以麻黄、细辛发散，均非正治法，应以"仲景饮家而咳当治饮"为法，从脾肾温养入手。

案3

顾　饮邪泛溢，喘咳，督损头垂，身动喘甚。食则脘中痞闷，卧则喘咳不得息。肺主出气，肾主纳气，二脏失司，出纳失职。议用早进肾气丸三钱，以纳少阴。晚用小青龙法，涤饮以通太阳经腑。此皆圣人内饮治法，与乱投腻补有间矣。

小青龙去麻、辛、甘、芍,加茯苓、杏仁、大枣。

《临证指南医案·卷五·痰饮》

【赏析】

本案症见喘咳,头垂无力,动则喘甚,卧则喘嗽少气,食后脘痞。此属脾肾俱衰,水饮莫制。虽未述阳虚见症,但亦可见。故用肾气丸阴中求阳,温阳纳气,又以小青龙汤通阳气,化痰饮。

先生于本案中,以小青龙汤去麻黄、细辛以防耗散肾气,并去甘缓阴敛的芍药、甘草,加杏仁以开肺气,加茯苓以通阳气利膀胱,加大枣以安中。

先生深刻领悟出仲景小青龙汤时取舍麻黄的心得,在临床运用中,归纳出据证去麻黄、细辛,或据证加杏仁、茯苓等药,或与肾气丸早晚分服等用法。从先生小青龙去麻、辛案看,多为虚实夹杂或素有阳虚,兼见小青龙证者,必用肾气丸护阳,此用法有利于提高临床用小青龙汤的安全性,因小青龙汤麻、辛为发散耗阳之品。另加减法中,阳虚饮盛者减去白芍,呕逆者减甘草,面部浮肿加杏仁,小便不利加茯苓,用药变化大致如此。

案4

某 形盛面亮,脉沉弦,此属痰饮内聚。暮夜属阴,喘不得卧。仲景谓饮家而咳,当治其饮,不当治咳。今胸满腹胀,小水不利,当开太阳以导饮逆。小青龙去麻、辛,合越婢。

桂枝 半夏 干姜 五味 杏仁 石膏 茯苓 白芍

《临证指南医案·卷五·痰饮》

【赏析】

本案从胸满腹胀,喘不得卧,辨为小青龙汤证。从形盛面亮,小便不利辨为越婢汤证。方中桂枝、半夏、干姜、五味子、白芍、杏仁、茯苓,为小青龙汤去麻黄、细辛、甘草加杏仁、茯苓法,以开太阳,化水饮;用石膏合桂枝，为变通越婢汤法，以宣泄水气郁热。

本方实际上为小青龙加石膏汤，《金匮要略》小青龙加石膏汤也可理解为小青龙合越婢汤之意。另外，先生亦别出心裁用小青龙汤合越婢汤化裁治疗温病。如《临证指南医案·痰饮》案用小青龙去细辛、麻黄加苡仁、白糖炒石膏治疗温病中温邪犯肺，气不下降，痰饮上吐，喘不得卧，壅滞不能左右的病证。

案5

张（三十）　幼年哮喘已愈，上年夏令，劳倦内伤致病，误认外感乱治。其气泄越，哮喘音哑，劳倦不复，遂致损怯。夫外感之喘治肺，内伤之喘治肾，以肾主纳气耳。

加减八味丸，每服二钱五分，盐汤下，六服。

《临证指南医案·卷四·喘》

【赏析】

张某，幼年曾患哮喘，上年哮喘复作，音哑。以理推论，属内伤痼疾复发，故以加减八味丸，即金匮肾气丸加五味子、肉桂以补肾纳气，止哮平喘。先生治喘，提出了"在肺为实，在肾为虚"的纲领。他说"外感之喘治肺，内伤之喘治肾"。又说"太凡出气不爽而喘为肺病，客感居多……由乎阴弱失纳，乃吸气入而为喘，肾病何辞。"这一论述，是他临床的经验总结。后世不仅重视先生此论，而且又有新的补充。如方仁渊说"实喘治肺，须兼治胃；虚喘治肾，宜兼治肺"。此案先生立论高远。另外，还需留意此案药物用法，丸者缓也，内伤劳损之疾宜丸剂缓图，盐汤送服，咸入肾也。

肺、脾、肾的功能失司都能够引起水饮内聚。肺主通调水道，脾主运化水饮，而肾主收藏阴液，因此脾肾阳虚均能导致水饮停留，形成痰饮不化、水肿、咳嗽气喘、头晕目眩、泄泻呕逆等症。《金匮要略》云"病痰饮者，当以温药和之"，这是治疗饮证的总原则。临证以温阳之品和胃健脾，温煦宣通，化湿化饮，还应根据水饮的多少与停留之部位、肺气之衰旺、脾肾虚弱的程度、体质的阴阳盛衰、外邪的有无，分别辨证用药。

案6

吴　气不归元，喘急跗肿冷汗，足寒面赤，中焦痞结。先议通阳。

熟附子　茯苓　生姜汁　生白芍

《临证指南医案·卷四·喘》

【赏析】

患者下元虚寒，不能温煦脾土，饮邪盘踞中焦，上盛下虚，虚热上扰则面赤，肾不纳气、气不化水，则喘急、跗肿、出冷汗。故以真武汤去甘守之白术，通阳化饮，纳气归元。改干姜为生姜汁，取其温散滑利通阳，另外，本案察症或有大便秘结情况。

案7

某　下血既久，真阴大损，临晚炽热而喘，乃阳失潜伏，宜甘酸益阴为治。

熟地炭　甘草　萸肉　山药　五味　茯苓　芡实　木瓜

《临证指南医案·卷四·喘》

【赏析】

本案因下血既久，导致真阴大损。基本病机为阴虚阳浮。病位涉及肾、肝、肺。治疗以甘酸之属。叶天士认为"以酸能柔阴"，"甘以缓其急"，"肝为刚脏，非柔润不能调和也"。方以五味子、木瓜、山萸肉等味之酸，熟地、甘草等味之甘，来滋养肝肾之阴液。熟地炒炭以止血。芡实收敛固精。山药味甘，性平，归脾、肺、肾经，补脾养胃、生津益肺、补肾涩精。茯苓安神，引阳下行。本案妙在重用"酸"，酸能柔阴、酸能敛阳、酸能泄肝。

案 8

某 向来下部赤疹，湿热下注，本乎质薄肾虚。秋冬微感外邪，肺气失降，气隧为壅。水谷气蒸，变湿气阻，横溃经脉，膀胱气痹，小溲不爽，不司分别清浊。湿坠大肠便稀，痹塞自下，壅逆及上，喘息气冲，坐不得卧，俯不喜仰，甚于夜者。湿与水皆阴邪，暮夜阴用事也。夫膀胱为肾府宜开，则水通浊泄。初因外感，太阳先受，治不得其要领。孟子谓：水博激过颡，在人身逆而犯上射肺，则肺痹喘息矣。仲圣凡治外邪致动水寒上逆，必用小青龙汤为主。方与《内经》肿胀开鬼门取汗、洁净府利水相符。宗是议治：

麻黄八分 桂枝一钱，去皮 白芍一钱 杏仁十五粒，去皮尖 茯苓三钱 甘草二分，炙 淡干姜一钱，同五味子一钱捣，冪一夜，上午服

《叶氏医案存真·卷二》

【赏析】

本案为叶案中少见夹叙夹议文。患者素有下部赤疹，秋冬感外邪后见小溲不爽，大便稀，喘息气冲，坐不得卧，俯不喜仰，夜甚等。先生以喘息气冲，坐不得卧辨为外邪引动水饮的小青龙汤证。平素湿热下注，肾虚络空，复感外邪，引动内蕴湿饮。方用小青龙汤去细辛加杏仁，茯苓法，亦发散风寒，温化痰饮，又开太阳，利水气。大凡水饮一类病，先生强调外感病史，如本案，值得注意。

五、咯血

案 1

范（湖州 二十五岁） 形色黄瘦，脘痛呛血，同纳食减平日之七，自初春至霜降，不得醒复。此内损七情，淹淹劳怯，若不扶其脾胃，但以嗽呛为治，殆不可为矣。

参归建中汤

《徐批叶天士晚年方案真本》

【赏析】

本案久嗽呛血，形体消瘦，面色萎黄，脘痛纳食，无非是脾胃虚弱，因病及子，治宜甘温补中，培土生金。方以小建中汤加人参以开胃气，久嗽咳血，加当归养血补血。另外，观先生临床，亦有对胃气虚者，自制参归建中汤治疗咳血、吐血、心悸脘痛的病案。

案2

某　左脉弦，嗽血气逆，酒客动怒致此，当理肝胃。

金斛　茯苓　白牛膝　米仁　牡蛎　白扁豆

《未刻本叶氏医案》

【赏析】

本案肺胃阴亏，并因动血引起咳血气喘，故以石斛清热，牛膝引热下行，薏苡仁利湿下行，白扁豆健脾和胃，牡蛎潜阳，茯苓通降胃气。本案用药之妙，牡蛎一味，既能潜阳，又能收涩止血，是学习者当领悟之处。

案3

陆（西津桥，二十二）　节令嗽血复发，明是虚损，数发必重，全在知命调养。近日胸脘不爽，身痛气弱，腻滞阴药姑缓。议养胃阴：

生扁豆　北沙参　生甘草　米拌炒麦冬　白糯米

《徐批叶天士晚年方案真本》

【赏析】

患者平素体弱咯血，伤津耗液，胃气已弱，但因虚不受补，故厚腻甘味之品难以奏效，反而碍胃。当以缓缓调养，休身养命。因耗血动气，胃阴亏虚，故治以滋阴养胃为原则。方中麦冬、沙参滋养胃阴，滋而不腻；甘草、扁豆健脾和胃；再加白糯米益胃养津。

案4

周（五五）　久嗽四年，后失血。乃久积劳伤，酒肉不忌，湿郁脾阳为胀。问小溲仅通，大便乃溏。浊阴乘阳，午后夜分尤剧。

生于术　熟附子

《临证指南医案·卷三·肿胀》

【赏析】

患者劳倦日久，损伤脾阳，又兼偏食肥甘滋腻之品，更伤脾胃，脾失健运，水湿不化，则成脾虚湿蕴证，症见腹胀，便溏；而膀胱乃津液之府，气化则能出焉，今患者湿蕴于中，阳气不能宣通，气化失焉，则小便不甚利；午后入夜时阴气渐生而盛，阳气渐衰，则患者症状于午后夜分加重。虽久嗽咳血日久，未可认为阴虚。生白术健脾燥湿，附子温阳通阳，二者合用即"术附并走皮中逐水气"。

案5

顾　劳伤形，气寒，脉小失血，乱药伤胃，食减，必用人参益胃，凉药治嗽必死。

人参　炙草　南枣　饴糖　当归　白芍　桂枝

《徐批叶天士晚年方案真本》

【赏析】

顾某，形寒形瘦，脉细小，复患血证，因服药过杂，纳减胃伤。先生认为，必用阳药如人参益胃。方用人参当归建中汤，去生姜。食减即用人参，营阴损慎用生姜，此为甘温补中，甘缓益营法之加减规律，亦为先生所习用。久嗽短气之症，本应以甘温阳药固气，但以滋阴润肺之剂，病多不愈。先生强调久嗽气虚之症，应以"阳药固气"。徐灵胎批注曰：久嗽则肺气缘咳而升泄。肺主华盖，一身治节出焉。泄则中气少渍，用阳药固气，是为知要。

六、失音

案1

范三一　气燥喉痹失音，少阳木火犯上。

生鸡子白　冬桑叶　丹皮　麦冬　生白扁豆壳

《临证指南医案·卷二·失音》

【赏析】

凡是声音嘶哑，甚则不能发声，是为失音。先生治疗失音多从外感、内伤入手，他说"金空则鸣，金实则无声，金破碎亦无声"。外感属实，为"金实无声"，感受外邪，阻塞肺窍，肺气壅塞，失于宣扬。内伤属虚，为"金碎不鸣"。多系久病体虚，肺燥津伤，或肺肾阴亏，精气耗损，咽喉、声道失于滋润，而致发音不利。对其治疗经验，华岫云总结为："有邪者，是肺家实也；无邪者，是久咳损肺。其治法，有寒者散寒，有火者清火，有风痰则祛风豁痰，若龙相上炎烁肺者，宜金水同治；若暴中之喑，全属少阴之虚，宜峻补肝肾，或稍兼痰火而治之，其用药总宜甘润，而不宜苦燥，斯得之矣"，可谓要言不繁。

本案为少阳木火犯肺，是指足少阳胆经邪火上冲灼伤肺金，导致喉痹失音。以桑叶、丹皮清少阳木火，生鸡子白、麦冬养阴润肺，白扁豆健中，培土以生金。泄肝之品，则用桑叶、丹皮。先生云："桑叶轻清，清泄少阳之气热。丹皮苦辛，清泄肝胆之血热。"方中生鸡子白味甘、性凉，归肺、脾经，有润肺利咽，清热解毒之功。麦冬味甘微苦、性凉，有滋阴生津、润肺止咳、清心除烦之功。生白扁豆性微温、味甘，入脾、胃经，能健脾化湿。

案2

某　喉干失音，一月未复。津液不上供，肺失清肃。右寸脉浮大。

枇杷叶一钱半　马兜铃八分　地骨皮一钱　桑皮八分　麦冬一钱　生甘草三分

桔梗六分　白粳米二钱

《临证指南医案·卷二·失音》

【赏析】

本案喉干失音，经久不愈，脉右寸浮大，证属津伤肺燥，故用地骨皮、桑白皮清上焦燥热，麦冬养阴润肺，枇杷叶、马兜铃甘寒润肺，降气止咳，桔梗宣畅肺气，扁豆培土生金，粳米养胃阴，甘草调和诸药。全方体现了先生治疗失音"其用药总宜甘润"的学术思想。另外，分析地骨皮、桑白皮、甘草、粳米四味合用为《局方》泻白散原方，说明先生亦善用前贤效方。

案3

某　血后音哑，便溏。

生扁豆　炒白芍　炙草　川斛　山药　米糖　大枣

《临证指南医案·卷二·失音》

【赏析】

本案患者见音哑，又伴便溏，因津血同源，血失津损所致，故治宜健脾化阴。因脾土为肺金之母，补土可以生肺金。方用饴糖、大枣甘温扶中，生扁豆、山药健脾止泻，川斛甘寒养阴，炒白芍、炙甘草酸甘化阴。全方重在健脾固中，以培津血生化之源。

案4

孙二一　久咳，失音喉痹。

陈阿胶同煎，二钱　生鸡子黄同煎，一枚　炒麦冬一钱半　川斛三钱　甜北沙参一钱半　炒生地二钱　生甘草三分　茯神一钱半

《临证指南医案·卷二·失音》

【赏析】

本案为相火上炎，凌烁肺金，久咳不已而喑者。久咳损耗肺阴，肺为水

之上源，宜用"金水同治"法。方以沙参、麦冬、石斛甘凉养阴生津，生地、阿胶、鸡子黄补肾水以生肺金，生甘草泻火清热以疗喉痹，并和诸药，茯神安神并引阳下行。

第二节　心系病

一、心悸（惊悸）

案1

某　惊则气逆，阳泄为汗，用重镇压惊。

川桂枝木五分　黄芪去心二钱　人参一钱　龙骨煅，一钱半　左顾牡蛎煅，一钱半

《临证指南医案·卷七·惊》

【赏析】

本案患者因惊恐致气逆，汗出淋漓。以方测症，心悸，舌淡，苔白诸症可兼见。平素心气阳虚之体，惊则气乱。治以益气温阳固元气之本。方用黄芪益气升阳，桂枝温阳通经，人参大补元气，亦补心气；龙骨、牡蛎镇摄，敛心气，敛汗。

案2

某　因惊外触，见症神怯欲迷，已经肢厥冷汗，怕动。仿镇怯理虚。

人参　茯神　枣仁　生龙骨　石菖蒲　炙草　南枣　陈淮小麦　早上服。

《临证指南医案·卷七·惊》

【赏析】

本案亦是因惊致病，症见神情怯弱，肢厥，冷汗淋漓。病从惊起，拟镇摄理虚法，须以镇惊安神益气为先，方用人参补心气，甘麦大枣汤养心气，

酸枣仁养血敛阳亦敛汗，龙骨镇怯定惊。晨服者，以早晨阳气初升，可助药力。

案 3

杨（氏） 经血期至，骤加惊恐，即病寒热，心悸不寐，此惊则动肝，恐则伤肾，最虑久延脏躁，即有肝厥之患。

淮小麦 天冬 龙骨 牡蛎 白芍 茯神

《临证指南医案·卷七·惊》

【赏析】

本案患者月经刚至，血室空虚，受惊以后，肝气逆乱，营卫失谐，寒热亦见，心悸失眠。此惊恐动肝伤肾，病从惊恐起，仍以镇摄养心为法，但值经期，滋肝阴以安血室亦须慎重。故以小麦养心健脾，白芍敛阴泄肝，茯神安神，天冬滋阴凉肝，龙骨、牡蛎镇惊安神。诸药合用，重在养肝阴安心神，镇摄将起之肝风。以防阴虚阳亢而成痉厥。

案 4

陈（二九） 心中若烟雾，嗳则气散，少顷即聚，易惊恐畏惧，呕逆不渴，自述难鸣苦况。泻后亡阴，热药劫阴。前议和胃不应，主以镇之摄之。

炙甘草 淮小麦 大枣 枣仁 青龙骨

《临证指南医案·卷七·惊》

【赏析】

本案患者心中恍惚，若有气阻，伴惊恐，气逆、呕吐不已，痛苦不可名状。初认为胃失和降，用和胃法无效，改以养心镇摄之法。方用甘麦大枣汤补养心气、心阳，加酸枣仁宁心安神，龙骨镇摄心神。

案 5

某 骤惊，阳逆暴厥，为肝胆病。昼则心悸是阳动，夜则气坠属阴亏，用收固肾肝可效。

生地五钱　萸肉一钱　龙骨三钱　牡蛎三钱　五味一钱　真金箔三张

《临证指南医案·卷七·惊》

【赏析】

本案因骤然受惊而起，致肝胆阴亏，阳气上逆。用滋补肝肾，平肝潜阳法。方中以生地黄、山茱萸补肝肾，龙骨、牡蛎、五味子固涩镇心，金箔安神。全方有滋阴潜阳，安神镇怯之功。

案6

某（五三）　下元水亏，风木内震，肝肾虚，多惊恐，非实热痰火可攻劫者。

生地　清阿胶　天冬　杞子　菊花炭　女贞实

《临证指南医案·卷一·肝风》

【赏析】

临床上，年过半百，肾气渐衰者，若见惊悸，应多从此方面考虑。本案因肝肾阴血亏虚，肝风内动发为惊恐。以生地、阿胶、枸杞子、天冬、女贞子补肝血肾阴，其中生地、天冬、女贞子还可清热凉血，菊花清热凉肝。

案7

吉（三五）　心悸荡漾，头中鸣，七八年中频发不止，起居饮食如常，此肝胆内风自动，宜镇静之品，佐以辛泄之味，如：

枕中丹

《临证指南医案·卷一·肝风》

【赏析】

枕中丹由龟甲、龙骨、远志、石菖蒲各等分组成，有滋阴补肾，养心益智之功。《医方集解》："此手足少阴经药也。龟者介虫之长，阴物之至灵者也；龙者鳞虫之长，阳物之至灵者也；借二物之阴阳，以补我身之阴阳，借二物之灵气，以助我心之灵气也；远志苦泄热而辛散郁，能通肾气，上达于心，强志益智；菖蒲辛散肝而香舒脾，能开心孔而利九窍，去湿除痰；又龟能补肾，龙能镇肝，使痰火散而心肝宁，则聪明开而记忆强矣。"

此方解重点阐明，肝肾不足，痰火内扰，一方面需补肾潜降，另一方面应化痰并佐辛泄，并非一味滋腻收涩。

案 8

王（氏）　惊悸，微肿，内风动也。

人参　龙骨　茯神　五味　煨姜　南枣

《临证指南医案·卷一·肝风》

【赏析】

本案之惊悸由肝风内动所致，伴见微肿为肝木乘脾，脾不运水湿也。人参、茯神益气宁心安神，龙骨潜阳安神，五味子酸以收敛心气而安心神。人参、茯神、煨姜、南枣以健脾祛湿消肿。

案 9

曹　肝胆阳气，挟内风上腾不熄，心中热，惊怖多恐，进和阳镇摄方法。

龟甲　龙骨　牡蛎　茯神　石菖蒲　远志

又　神识略安，夜不得寐，胸脐间时时闪烁欲动，乃内风不熄也，进补心法。

生地　丹参　玄参　茯神　枣仁　远志　菖蒲　天冬　麦冬　桔梗朱砂

《临证指南医案·卷一·肝风》

【赏析】

介类潜阳法多与养血育阴法并用，诚如张山雷所论："治肝之法，急则治其标，固以镇摄潜阳为先务；而缓则培其本，必以育阴养血为良图。"

本案为肝胆阳气升发太过，化风上腾致心中热，惊怖多恐。急拟和阳镇摄法以治标。方用枕中丹加牡蛎、茯神。枕中丹滋阴补肾、养心益智，牡蛎滋阴潜阳，茯神安神、引阳下行。二诊神识稍安，但夜不得寐，胸脐间时时闪烁欲动，乃内风不熄，故加重滋阴养血熄风，补心安神之品，方用天王补心丹化裁以治本。生地既滋肾水以补阴，水盛则能制火，又入血分以养血，血不燥则津自润，是为主药。玄参、天冬、麦冬甘寒滋润清虚火，丹参补血、凉血、活血。茯神、酸枣仁、远志、朱砂养心安神。远志苦泄热而辛散郁，能通肾气，上达于心，强志益智；菖蒲辛散肝而香舒脾，能开心孔而利九窍，去湿除痰。桔梗载药上行。

先生治疗惊悸，治法较全面。从各型证治看，他并不偏重于金石重镇，而是"纠偏"，综合其他症状进行辨证，从气血阴阳或夹痰、夹饮、夹瘀全面调理。先生用得较多的药物有淮小麦、酸枣仁、柏子仁、茯神、远志、人参、丹参、生地、白芍等，金石类药物仅龙齿、龙骨、牡蛎、紫石英、琥珀等。

案 10

某　阴液枯槁，阳气独升，心热惊惕，倏热汗泄，议用复脉汤，甘以缓热，充养五液。

人参　阿胶　炙草　麦冬　牡蛎　麻仁　细生地

《叶氏医案存真》

【赏析】

本案因阴液枯竭，则阳无所依而虚散；阴血虚则少阴心主失其所养，阳气浮动则上扰心神，故而"心动悸"。《素问·阴阳应象大论》："阴在内，阳之守也，阳在外，阴之使也。"《素问·生气通天论》："阴平阳秘，精神乃治；阴阳离绝，精气乃绝。"阴虚不能敛阳，阳气外越而倏热汗泄。先生用复脉汤去姜、桂以充养阴液，使阳有所依，留人参以益气固脱，使独阳不散。

加牡蛎既可潜镇阳气，又可敛汗涩阴，以镇阳固阴。去姜、桂、酒恐其发散之力，使津液外泄，更伤阴液。可去麻仁，恐其通便之力更伤阴液。

炙甘草汤是《伤寒论》中治疗"心动悸，脉结代"的主方。基本病机是心脉之气血阴阳不足。阴血不足，血脉无以充养；心阳不足，无力鼓动血脉。多数医家认为，该方以炙甘草为君药。《名医别录》记载甘草具有"通经脉，利血气"的作用。除甘外，方中其他药物可分为两大部分，以生地黄、阿胶、麦冬、麻仁、大枣滋养阴液，使阴血充沛；以人参、生姜、桂枝益气通阳，鼓动阴血运行。全方具有恢复血脉功能正常的作用，故又名"复脉汤"。

二、胸痹心痛

案1

孙（二十二）　胸中乃清阳游行之所，少年气弱，操持经营皆扰动神机，病名胸痹。仲景轻剂通上焦之阳。

薤白　桂枝　半夏　生姜　茯苓　白酒

《徐批叶天士晚年方案真本》

【赏析】

年少体弱，劳务久耗心阳，痰浊蕴阻胸中，胸阳不振。此案虽诊为胸痹，但未述脉症。方用瓜蒌薤白半夏汤，其中瓜蒌苦寒降泄，以薤白、半夏、白酒辛滑行气开结，化痰通痹；另加茯苓、桂枝、生姜，为苓桂术甘汤去白术法以温通胸阳，化痰除饮。

案2

童（五六）　背寒，短气，背痛映心，贯胁入腰，食粥噫气脘痞，泻出黄沫。饮邪伏湿，乃阳伤窃发，此温经通络为要，缓用人参。

川桂枝　生白术　炒黑蜀漆　炮黑川乌　厚朴　茯苓

《临证指南医案·卷五·痰饮》

【赏析】

此案为饮伏胃脘，络脉阻滞，阳气受损，故见背寒疼痛，短气脘痞嗳气，泻便伴黄沫等。背寒是痰饮之征，短气、背痛映心为胸痹的表现。方用苓桂术甘汤去甘草，以通阳化饮；另仿《金匮要略》治疗支饮的厚朴大黄汤法，加厚朴以行气开痹祛湿；仿乌头赤石脂丸法，加乌头温经通络，散寒止痛；再加蜀漆化痰逐水。

案3

浦　中阳困顿，浊阴凝沍，胃痛彻背，午后为甚。即不嗜饮食，亦是阳伤。温通阳气，在所必施。

薤白三钱　半夏三钱　茯苓五钱　干姜一钱　桂枝五分

《临证指南医案 · 卷四 · 胸痹》

【赏析】

本案在诊断方面，是胸痹心痛或是胃痛难辨。从疼痛彻背看，似诊为胸痹较合适。痛发午后为甚，纳差，此为中阳困顿，痰饮聚结胸脘。方用瓜蒌薤白半夏汤去苦寒的瓜蒌，以薤白、半夏辛滑行气散结、化痰开痹，另用苓桂术姜汤法，去甘壅的白术，以干姜易生姜温通胸腔清阳，开阴破结。

案4

华（四六）　因劳胸痹，阳伤，清气不运。仲景每以辛滑微通其阳。

薤白　瓜蒌皮　茯苓　桂枝　生姜

《临证指南医案 · 卷四 · 胸痹》

【赏析】

本案胸痹，因劳伤阳所致。方用瓜蒌薤白白酒汤去白酒加桂枝、茯苓、生姜温通心阳，化饮开结。

案 5

王 胸前附骨板痛，甚至呼吸不通，捶背稍缓，病来迅速，莫晓其因。议从仲景胸痹症，乃清阳失展，主以辛滑。

薤白 川桂枝尖 半夏 生姜 加白酒一杯同煎

《临证指南医案·卷四·胸痹》

【赏析】

本案突然胸前极痛，甚则呼吸不畅，捶背稍缓。乃痰饮痹结于胸，清阳不展，以瓜蒌薤白半夏汤加减治疗。《金匮要略》有瓜蒌薤白半夏汤一方，方中瓜蒌甘苦重坠润滑以豁痰下气，薤白辛苦气味雄烈以入络泄浊，先生归纳为辛滑通阳之法，本案中先生去瓜蒌，加桂枝；方中以桂枝温经通阳，另以生姜、白酒散寒。

案 6

某（六五） 脉弦，胸脘痹痛欲呕，便结。此清阳失旷，气机不降，久延怕成噎膈。

薤白三钱 杏仁三钱 半夏三钱 姜汁七分 厚朴一钱 枳实五分

《临证指南医案·卷四·胸痹》

【赏析】

本案胸痹欲吐，便结，脉弦见症，为痰饮聚结，胸阳不振，气机不降。欲呕为痰饮停于中脘，便结为肺气闭阻。方用枳实薤白桂枝去瓜蒌、桂枝，以薤白、厚朴、枳实开胸腔痞结，加杏仁合厚朴降肺胃之气，厚朴下气开肠中痹结，厚朴理气合薤白止痛，因欲呕，故以姜汁合半夏，为小半夏汤，以和胃降逆止呕。

案 7

王（五七） 气逆自左升，胸脘阻痹，仅饮米汤，形质不得下咽。此属胸痹，宗仲景法：

瓜蒌薤白汤

又，脉沉如伏，痞胀格拒，在脘膈上部。病患述气雍，自左觉热。凡木郁达之，火郁发之，患在上宜吐之。

巴豆霜一分，制　川贝母三分　桔梗二分　为细末服。吐后，服凉水即止之

《临证指南医案·卷四·胸痹》

【赏析】

本案为胸痹，症见气逆自左侧逆升，仅饮米汤，食物不得下咽等。本案为痰气痹阻于上的重症。先生先用瓜蒌薤白汤治疗，奈何病重药轻，效果不佳。于是以涌吐发越为法治疗，改用《金匮要略》三物白散重剂。人皆谓先生处方轻灵而不用重剂，本例即是用重剂的一个实例。本案一诊宗仲景法，用瓜蒌薤白汤化裁。二诊见脉沉如伏，痞胀格拒，在脘膈上部，患者自觉发热，此并非单纯痰浊阻遏阳气，因木郁气闭，治宜疏达，故用吐法，三物白散中，以巴豆攻痰，川贝化痰，桔梗开肺气，本方既可攻下，也可作为涌吐剂使用。

案8

某（二六）　肺卫窒痹，胸膈痹痛，咳呛痰黏，苦辛开郁为主，当戒腥膻。

瓜蒌皮　炒桃仁　冬瓜子　苦梧梗　紫菀　川贝母

《临证指南医案·卷四·胸痹》

【赏析】

本案患者壮年，先生诊为胸痹证，见咳呛痰黏，以苦辛开郁，化痰利胸为主，用瓜蒌皮涤痰降气，冬瓜子润肺去痰，紫菀化痰止咳，桔梗化痰，川贝清热化痰，桃仁化瘀止痛。

案 9

某（二十）　脉弦，色鲜明，吞酸胸痹，大便不爽，此痰饮凝冱，清阳失旷，气机不利，法当温通阳气为主。

薤白　杏仁　茯苓　半夏　厚朴　姜汁

《临证指南医案·卷四·胸痹》

【赏析】

本案诊为胸痹，兼见面色鲜泽，吞酸，大便不爽，为痰饮湿浊壅塞，故以温阳化痰开痹法，仿瓜蒌薤白半夏汤，本案不用瓜蒌，以其大便不爽利，瓜蒌性滑，恐致便泄；另以半夏化痰，厚朴理气宽胸，茯苓化湿通阳，以姜汁温散通阳。

案 10

某（三八）　气阻胸痛。

鲜枇杷叶　半夏　杏仁　桔梗　橘红　姜汁

《临证指南医案·卷四·胸痹》

【赏析】

此案列于胸痹门，实为咳嗽胸痛证，肺失肃降，痰浊壅阻，故用肃肺化痰法。方中枇杷叶苦辛化痰止咳降逆；半夏、橘红化痰理气，杏仁宣肺，桔梗开提肺气，姜汁滑利，温散通阳。

案 11

某　脉沉，短气咳甚，呕吐饮食，便溏泻，乃寒湿郁痹，胸痹如闷，无非清阳少旋。

小半夏汤加姜汁。

《临证指南医案·卷四·胸痹》

【赏析】

本案症见短气咳甚，呕吐饮食，便溏泄，胸痹如闷，脉沉，为寒湿困阻中焦脾胃，上下气机升降失司，致使上焦阳气不宣，肺失肃降，胃不通降，故见胸中胀闷，咳逆，呕泻。先生用辛苦温化饮降逆法，方用小半夏汤（即半夏、茯苓二味），另加姜汁辛润滑利通阳。

案 12

王（三三）　始于胸痹。六七年来，发必呕吐甜水黄浊，七八日后渐安。自述病发秋月，意谓新凉天降，郁折生阳。甘味色黄，都因中焦脾胃主病。仿《内经》辛以胜甘论。

半夏　淡干姜　杏仁　茯苓　厚朴　草蔻　姜汁泛丸

《临证指南医案·卷四·胸痹》

【赏析】

本案为慢性痼疾，虽然发作以胸闷痹痛为甚，但每伴呕吐甜水黄浊，为脾胃阳虚，寒湿内聚，以致于胸中阳气升降阻滞，发为胸痹，方用《金匮要略》半夏干姜汤，辛散温阳化痰饮，和胃止呕，厚朴理气，茯苓化湿通阳，杏仁宣肺通络，以草豆蔻、姜汁温中化浊理气。

案 13

某　痛久入血络，胸痹引痛。

炒桃仁　延胡　川楝子　木防己　川桂枝　青葱管

《临证指南医案·卷四·胸痹》

【赏析】

此案久病，为痛久入血络，瘀血日久即久郁化热，故治以行气而通络清热，方以金铃子散（川楝子、延胡索），理气清热止痛，桃仁活血，桔梗通经入络，木防己苦寒利水清热，以青葱管为使，芳香滑利，引药入络。

案 14

胡（四六） 脉沉而微，微则阳气不足，沉乃寒水阴凝。心痛怔忡，渐及两胁下坠。由阳衰不主营运，痰饮聚气欲阻。致痛之来，其心震之谓，亦如波撼岳阳之义。议用外台茯苓饮合桂苓方：

人参 茯苓 半夏 枳实 桂枝 姜汁

《临证指南医案·卷五·痰饮》

【赏析】

本案胡某，脉沉微、心痛怔忡、两胁坠胀，乃阳虚不运，痰饮内停，水饮凌心。外台茯苓饮方由人参、茯苓、白术、生姜、枳实、橘皮组成，药六味，原治心胸中有停饮宿水，自吐水出后，心胸间虚气满，不能食。功效为健脾益气消痰。此案中，先生以外台茯苓饮通降阳明，健脾和胃化痰，亦加桂枝、茯苓合用，取温阳化气行水之意。所谓"病痰饮者，当以温药和之"。

另外，先生治疗此案，亦寓用大半夏汤通补胃阳之意，观本案用药，虽名为外台茯苓饮，实含大半夏汤去蜜加茯苓生姜汤之变化，先生谓脾胃之阳，宜通补不宜守补，须补胃气，通胃阳。

三、不寐

案 1

顾（四四） 须鬓已苍，面色光亮，操心烦劳，阳上升动，痰饮亦得上溢。《灵枢》云：阳气下交，入阴阳跷脉满，令人得寐。今气越外泄，阳不入阴，勉饮酒醴，欲其神昏假寐，非调病之法程。凡中年以后，男子下元先损。早上宜用八味丸，暇时用半夏秫米汤。

《临证指南医案·卷六·不寐》

【赏析】

案例中，患者面色红润光亮、不寐，先生认为阳气升腾夹痰饮，阳不入阴而不寐。先生治饮，基本上遵循张仲景的法则，如昔肥今瘦，面色红亮，咳嗽、短气、目眩、心悸、舌白不渴、脉弦或沉等，都为痰饮的见症。本案患者年仅44岁，须鬓已苍，中年以后肾气先亏。故早上用金匮肾气丸补阴引阳下潜。又以半夏秫米汤化痰安神，秫米即高粱米，取其汁浆稠润以调和半夏之燥。另外，先生认为，有医者以酒类催眠，不是治病之正确方法。

案2

某（四二）　脉涩，不能充长肌肉，夜寐不适，脾营消索，无以灌溉故耳，当用归脾汤意温之。

嫩黄芪　于术　茯神　远志　枣仁　当归　炙草　桂圆　新会皮

《临证指南医案·卷六·不寐》

【赏析】

脉涩、消瘦、夜寐不安，乃营血不足，既不能充盈脉管，也不能内养心神，故以归脾汤健脾养血。

忆治某男，28岁，2012年12月2号就医，因对其负责的设计项目日夜思虑，茶饭不思，甚则彻夜不寐。伴形瘦神疲，目涩咽干，肌肉松弛，脉细苔少。以归脾汤合甘麦大枣汤7剂后已能安眠，后改用膏剂调补善后。

叶案中用黄芪，因其辛温，部分病人有扰动心神之弊，故先生用嫩黄芪，恐有此虑。

案3

某　肝阳不降，夜无寐，进酸枣仁法：

枣仁　知母　炙草　茯神　小麦　川芎

《临证指南医案·卷六·不寐》

【赏析】

金匮酸枣仁汤治血虚心悸，虚烦不得眠。本案症见无眠，为肝血不足，肝阳不降所致。方用枣仁、川芎、茯神、知母、炙甘草,为酸枣仁汤方。另加淮小麦,寓甘麦大枣汤意,以甘缓宁心。

案4

某 不寐六十日,温胆诸药不效,呕痰不适。明系阳升不降,用金匮酸枣仁汤:

枣仁 知母 茯苓 川芎 炙草

《临证指南医案·卷六·不寐》

【赏析】

本案不寐六十日,同时伴呕痰涎不适,用温胆类无效,先生从肝阳不潜上扰心神考虑,用酸枣仁汤原方治疗。其实,两方适用证之辨,可从舌脉上区分。

案5

陈 阴精走泄,复因洞泄,重亡津液,致阳暴升,胃逆,食入欲呕,神识不静无寐。议酸枣仁汤:

枣仁五钱 炙草五分 知母二钱 茯苓二钱

《临证指南医案·卷六·不寐》

【赏析】

本案症见食入欲吐,神志不宁,无寐,与阴精耗失,洞泻重亡阴血有关。阴液不足,阳气上扰,心神不宁,同时肝气犯胃,故见以上诸症,方用酸枣仁汤去辛燥动血伤津之川芎。

案6

某(三三) 寤不成寐,食不甘味,尪羸。脉细数涩。阴液内耗,厥阳外越,化火化风,燔燥煽动,此属阴损,最不易治,姑与仲景酸枣仁汤。

枣仁炒黑勿研，三钱　　知母一钱半　　云茯神三钱　　生甘草五分　　川芎五分

《临证指南医案·卷六·不寐》

【赏析】

本案症见寤不成寐，食不甘味，尪羸，脉细数涩，此为阴血虚损，阳气上扰之失眠，故用酸枣仁汤养血安神，收敛浮阳。

先生用酸枣仁汤，仍遵仲景之法，重用酸枣仁三钱至五钱，而知母、茯苓用三钱，甘草用五分，川芎仅用一分或五分，主要用其治疗失眠。胃气虚加人参，胃阴虚加天冬或麦冬，不寐而伴有甘麦大枣汤证者，合甘麦大枣汤；伴温胆汤证者，合用温胆汤与半夏秫米汤。另外，先生也用此方治疗心悸并见不寐，或扩展应用范围，以此方酸苦泄热，酸甘滋阴以制肝。该方又具有通胃阳而安胃的功效，治疗木乘土，左胁中动跃不平，或肝气犯胃的食入即吐，神志不宁无寐证。另本案用药，改茯苓为茯神，因茯苓利湿，阴伤瘦弱之体，不耐渗湿。先生用药，精妙之处，须细细品味。

案7

田　脏液内耗，心腹热灼，阳气不交于阴，阳跷穴空，令人寤不成寐。《灵枢》有半夏秫米，但此病乃损及肝肾，欲求阳和，须介属之咸，佐以酸收甘缓，庶几近理。

龟胶　淡菜　熟地　黄柏　茯苓　萸肉　五味　远志

又，咸苦酸收已效，下焦液枯，须填实肝肾。

龟鹿胶　熟地　苁蓉　天冬　萸肉　五味　茯苓　羊内肾

《临证指南医案·卷六·不寐》

【赏析】

本案脏液内耗，手足心热，烦躁、夜寐不宁，舌红、脉细数诸症可兼见。虽然也是阳亢不入于阴，但非痰饮阻滞阳气不通，乃肝肾阴虚，虚阳上浮，故以滋阴潜镇之品。二诊既见效，热势稍缓，寐安，乃去淡菜、黄柏、远志，

加血肉有情之羊肾温通督脉，填补肝肾以善后，此亦为结合食疗之法。

案8

朱（妪）　心中热辣，寤烦不肯寐，皆春令地气主升，肝阳随以上扰，老年五液交枯，最有痫痉之虑。

生地　阿胶　生白芍　天冬　茯神　小黑稆豆皮

《临证指南医案·卷一·肝风》

【赏析】

本案乃春令发病，因春季阳气上升，加之年老液枯，导致肝阳上扰，而致风动证。阴虚阳亢，肝阳上扰于心，导致心中热辣、不寐。生地、白芍、阿胶滋补肝肾之阴；天冬甘寒微苦，滋肾润肺清肝；生地、小黑稆豆皮凉血；茯神安神定志，引虚阳下行。

案9

叶（十七）　冲气自下而起，丹溪谓上升从肝而出，木侮胃，食少呛逆，不得着枕卧眠。夏热时风迎胸痛，艾灸稍安，久恙阳微，须用甘温。前法皆以疏通不效，本虚无疑，《金匮》见肝之病，必先理脾胃，防患于克制耳。

人参建中汤

《徐批叶天士晚年方案真本》

【赏析】

叶某，自觉腹中冲气上逆，不能平卧、寐差、纳差。夏日时，遇风吹则胸痛，以艾灸稍缓。先生认为，前医诸法多疏通理气无效，须用甘温法，以人参建中汤。由此案可知，小建中有降逆平冲之功，此可由《伤寒论》桂枝加桂汤证中悟出也。徐灵胎批云："唯中上之阳气不充，是以下焦冲气得以自肝而出。人参建中充实中上之阳，下焦浊气何能上升"，此观点可供参考。

如果有背部寒凉感，凛凛恶风，汗出，营卫气弱，以人参建中汤甘温补中养营。

四、癫病

某　心虚，笑不休，良由曲运神思，心营暗耗，心阳化风内鼓，恐延心风病。以病论之，何必读书！

人参　淮麦　建莲　炙草　茯神　龙齿　枣仁　辰砂

《未刻本叶氏医案》

【赏析】

本案患者素体心气不足，因思虑太过，营阴暗耗，心神失养而浮越。发为神识混乱，喜笑不休，仍以甘缓益营之法。以方测症，应见舌淡苔白、脉细之舌脉。方中以人参、莲子补益心脾气阴，甘草、小麦补益心气，酸枣仁养血敛肝平肝，茯神养心安神，龙齿收摄心气而安神，辰砂重镇安神。

第三节　脾系病

一、胃脘痛

案1

某（二八）　努力，饥饱失时，好饮冷酒，脉弦硬，中脘痛。

熟半夏三钱　云茯苓三钱　桃仁去皮尖，炒研二钱　良姜一钱　延胡一钱　红豆蔻一钱，去壳丸方　熟半夏三两，炒　云茯苓二两　生厚朴二两　小附子一两，炙　草果仁去衣，一两　高良姜一两，生　老姜汁法丸，每服三钱

《临证指南医案·卷八·胃脘痛》

【赏析】

劳力辛苦，饥饱失时，加之好饮冷酒，屡伤胃阳，胃阳虚寒，寒凝气滞，致胃脘痞满，急则汤药服之，缓则丸药调之。

本案审机用药，脉弦为肝强，饥饱失时则损脾胃，病机为肝郁脾虚，寒凝中焦，药证合拍。

案2

朱 痛固虚寒，吐痰泄气稍缓，当通阳明，勿杂多歧。

人参 半夏 姜汁 淡附子 茯苓 淡干姜

《临证指南医案·卷八·胃脘痛》

【赏析】

此案为胃脘疼痛之病，胃阳虚损为胃脘作痛之本，水谷之精微不化而郁酿成痰，虽本为虚，然标症为实，故吐痰泄气痛则缓。仲景云"病痰饮者，当以温药和之"，仿仲景之法，故以人参、淡附子、淡干姜温胃助阳，半夏祛痰降气，姜汁辛温滑利、茯苓淡渗利水以助化痰湿。

案3

施（六二） 胃痛，浊痰上逆。

代赭石 炒半夏 淡吴萸 淡干姜 茯苓 广皮 荜茇 生益智仁

《临证指南医案·卷八·胃脘痛》

【赏析】

本案亦为胃阳虚损之胃脘痛，然较之上案甚。阳虚痰浊内生，胃气不降，反阴浊上逆，致胸闷呕恶，呕吐痰涎，甚或头晕，则降胃气为主，兼温胃阳。方中代赭石重镇降逆为此方之帅；荜茇，"大辛大热，味类胡椒，入胃与大肠经，阳明药也。温中散寒，破滞气，开郁结，下气除痰"，《本草便读》云益智仁"止呕吐……含之摄涎秽"；此两药，有降逆温中除痰之功。

案4

张（四八） 阳微浊凝，胃下疼。

炒黑川椒_{去目，一钱}　炮黑川乌_{三钱}　炮黑川附子_{三钱}　炮淡干姜_{一钱半}

《临证指南医案·卷八·胃脘痛》

【赏析】

胃阳虚损之极，致阳微阴浊凝滞，阴邪重浊则胃脘疼痛拘急。"急则治其标"，当速温中回阳，缓急止痛，取"纯阳之品"黑川椒入胃经以温阳守中；乌头母子全根，辛温大热，善行，通达表里之阳气而止痛，干姜"合以附子同投，则能回阳立效"。全方辛热燥烈，只做急用，不可久服。

案5

高（五十）　素多郁怒，阳气窒痹，浊饮凝沍，汤饮下咽，吐出酸水，胃脘痛痹，已经三载，渐延噎膈，先与通阳彻饮俾阳气得宣，庶可向安。

半夏　枳实皮　桂枝木　茯苓　淡干姜

又　脉右弦不饥，纳谷不运，吞酸，浊饮尚阻，阳仍不宣。

半夏　良姜　桂枝木　茯苓　延胡　淡干姜

《临证指南医案·卷八·胃脘痛》

【赏析】

患者平素情志不畅，郁怒伤肝，致肝气郁结，阳气窒痹。木郁乘土，脾胃同病，脾阳不升，胃气不降，浊饮凝滞于内，闭阻气机，不通则痛（原文中沍hù，是闭，塞，冻结之意）。汤饮食下，胃气不纳，脾气不运，则吐出酸水。病程三年，逐渐发展而致噎膈，治法当温脾胃之阳气，化中焦之浊饮。方用半夏"燥胃湿，化痰，益脾胃气，消肿散结，除胸中痰涎"，茯苓健脾化湿，干姜温中回阳，桂枝温通经脉、助阳化气，枳实化痰破气。

复诊，患者吐酸症状好转，无饥饿感，可进食，但饮食不化，胃脘痞闷，推断痰饮仍阻于内，阳气不宣。患者胃脘疼痛之病已经三载，久病入络，故用玄胡索易枳壳，《本草纲目》云："玄胡索，能行血中气滞，气中血滞，故专治一身上下诸痛。"加高良姜强温脾胃之功，《本草汇言》："高良姜，驱寒湿、温脾胃之要也。……因气怒、因寒痰者，此药辛热纯阳，除一切沉寒痼疾，功与桂、附同等。苟非客寒犯胃，胃冷呕逆，及伤生冷饮食，致成霍乱吐泻者，不可轻用。"

案6

张（十九） 壮年面色萎黄，脉濡小无力，胃脘常痛，情志不适即发，或饮暖酒暂解，食物不易消化。脾胃之土受克，却因肝木来乘。怡情放怀，可愈此病。

人参 广皮 半夏 茯苓 薏仁 桑叶 丹皮 桔梗 山栀姜汁炒 水泛丸

《临证指南医案·卷八·胃脘痛》

【赏析】

本案为青年患者，本应面色润泽，今面黄脉弱。面色萎黄乃脾胃虚弱，胃痛常因情志不适而发，为肝郁乘脾，气机不畅，故以人参补益脾胃，桑叶、丹皮、山栀、桔梗清金制木，茯苓、半夏、陈皮化痰和胃，薏仁利湿渗下。因久病，故以水泛丸以缓治。同时兼以怡情疗法，病情可愈。

案7

某（女） 形寒脘痛，得食甚，手按少缓，非有余客邪病。拟进和营卫法。

当归桂枝汤去芍加茯苓。

《临证指南医案·卷八·胃脘痛》

【赏析】

此案患者形寒，胃脘痛，手按之则缓，此为脾胃阳虚，而非有形之实证。故以桂枝汤甘温补中，加当归温散通经入络，此痛证为阳虚不运，芍药为阴药，故去芍药之酸敛。患者得食病甚，此为脾不健运，胃失和降不受纳，故予茯苓健脾，并能通降阳明胃气。

案8

费（二九）　劳力气泄阳伤，胸脘痛发，得食自缓，已非质滞停蓄。然初病气伤，久泄不止，营络亦伤。古谓络虚则痛也。攻痰破气，不去病，即伤胃，致纳食不甘，嗳噫欲呕，显见胃伤阳败，当以辛甘温方。

人参　桂枝　茯苓　炙草　煨姜　南枣

《临证指南医案·卷八·胃脘痛》

【赏析】

费某，胸脘疼痛，进食后可缓解，显然不属实邪停滞。然患者正气不足，久泄不止，营阴络脉已损。此古云"络虚则痛"也。此时若误用攻痰破气法，不但不能去病，反而易伤胃脾以致纳差、嗳气、呃逆、呕恶，此为脾胃大损之证，须用辛甘温法。

营虚者，因脾营虚弱；胃虚者，由寒邪饮食生冷损伤胃腑阳气。脾为阴脏，以阳气为用，而以水谷化生营血，脾虚则营阴亏虚。桂枝汤、小建中汤、桂枝黄芪五物汤均为甘温补虚养营方。本案以脾虚营虚为主，治以人参建中汤辛甘化阳养营，与胃寒证之用辛燥散寒自有不同。

案9

某　胃痛已久，间发风疹。此非客气外感乎！情怀郁勃，血少于流畅。夫思虑郁结，脾营血暗伤，前主归脾一法，原有成效。今食减形瘦，当培中土，而理营辅之。

易功加归芍，用南枣肉汤泛丸。

《临证指南医案·卷八·胃脘痛》

【赏析】

思虑郁结，暗伤脾营。营血不足，胃络失养，不荣则痛；血虚生风，则间发风疹。一诊，选归脾之法，益气补血，健脾养心。归脾一方气血双补，心脾同治，络脉充养，胃痛可缓；营血充足滋养肌肤，内风自灭，瘙痒自消。然而现症，患者纳差消瘦，为中焦虚弱，失之纳运，胃不入谷，脾不生肉，当培土助运，若用归脾之品，稍显柔润，培补中焦之力不够，故选用易功散加归芍。

易功散，以四君子汤益气健脾，培补中焦；脾健运而谷食得运，脾气足而气血生化有源，肌肉充养；加陈皮，行气健脾，使补而不滞。辅以当归、白芍二味，酸甘养阴，益营和血。

案 10

汪（五七） 诊脉弦涩，胃痛绕背，谷食渐减。病经数载，已入胃络，姑与辛通法。

甜桂枝八分 延胡索一钱 半夏一钱 茯苓三钱 良姜一钱 蜜水煮生姜钱半

《临证指南医案·卷八·胃脘痛》

【赏析】

本案胃脘痛牵引后背，病经数载，为久病入络。脉弦涩，谷食渐减，为脾运不健，阳气失温，气血涩滞，用辛甘温通法，方中桂枝辛温，生姜辛温通络散寒止痛，延胡索温肝行气，半夏、茯苓化痰和胃，高良姜辛热温胃。邪在络脉，气血郁滞，运用辛香入络法是先生的基本用药原则，临床上亦多选用有芳香性味的中药。

另外，先生注重络病辨析，络病分为虚实两类，对患病日久之证，先生认为："初病气伤，久泄不止，营络亦伤，古谓络虚则痛也，攻痰破气不去病，当以辛甘温方。"另本案中以蜜水煮生姜，亦寓甘缓和中之意。

案 11

戴（三九） 始于伤阴，继则阳损。脘痛似乎拘束，食物超时不运。当理中焦，健运二阳，通补为宜，守补则谬。

桂枝木　茯苓　生姜渣　炒焦远志　炒黄半夏　生益智仁

《临证指南医案·卷八·胃脘痛》

【赏析】

本案起病于阴损及阳，脾阳虚不运，食滞胃中，故温阳中不用大温大热之品，生姜亦用其味淡之渣，益智仁用生品而不炒制。方中桂枝、生姜温阳通络，半夏燥湿化痰，茯苓健脾利湿，益智仁温阳化湿，远志化痰，合为苦辛芳香，通络止痛。

此案为虚证胃痛，先生主张通补。他说："始于伤阴，继则阳损，脘痛似乎拘束，食物超时不运。当理中焦，健运二阳，通补为宜，守补则谬。"先生常用的通补药有半夏、茯苓、生姜或姜汁、人参、柏子仁、黑芝麻、桃仁等。一般用大半夏汤为主，并忌用白术，慎用甘草，防其壅滞。其在《临证指南医案》中说："胃虚益气而用人参，非半夏之辛，茯苓之淡，非通剂矣。"所谓通补法，即以降胃和胃为主，胃降则和。另外，先生对于土虚木贼的胃痛，运用通补法之时，还辅以泄木。如郁伤脾胃之阳，胃痛因情志不适即发者，以人参、茯苓、半夏、陈皮与丹皮、栀子、桑叶同用；又如中阳不足，食物不化，伴脘痛者，以半夏、陈皮、茯苓、甘草与益智仁、檀香汁等同用，始终不离通胃泄肝，但又不用过于苦泄沉降之品以伤胃，可谓用药精妙。

案 12

蒋　阳微气阻，右脘痛痹。据云努力痛起，当两调气血。

延胡　半夏　厚朴　橘红　桂枝木　瓜蒌皮　茯苓

《临证指南医案·卷八·胃脘痛》

【赏析】

本案胃脘疼痛，因用力过猛导致气血郁滞痹塞，察先生此案病机，应为阳微气阻，痰瘀交滞，应用辛温宣泄通络法，以方测症，除胃脘痛外，脉弦苔白可知。方中以半夏、瓜蒌皮、厚朴、茯苓、橘红化痰理气，桂枝、高良姜温胃化饮，延胡索调气化瘀，全方以二陈汤为基础，对痰瘀交阻而阳气受遏者有效。

案 13

张　阳微不司外卫，脉络牵掣不和，胃痛，夏秋不发，阴内阳外也。当冬寒骤加，宜急护其阳。用桂枝附子汤。

桂枝　附子　炙草　煨姜　南枣

《临证指南医案·卷八·胃脘痛》

【赏析】

本案阳虚，久病入络致胃脘痛。胃痛冬春发作频者，盖阳虚不耐寒凉也。此案治法实乃温中散寒，缓急止痛法，非辛香通络。考桂枝附子汤出自《伤寒论》，原治"伤寒八九日，风湿相搏，身体疼烦，不能自转侧"，先生活用此方，可见其对经方之用重在病机切合，而不拘《伤寒论》条文所述。

案 14

余（三四）　胃疼发，前后心冷，呕吐。

淡吴萸　炒半夏　荜茇　淡干姜　草果仁　厚朴　广皮　桂枝木

《临证指南医案·卷八·胃脘痛》

【赏析】

本案为脾胃阳虚，不能温煦之胃脘痛案。呕吐为阳虚饮聚，胃失和降；前后心冷为寒凝气阻。方中以干姜、桂枝、草果、吴茱萸、荜茇温脾胃，半夏、厚朴、陈皮、吴茱萸降逆和胃止呕，全方有温中止呕之功，但偏重于胃阳虚之治。若饮食不化，偏于脾阳虚不运者，可去吴茱萸、荜茇，加益智仁、炒荷叶、谷芽。

案 15

谭（三五） 心痛引背，口涌清涎，肢冷，气塞脘中。此为脾厥心病，病在络脉，例用辛香。

高良姜 片姜黄 生茅术 公丁香柄 草果仁 厚朴

《临证指南医案·卷八·心痛》

【赏析】

本案虽然症见心痛彻背，但伴口泛清涎，肢冷，为胃阳虚导致寒饮停滞脘中，此案辨证关键在口涌清涎，疼痛引背，为病在络，故以高良姜辛香散寒，丁香温中降逆，苍术、厚朴化湿理气，草果燥湿，片姜黄化瘀止痛。

案 16

某 中州阳失健运，脘中痛，食不化。

益智仁 谷芽 广皮 炙草 茯苓 檀香汁 半夏曲 炒荷叶

《临证指南医案·卷八·胃脘痛》

【赏析】

患者胃脘疼痛，食后心下痞满，乃中焦阳失健运，先生云："当理中焦，健运二阳，通补为宜，守补则谬。"（《临证指南医案》）可以看出，中阳失用，当辛温理气，故以半夏、陈皮、茯苓通降胃气；炙甘草、益智仁补脾温阳；谷芽消食补脾；檀香理气化湿，诸药合用，共奏宣畅中焦气机之功，通阳而阳自复也。

案 17

钱（二二） 壮年肌柔色黯，脉小濡涩，每食过不肯运化，食冷物脐上即痛。色脉参合病象，是胃阳不旺，浊阴易聚。医知腑阳宜通，自有效验。

良姜 草果 红豆蔻 浓朴 生香附 乌药

《临证指南医案·卷三·脾胃》

【赏析】

患者肌柔色黯，脉小濡涩，为气血不荣，因脾胃阳虚，水谷不化，气血生化乏源所致。脾胃阳虚，则进食生冷之物后寒气收引凝滞，不通则痛。虽胃阳虚弱，浊阴易聚，然患者壮年，宜宣通气机，化湿利水，腑阳通则有效验。独以高良姜温中暖胃，草果、豆蔻、厚朴芳香化湿，乌药行气止痛散寒，香附行气滞，通胃腑。浊阴去，胃气通降，稍佐温胃之品，病自愈。

案18

某脉缓弱，脘中痛胀，呕涌清涎，是脾胃阳微。得之积劳，午后病甚，阳不用事也。大凡脾阳宜通则运，温补极是。而守中乃腻滞，皆非通府，勿佐用之。

人参　半夏　淡干姜　生益智　茯苓　生姜汁

大便不通，间服半硫丸五分。

《三家医案合刻·叶天士医案》

【赏析】

胃脘胀痛，呕吐清涎，示脾胃阳虚之象。《临证指南医案》云："理中焦，健运二阳，通补为宜，守补则谬。"人参补益胃气，半夏降逆，益智仁温胃降气，干姜亦能温胃，茯苓健脾。大便不通予半硫丸温阳通便，《太平惠民和剂局方》云："半硫丸，除积冷，暖元脏，温脾胃，进饮食。治心腹一切痃癖冷气，及年高风秘、冷秘并皆治之。半夏（汤浸七次，焙干，为细末）、硫黄（明净好者，研令极细，用柳木槌子杀过）各等分，以生姜自然汁同熬，入干蒸饼末搅和匀，入白内杵数百下，丸如梧桐子大。空服，温酒或生姜汤下十五丸至二十丸，妇人醋汤下。"

案19

某肝积攻逆，脘痛肢冷。

吴萸　桂枝　小青皮　茯苓　麦芽　川楝子

《未刻本叶氏医案》

【赏析】

肝郁气滞而导致肝木克乘脾土，肝胃之气不通，不通则痛，阳气亦损，四肢失于温煦而寒。故本方以川楝子和青皮疏肝理气、散结止痛，肝气舒畅则肝胃调和；吴茱萸温中助阳，桂枝温经通络，胃阳得助，四肢得温；脾胃为后天之本，气血生化之源，受肝木克乘而损，以茯苓健脾补中，麦芽消食和中，助脾胃功能之恢复，使水谷精微得化生。

案20

某　脘痛，脉弦。

吴萸　桂枝　延胡索　茯苓　白芍　川楝子

《未刻本叶氏医案》

【赏析】

本案见脘痛，脉弦，此乃肝郁犯胃，胃阳失于和降所致。先生以川楝子疏肝理气、散结止痛，白芍柔肝平肝、缓急止痛，肝气舒畅则肝胃调和；再以吴茱萸温中焦、助胃阳，桂枝温经通络，茯苓健脾补中；且分析症状，患者脘痛为主，故加止痛第一要药延胡索，取其"行气活血止痛"之功。《本草纲目》有云："延胡索，能行血中气滞，气中血滞，故专治一身上下诸痛，用之中的，妙不可言。盖延胡索活血化气，第一品药也。"肝胃调和，气血通畅，中阳温煦，则脘痛可除。

案21

某　肝积攻逆，脘痛肢冷。

吴萸　桂枝　小青皮　茯苓　麦芽　川楝子

《未刻本叶氏医案》

【赏析】

本案之病证古人称之"肝积",属于肝气攻冲引起的以胃脘疼痛为主要症状的病证。肝积,《难经·五十四难》云"肝之积名曰肥气",症见两胁下痛、足肿寒、胁痛引少腹、男子积病、女子瘕淋。本案肝积引动脘痛肢冷,可见疼痛剧烈,故以吴茱萸平肝降逆止痛,青皮、川楝子疏肝理气,桂枝温经通络,茯苓通降胃气,麦芽开胃。

案 22

某肝气不疏,脘痛呕恶。

川楝　延胡索　香附　青皮　川连　大麦芽　橘红

《未刻本叶氏医案》

【赏析】

本案症见脘痛、呕恶,为肝气不疏,横逆犯胃,故以黄连苦降清肝为主。川楝子、延胡索理气止痛,香附理气通络,青皮疏肝理气,橘红化痰开胃,麦芽开胃消积。

案 23

某脉弦,舌白,吐涎,食入膈,即涌出。自述由动怒得之,春病至霜降不愈,心中反痛,以肝病犯胃治法。

金铃子　延胡索　良姜　茯苓　炒半夏　砂仁壳

《未刻本叶氏医案》

【赏析】

此案病因为动怒得之,属七情内伤。怒气伤肝,致肝气不疏,故可见脉弦。肝失疏泄,累及脾胃。脾运化水湿不利,故可见舌白,吐涎;胃失和降,则可见食入胃中,即涌出。此案主要病机为肝气不舒,肝胃不和。自当疏肝理气。方以金铃子散理气降逆,高良姜温中,半夏、茯苓通降胃气以消胀,砂仁温中理气。

案 24

芮　前议肝病入胃，上下格据。考《内经》诸痛，皆主寒客，但经年累月久痛，寒必化热。故六气都从火化，河间特补病机一十九条亦然。思初病在气，久必入血，以经脉主气，络脉主血也。此脏腑经络气血须分析辨明，投剂自可入彀。更询初病因惊，夫惊则气逆，初病肝气之逆，久则诸气均逆，而三焦皆受，不特胃当其冲矣。谨陈缓急先后进药方法，厥阴篇云：气上撞心，饥不能食，欲呕，口吐涎沫。夫木既犯胃，胃受克为虚，仲景谓治木必先安土，恐防久克难复。议用安胃一法。

川连　川楝子　川椒　生白芍　乌梅　淡姜渣　归须　橘红

《内经》以攻病克制曰胜，方补虚益体；须气味相生曰生，方今胃被肝乘，法当补胃。但胃属腑阳，凡六腑以通为补。黄连味苦能降，戴元礼云：诸寒药皆凝涩，唯有黄连不凝涩。有姜、椒、归须气味之辛，得黄连、川楝之苦，仿《内经》苦与辛合，能降能通。芍药酸寒，能泄土中木乘，又能和阴止痛。当归血中气药，辛温上升，用须力薄，其气不升。梅占先春，花发最早，得少阳生气，非酸敛之收药，得连、楝苦寒，《内经》所谓酸苦泄热也。以气与热俱无形无质，其通瘀之法迥异，故辨及之。

又，春分前七日，诊右脉虚弦带涩，左脉小弦劲而数。胃痛已缓，但常有畏寒鼓慄，俄顷发热而解，此肝病先厥后热也。今岁厥阴司天，春季风木主气。肝病既久，脾胃必虚。风木郁于土宫，营卫二气，未能流畅于经脉，为营养护卫，此偏热偏寒所由来矣。夫木郁土位，古人制肝补脾，升阳散郁，皆理偏就和为治，勿徒攻补寒热为调。今春半，天气渐温，拟两和气血，佐以宣畅少阳、太阴。至小满气暖泄越，必大培脾胃后天，合岁气体质调理。定春季煎丸二方。

人参　茯苓　广皮　炙草　当归　白芍　丹皮　桑叶

姜枣汤泛丸。

间用煎方：

人参 广皮 谷芽 炙草 白芍 黄芩 丹皮 柴胡

《临证指南医案·卷三·木乘土》

【赏析】

初诊患者因惊恐致肝气横逆犯胃，治宜平肝和胃，药用辛开苦降酸泄。方中黄连、川楝子苦寒降逆，橘红、生姜、川椒、归须，味辛能散消痞，白芍、乌梅味酸能泄肝火。二诊患者肝病日久，脾胃气虚，肝木乘土，营卫不调，邪入少阳，故时有寒热，治宜泻肝培土。丸剂缓图，方中人参、茯苓、炙甘草补脾益气，当归补血活血，白芍养血柔肝止痛，丹皮、桑叶清热凉血，陈皮理气调中。因寒热时作，用煎剂取速效之意。煎剂方中黄芩、丹皮清热凉血；柴胡疏肝解郁，和解退热；白芍柔肝养血；陈皮理气燥湿；谷芽消食和中；人参、炙甘草补气健脾。煎剂为小柴胡汤化裁。本案说理明晰，值得探究。

小柴胡汤源自《伤寒杂病论》，组成：柴胡、黄芩、人参、半夏、炙甘草、生姜、大枣。方中柴胡味苦微寒，少阳主药，以升阳达表为君。黄芩苦寒，以养阴退热为臣。半夏辛温，能健脾和胃，以散逆气而止呕；人参、甘草，以补正气而和中，使邪不得复传入里为佐。邪在半里半表，则营卫争，故用姜、枣之辛甘，以和营卫为使。其功效主要是和解少阳，和胃降逆，扶正祛邪。主症口苦，咽干，目眩，往来寒热，胸胁苦满，默默不欲饮食，心烦喜呕。

案 25

某 肝逆犯胃，呕恶脘痛。

川楝子 吴萸 半夏 桂枝木 黄连 茯苓

《未刻本叶氏医案》

【赏析】

肝气横逆犯胃，脾胃运化水湿失司，内生痰饮上逆，故呕恶脘痛。治宜平肝健脾和胃，降逆止呕。方用川楝子、吴茱萸疏肝行气止痛，桂枝、茯苓温运脾阳、化湿利水，半夏、黄连燥湿降逆止呕。共奏辛开苦降之功。

案26

某　食下拒纳，腹痛脘胀。

川楝子　半夏　川连　吴萸　茯苓　青皮汁

《未刻本叶氏医案》

【赏析】

本案纳呆，脘腹胀痛，以木乘土致脾胃气滞症状为主。方中川楝子、吴茱萸疏肝行气止痛，青皮破气行滞，茯苓健脾，半夏、黄连降逆止呕。

案27

某（四一）　肝逆犯胃，脘痛腹鸣，气撑至咽。

川楝子　桂枝木　淡干姜　川椒　生白芍　吴萸　乌梅　茯苓

《临证指南医案·卷三·木乘土》

【赏析】

肝木乘土，脾胃虚寒，气滞不通，脘腹胀痛。治宜平肝和胃，健脾化湿。方中川楝子疏肝下气，吴茱萸散寒止痛，白芍敛肝止痛，干姜、川椒温中回阳，桂枝、茯苓温脾化湿，乌梅涩肠止泻。

案28

郭　脉弦，心中热，欲呕，不思食，大便不爽。乃厥阴肝阳顺乘胃口，阳明脉络不宣，身体掣痛，当两和其阳。酸苦泄热，少佐微辛。

川连　桂枝木　生牡蛎　乌梅　生白芍　川楝子

《临证指南医案·卷三·木乘土》

【赏析】

脉弦，纳呆、欲呕、心中热、大便不爽是肝木乘土，肝火、胃火上炎的表现；胃经脉络郁滞不通致身体掣痛。治宜酸苦泄热，少佐微辛。方用桂枝味辛温经通络止痛，川楝子苦寒清泄肝热，白芍酸苦柔肝止痛，乌梅酸涩收敛，黄连苦寒清肝火、胃热，牡蛎平肝潜阳、软坚散结。

案 29

杜　酒客胃中酿热，嗔怒亦令肝阳犯胃，今纳谷脘中微痛，乃阳逆失降。酒家忌用甘腻，辛苦清降，平肝和胃治之。

川连　吴萸　半夏　姜汁　茯苓　橘红　竹沥

《种福堂公选良方》

【赏析】

酒为易生湿热之品。患者胃中既有湿热，又因嗔怒伤肝，肝气犯胃，胃气失降致胃脘痛。治宜辛开苦降，平肝和胃。方中川连、吴茱萸辛开苦降，清肝火降胃气；半夏、橘红、茯苓燥湿化痰，降逆止呕；竹沥清胃除湿；姜汁和胃。

本案脘痛为厥阴郁热，肝气攻冲所致，以吴茱萸平肝制木，吴茱萸为肝郁致痛之止痛要药。这种用法是遵循《伤寒论》吴茱萸汤而来，后世左金丸亦是辛开苦降之意。

案 30

张氏　肝病犯胃，心痛，干呕不能纳食，肢冷泄泻。腑经阳失流展，非虚寒也。

金铃子散加川连、乌梅、桂枝、生姜。

《临证指南医案·卷三·木乘土》

【赏析】

肝病犯胃，致胃阳困遏，而非胃阳虚证。阳不外达则肢冷，脾失运化则致泄泻，胃气郁滞则脘痛纳呆。方用金铃子散（金铃子、延胡索）清肝理气止痛；《圣惠方》乌梅丸（乌梅、黄连）清热涩肠止泻；桂枝辛开温经通络；生姜辛温降逆止呕，透达阳气，宣散郁热。仍为辛开苦降，平肝和胃之法。

案 31

丁　脉右弦，脘痛映背，得呕痛发，气鸣痛缓。乃胃气少降，寒暄七情皆令痛发，病属肝胃，议河间金铃子散。

金铃子　延胡炒　半夏　姜汁　茯苓　橘红

《种福堂公选良方》

【赏析】

脉右弦，胃脘疼痛放射至背部，为肝木克乘脾胃所致。胃气壅滞不降，上逆则呕，胃气得行则疼痛减轻。仍属肝胃不和。方用金铃子散（川楝子、延胡索）之川楝子疏肝理气，延胡索行气止痛，茯苓健脾，兼能通降和胃，半夏、橘红化痰和胃气止呕，姜汁和胃。

案 32

据述久有胃痛，当年因痛吐蛔，服资生丸，消补相投，用八味丸，温润不合。凭脉论症，向时随发随愈，今病发一月，痛止不纳，口味酸浊，假寐未久，忽躁热头汗淋漓，口不渴饮。凡肝病必犯胃府，且攻涤寒热等药，必先入胃以分，布药不对，病更伤胃气。胃司九窍，清浊既乱于中，焉有下行为顺之理。上下不宣，状如关格，但关格乃阴枯阳结，圣贤尤以为难。今是胃伤困乏，清阳不司旋运，斯为异歧，不必以寒之不应而投热。但主伤在无形，必图清气宣通，则为善治程法。《金匮》大半夏汤。

大半夏汤

《三家医案合刻·叶天士医案》

【赏析】

《金匮要略·呕吐哕下利病脉证治第十七》云："胃反、呕吐者，大半夏汤主之。"胃反呕吐者，胃虚不能消谷，朝食而暮吐也，又胃脉本下行，虚则反逆也，故以半夏降逆，人参、白蜜益虚安中。东垣云："辛药生姜之类治呕吐，但治上焦气壅表实之病，若胃虚谷气不行，胸中闭塞而呕者，惟宜益胃推扬谷气而已，此大半夏汤之旨也。"大半夏汤，其功效为补中降逆，主胃反呕吐，朝食暮吐，或暮食朝吐。

本案胃痛日久，屡投资生丸、八味丸，胃痛不止，逐致胃反呕吐，状如关格，乃胃气大伤，气机逆乱所致。故投大半夏汤，以补中降逆为治。

案 33

杜　少腹气冲胃脘，每痛呕恶，吐黏涎，三年频发，少腹已结瘕形，月事迟，肝胃病始伤及冲脉，病是嗔忿而得，治法不越调经。俾气血流行，不致逆攻犯络，《内经》论痛，皆曰络病，医药不入络脉，乃无效矣。

南楂肉　小茴香　延胡索醋炒　蓬莪术　川椒　金铃子

生香附　云茯苓　青葱管

《徐批叶天士晚年方案真本》

【赏析】

本案胃痛，痛发呕恶、吐涎。由情绪不舒，嗔怒引起，致肝胃不和，久病入络。方中以山楂酸甘泄肝，合金铃子散理气清热，茯苓通降阳明，莪术理气止痛，小茴香、川椒、青葱管、香附子辛苦芳香通络。先生治肝胃不和胃痛，气结少腹成瘕者，金铃子散常用，或合半夏厚朴汤，或用金铃子散加吴茱萸、青皮、高良姜、茯苓等。但从络病论治则。

案 34

某　肝逆脘痛，右关独弦。

川楝子　茯苓　半夏　香附汁　良姜　青皮

《未刻本叶氏医案》

【赏析】

弦脉端直以长，如按琴弦，是脉气紧张，肝气不畅的表现。肝主疏泄，调畅气机，以柔和为贵，若邪气滞肝，疏泄失常，气郁不利则见弦脉。诸痛、痰饮，气机阻滞，阴阳不和，脉气因而紧张，故弦脉。虚劳内伤，中气不足，肝病乘脾，亦可见弦脉。左关可候肝胆，右关可候脾胃。脾虚，肝木乘土，胃脘痞痛，故右关独弦。治宜平肝和胃健脾。方中川楝子疏肝理气止痛，香附与高良姜配伍即良附丸疏肝理气、温中止痛，青皮疏肝破气、散结消痞，半夏降逆止呕、消痞散结，茯苓健脾、通降。脾升胃降，运化得司，肝木难乘，则疾病有望向愈。

案 35

动怒，肝气上逆，脘痛有形攻触。

川楝　麦芽　茯苓　青皮　香附　橘红

《未刻本叶氏医案》

【赏析】

动怒气逆，为肝气郁滞，横逆走窜，故以柴胡疏肝散疏解郁热为主。发病急骤，重在降逆，故以川楝子理气止痛，青皮、香附疏肝行气，茯苓、橘红通降胃气。

案 36

周（四二）　脉缓弱，脘中痛胀，呕涌清涎，是脾胃阳微，得之积劳。午后病甚，阳不用事也。大凡脾阳宜动则运，温补极是，而守中及腻滞皆非，其通腑阳间佐用之。

人参　半夏　茯苓　生益智　生姜汁　淡干姜

大便不爽，间用半硫丸。

《临证指南医案·卷三·脾胃》

【赏析】

本案为脾胃阳虚。患者长期劳累，脾阳损耗，胃阳亦伤，脾阳不运，胃气不降，则痰湿内生，脘中痛胀，胃气上逆，呕涌清涎。午后阳明气盛，然脾胃阳虚，乏而不运，故病甚。脾阳虚弱治宜温中健脾，不宜纯补，当佐通降胃腑之药。方用人参补中益气，以干姜、生姜同用，温中降逆止呕，半夏燥湿化痰，茯苓健脾化湿，益智仁暖脾开胃。

分析患者出现大便不爽症状，为痰湿下注于肠，致大便黏腻不爽，本为脾胃阳虚。有关半硫丸之分析，《扁鹊心书·神方》云："半硫丸，治胃虚心腹胀满，呕吐痰涎，头目旋晕，困倦不食，或大便滑泄，水谷不化，小儿面目浮肿，小便赤淋。半夏（姜矾牙皂煎水炒）、倭硫、生姜（各五两）同捣碎，水浸蒸饼糊丸，梧子大。每服五十丸，小儿二三十丸，白汤下"，该方中半夏燥湿健脾，生姜温化痰饮，倭硫（硫黄）温脾阳。因硫黄有大毒，故间用。

案37

钮（湖州　二十八岁）　五六年胃痛，发必呕吐不便。

桃仁炒　麻仁　墨汁　延胡　归须　南楂炒　加韭汁十五匙。

《徐批叶天士晚年方案真本》

【赏析】

本案钮某，慢性胃病，发则呕吐，大便不通。此厥阴肝气犯胃，胃气上逆则呕吐，胃气下降，腑气不通则便秘。徐灵胎此案批语云："是系厥阴结闭冲逆，以通幽法疏泄厥阴，逆其性而病自己，决不可投香燥也。"方中桃仁化瘀，麻仁润燥，延胡索理气降气止痛，当归须温经活血，山楂酸甘泄肝养胃，墨汁辛香通络止血。

案38

顾（氏）　阅病原，是劳损自三阴及于奇经，第腹中气升胃痛，暨有形动触。冲任脉乏，守补则滞，凉润则滑。漏疡、久泻、寒热最为吃紧，先固摄下焦为治。

人参　炒菟丝饼　芡实　湖莲　茯神　赤石脂

《未刻本叶氏医案》

【赏析】

劳损伤及奇经，冲任不固，故有时腹中气逆而胃痛，腹中块垒攻冲，是冲任气逆之象。而久泻阳虚，腻补甘润皆属不宜。旧有漏疡即痔疮下血及寒热起伏，又刻不容缓，故以温润补益法，固摄冲任奇经为急，盖寒热由于奇经损伤，经气不畅所致，奇经固则寒热自止，下血泄泻亦自止也。

案 39

某　气阻脘痹。

苏梗汁　香附汁　枳壳汁　桔梗汁

《未刻本叶氏医案》

【赏析】

张志聪曰："痹者闭也，邪闭而为痛也。"气阻胃脘不运，不通则痛。气贯三焦，故以桔梗降肺气，枳壳降胃气，香附子降肝气，再以苏梗行气宽胸，利膈止痛。四味均取汁液，以汁液性润滑，以取气不取味也。

二、胃痞

案 1

平　酒客脾胃阳微，下午阴气渐漫，脘中微痛，不饥。服苦降重坠辛燥，愈加不适者，清阳再受伤触也。宗仲景圣训，以转旋胸次之阳为法。

苓桂术甘汤

《临证指南医案·卷四·痞》

【赏析】

嗜酒之人，内湿素盛，脾胃阳·虚。复因误服苦寒药物，更损脾阳，证候亦以中焦为主，故以苓桂术甘汤健脾温阳化饮为治。

仲景用苓桂术甘汤治疗痰饮，先生对此有重要发挥，先生认为苓桂术甘汤方证病机的关键是寒湿凝遏清阳，以致三焦与脾胃清阳不得旋转，认为本方的功效在于宣通运转三焦阳气，展化气机，以达到使寒湿水饮温化而消的目的。所谓"守仲景圣训，以转旋胸次之阳为法"。

案 2

某 无形气伤，热邪蕴结，不饥不食，岂血分腻滞可投？口甘一症，《内经》称为脾瘅，中焦困不转运可知。

川连 淡黄芩 人参 枳实 淡干姜 生白芍

《临证指南医案·卷六·脾瘅》

【赏析】

脾瘅症，经言因数食甘美而多肥所致。盖甘者令人中满，肥者令人内热，久食致脾气遏郁，胸脘痞闷，故可见口甘、不饥、不食等症。考《内经》设一"兰草汤"，兰即佩兰，其味辛，足以散结；其气清，足以化浊，以治脾瘅病。此案中，未用兰草汤，实因病机不符。然用辛开苦降法，另以人参扶正气，即考虑无形气伤之病机。

案 3

某脾经疟邪，必由四末扰中，仲景论太阴经九条，深戒攻下。谓脾为孤藏，体阴而用阳，喜暖而恶寒，不饥痞胀，嗳气，阳伤则运动无权，滞浊弥漫矣。昔贤制方，阳伤取药之气，阴伤取药之味，奈何不究病之阴阳，不分药之气味，便窒则攻下，痞闷则开泄。药不对病，脾胃受伤，数年沉痼，如脾胃论莫详于东垣，苟能玩读，焉有此等混治？

炒半夏　淡吴萸　生益智　荜茇　干姜　茯苓

《三家医案合刻·叶天士医案》

【赏析】

《伤寒论》："太阴之为病，腹满而吐，食不下，自利益甚，时腹自痛。若下之，必胸下结硬。"患者不知饥，脘腹痞满，胀闷不舒，嗳气，为脾胃阳虚运化无权，浊饮内生，阻滞气机；气机不畅，则便滞、痞闷，妄用攻下开泄之法，更损脾胃。吴茱萸温中散寒止痛，半夏降气化痰，荜茇、益智仁温中散寒下气开郁，干姜守中以助阳，茯苓健脾以化湿。

案 4

某　脉沉弦，脘胀噫气，口燥不寐。宜和肝胃：

川黄连　茯苓　枳实　淡干姜　半夏　橘白

《未刻本叶氏医案》

【赏析】

本案痰饮内结，胃气不能宣通下降则脘胀噫气；肝郁化火，故口燥不寐，脉沉弦。本案用二陈汤（陈皮、半夏、茯苓、甘草）去甘草之壅滞，燥湿化痰，理气和中；枳实行气除滞；黄连苦降清泄肝热；干姜辛开散结化痰。

案 5

某　五日前胀满已在脘间，兼中下寒冷不暖。议参、附、川乌，驱阴寒之凝结，非补虚方也。十九日阴雨天冷，正阳气不生之象。况日久胃气已疲，腥浊入胃即吐，确是阳微见症。王先生主通阳极妙。若得阳气通调，何患水湿不去？

人参　熟川附子　大茴香　生淡干姜　茯苓　川楝子　川椒

和入童便杯许。

《三家医案合刻·叶天士医案》

【赏析】

本案脘间胀满，兼有中下部寒冷不暖，乃是胃阳虚寒，肾阳不足。故用人参，配川附子、川乌、川椒、大茴香，大辛大热之品，川楝子通降胃气，达到温阳通降之目的。

案6

某　食谷不化，胃无火也。

生白芍　浓朴　新会皮　益智仁　茯苓　砂仁

《临证指南医案·卷三·脾胃》

【赏析】

胃为水谷之海，胃主受纳，脾主运化，共同完成食物的消化吸收。胃中无火，受纳失司，食谷不化。脾胃阳虚，运化无力。此乃胃阳虚弱之证。益智仁醒脾益胃，为方中主药，砂仁辛，温，归脾、胃、肾经，两药共奏温养胃阳、温中通降之效。生白芍固护胃阴，厚朴、陈皮理气燥湿，茯苓健脾化湿，诸药合用温阳、降气、化湿。考益智仁，《开宝本草》："益智仁味辛，温，无毒。"《雷公炮制药性解》："入脾、胃、肾三经。"《医学启源》："治脾胃中寒邪，和中益气。治人多唾，当于补中药内兼用之。"寒湿困之，则健运力乏而不思纳谷，且食亦无味，此惟温煦以助阳和而斡旋大气，则能进食。

案7

王　脉小，右弦，病属劳倦，饮食不和，医投柴葛，杂入消导，升表攻里，致汗泄三日，脘中不饥，全是胃阳大伤，防有哕呃厥逆之变。

生益智仁　姜汁　半夏　茯苓　丁香　炒黄米

《临证指南医案·卷三·脾胃》

【赏析】

患者劳倦伤阳，肝为"罢极之本"，治疗当和肝胃以治饮食不和，误投疏肝消导之药，升表攻里，疏泄太过，损伤胃腑。胃阳大伤，水谷腐熟乏力，故脘中不饥。胃阳虚弱，通降失常，恐有呕吐呃逆厥逆之变。以益智仁温阳养胃，降上浮之逆气，丁香助益智仁温中降逆，姜汁温中止呕，半夏、茯苓化痰祛湿，患者因误治汗泄三日，阴津亦伤，佐以炒黄米，养阴益胃，阴中求阳。

案 8

汪　舌灰黄，脘痹不饥，形寒怯冷，脾阳式微，不能运布气机，非温通焉能宣达。

半夏　茯苓　广皮　干姜　浓朴　荜茇

《临证指南医案·卷三·脾胃》

【赏析】

舌灰黄应指舌苔灰黄，灰：主阳虚寒湿，痰饮内停，黄：脾脏所主之色。胃脘部窒闷，无饥饿感，身体发凉怕冷，为脾阳虚弱，清阳不升，故用温脾祛湿法；然升降相宜，气机乃通，故亦当通降胃气，脾胃同治。半夏温化寒痰，干姜温中止呕，茯苓、浓朴健脾祛湿，广皮健脾理气，荜茇温中散寒，破滞气，开郁结，下气除痰。

案 9

某　脉弦右大，弦则为饮，大则胃阳已虚。缘操持萦思，积劳阳伤，致不饥不食，勉纳食物，嗔怒，兼以夜卧不安，多寤少寐，恍惚中心懊，忽尔腹鸣气震，四肢筋骱，痿弱无力，起病时晨必寒痉，足跗微冷。按是脉症有年，阳虚为本，而痰饮气逆，因虚而聚。夫虚则生寒，实则生热。寝食不安，将及半载，已交四之气中，长夏湿土乘侮脾胃，虑及肌肿腹胀，故周身束筋利机，阳明胃脉是积。阅医药气血淆混，寒热互投，不以阴阳偏着调理，宜乎不应。议通补理胃阳为主，疏肝为辅，气宣阳苏，何虑痰浊之蒙昧。以茯苓饮法减术，合薛氏星附六君子意。

人参　茯苓　香附　苏梗　白附　半夏　姜汁　陈皮

《三家医案合刻·叶天士医案》

【赏析】

患者因操持萦思而致病。劳神劳力，易致胃阳损伤，收纳失职，腐熟无力，则不饥不食。胃阳虚弱，痰饮内生，痰饮上扰心神，则夜寐不安，恍惚中心懊；痰饮下迫肠道，虽不致泄泻，可有腹鸣气震；痰饮闭阻经络，四肢筋骱，痿弱无力；又阳明之胃阳气虚弱，阳明经脉阳气不能通达，故起病时晨必寒痉，足跗微冷。患者发病已有半载，胃阳虚弱，痰饮内停，无形之痰走窜四方，病情多变，痰为阳虚所致病理产物，又为病机，阻滞阳气升降出入，继而影响津液代谢，妨碍经气运行，故肌肿腹胀，经脉不和。缓则治本，当温通胃阳，通降胃气，又因情志致病，肝主疏泄，治疗以健脾化痰的茯苓饮为主，以疏肝为辅，则痰祛病安。

茯苓饮出自《外台秘要》："延年茯苓饮，主心胸中有停痰宿水，自吐水出后，心胸间虚气满，不能食，消痰气，令能食方。茯苓（三两），人参（二两），白术（三两），生姜（四两），枳实（二两炙），橘皮（一两半切），上六味切，以水六升，煮取一升八合，去滓，分温 酢物桃李雀肉等"，主治中虚，痰饮内停。星附六君子汤出自《医方简义》："治癫痫气虚有痰者。制南星（一钱），竹节白附子（酒炒七分），人参（一钱五分），白术（二钱），茯苓（三钱），炙甘草（五分），姜半夏（一钱五分），广皮（一钱）"，主治气虚有痰，痰饮上扰心神之病。两方合用，人参益气、白附温阳，茯苓渗湿，半夏燥湿祛痰，陈皮祛痰降气，苏梗宽胸理气散结，香附疏肝理气，姜汁辛通以利气机。

案 10

某　脉沉弦，脘胀噫气，口燥不寐。宜和肝胃。

川黄连　茯苓　枳实　淡干姜　半夏　橘白

《未刻本叶氏医案》

【赏析】

以方测证，本案为痰热内结之证。痰饮内停，胃气不降，故脘胀噫气，《濒湖脉学》云："弦为木盛之病"，肝主疏泄，然痰阻气机，致肝气郁结，郁而化热，热盛伤津，则口燥；痰热内扰心神，则不寐。本案用二陈汤化裁，以原方去甘草，淡干姜易生姜，橘白易陈皮，加黄连、枳实。干姜守而不走，温胃中之阳，配半夏茯苓，温化痰饮；橘白较之陈皮，行气之功强，配枳实理气之力更强。

案11

某（五一）　食谷不运，脘胀呕恶，大便不爽，脉弦色黄。此胃阳式微，升降失司使然。法当温通阳气：

　　吴萸八分　半夏三钱荜茇一钱　淡干姜一钱　生姜汁五分　广皮白一钱半

《临证指南医案·卷三·肿胀》

【赏析】

此案为胃阳不足，水湿内停之证。脘胀呕恶，大便不爽，为水湿滞于中焦，下注于肠所致，皆因胃阳虚弱，升降失司使然。必温通胃阳，祛湿化饮。处方共5味，其中淡干姜辛、热，归肺、脾、胃、心经，能温中回阳，温肺化痰。与荜茇、吴茱萸诸药同用，温暖胃中之阳气，加半夏、生姜汁、陈皮燥湿化饮。

《本草便读》："荜茇，大辛大热，味类胡椒，入胃与大肠经，阳明药也。温中散寒，破滞气，开郁结，下气除痰。"吴茱萸温中，止痛，理气，燥湿，《药性论》记载其："吴茱萸主心腹疾，积冷，心下结气，疰心痛；治霍乱转筋，胃中冷气，吐泻腹痛不可胜忍者。"

案12

徐　噫气不爽，食后甚。

杏仁 半夏曲 橘红 浓朴 郁金 桔梗

《临证指南医案·卷四·噫嗳》

【赏析】

本案为痰湿内阻，胃气上逆之证。患者痰湿郁于中焦，阻滞气机，胃气不降，反而上逆，故噫气，又湿性黏滞，虽噫气然则不爽，进食后，水谷入于胃，中满气机不畅更甚，故食后甚。

本案无非虚证，以通降胃气，化痰祛湿为法。方中半夏曲具有半夏降气化痰及曲剂健脾消食之功，厚朴、橘红燥湿化痰，以桔梗、杏仁合用，宣发兼肃降，提壶揭盖，胃气自降。

案 13

某 脘闷不爽，不时头胀发热。此木火内郁，升降之机不泄，肝胃同治。

丹皮 半夏曲 钩藤 茯苓 黑山栀 橘红

《未刻本叶氏医案》

【赏析】

肝主疏泄能促进脾胃运化，若肝气不疏，肝郁气滞则会影响脾胃运化功能，致脾主升清和胃主降浊的功能失调，故会出现脘闷不爽；肝气郁结，郁而化火上逆，则可出现头胀发热。因病机偏于厥阴郁热，故以丹皮、山栀、钩藤清泄肝火，以半夏曲，橘红、茯苓理气化痰消胀。

案 14

王（五十） 惊恐恼怒动肝，内风阳气沸腾，脘痹咽阻，筋惕肌麻，皆风木过动，致阳明日衰，先以镇阳熄风法。

阿胶 细生地 生牡蛎 川斛 小麦 茯神

《临证指南医案·卷一·肝风》

【赏析】

风木太过可以导致胃土气虚，但本案病机重心为肝风内动，故以镇肝熄风法。阿胶、生地补血滋阴、凉血；茯神安神并引肝阳下行；小麦清心、养心安神；石斛味甘、性微寒，入胃、肺、肾经，能生津益胃、清热养阴、润肺益肾；另以牡蛎滋阴潜阳。

案 15

某　九窍不和，皆属胃不能和。

大麦仁　鲜莲肉　半夏曲　白茯苓　广皮白　宣木瓜

《未刻本叶氏医案》

【赏析】

胃不和，则腐熟运化功能失司，不可升清降浊。头面七窍缺乏上升清气滋养而不和；二阴两窍不得降浊而排泄不利。故曰："九窍不和，皆属胃不能和。"先生以甘平微苦辛涩之药为主，调胃使之归于平和：以半夏、陈皮、茯苓宽胸化痰，降逆止呕，和胃利水；莲肉、木瓜涩精止泄，化湿和胃；再以大麦仁助养胃气，益气和中。

案 16

某　脘痞不饥，脉沉弦，味酸苦，疟后致此。宜苦辛开泄。

川连　人参　枳实　干姜　茯苓　半夏

《未刻本叶氏医案》

【赏析】

《濒湖脉学》载："沉弦悬饮内痛。"悬饮中阻，故脘痞不饥；气机受阻则脉沉弦；疟疾寒热交替，湿热夹杂，故味酸苦。先生以苦辛温之半夏、干姜降逆止呕、温化水饮，再加黄连苦降清热利湿，枳实辛散理气降胃，因疟后体虚故加人参以扶正气。

案 17

某　脘痞呕恶，吐涎沫，水饮内结，中阳不宣使然。

川连 半夏 枳实 干姜 茯苓 橘白

《未刻本叶氏医案》

【赏析】

此案水饮内结，痰邪中阻，阳气不宣，滞于中焦，致胃脘痞满，恶心呕涎。水饮内结而吐涎沫者，取干姜温化水饮以绝其源，而非以生姜温中止呕只截其流。先生在此方中另加橘白以调和脾胃。《本草便读》云："橘白，（橘皮）去外一层红皮。其味带甘，其功固不如橘皮，而补脾胃药中用之，自无燥散之咎。"

案 18

知饥不纳，宜摄胃气。

大麦仁 茯苓 广皮 金石斛 半曲 木瓜

《未刻本叶氏医案》

【赏析】

先生曰："知饥少纳，胃阴伤也"，"胃阴虚，不饥不纳"。此案"知饥不纳，宜摄胃气"中的"摄胃气"实为"通降和胃"，与"九窍不和，皆属胃不能和"一案皆属"胃不和"，以和胃法治之。以半夏、陈皮、茯苓宽胸化痰，降逆止呕，和胃利水；木瓜化湿和胃，大麦仁助养胃气、益气和中。再加石斛以增强全方益胃生津，滋阴清热之功。

案 19

王 数年病伤不复，不饥不纳，九窍不和，都属胃病。阳土喜柔，偏恶刚燥，若四君、异功等，竟是治脾之药。腑宜通即是补，甘濡润，胃气下行，则有效验。

麦冬一钱 火麻仁一钱半,炒 水炙黑小甘草五分 生白芍二钱 临服入青甘蔗浆一杯

《临证指南医案·卷三·脾胃》

【赏析】

　　患者数年病伤不复，胃阴不足，虚热内生，热郁于胃，胃失濡养，故纳呆不饥；胃不和则卧不安，精神萎靡，自然九窍不和。胃与脾相表里，久病则脾气必弱。脾土喜柔恶刚燥。四君子汤组方为人参、茯苓、白术、甘草，该方有补气健脾，但药性为温补，无滋胃阴之效，故不适使用该方；异功散在四君子汤上加用陈皮、半夏，在补气健脾上更有行气化滞之效，但陈皮、半夏更有辛燥之嫌，故在本案上亦不可用该方。本案本为胃阴亏虚，故应以滋阴为则；阴亏则易大便秘结，而腑气以通为顺，故需兼以润肠通便。方中麦冬甘凉滋阴润肺；甘草、白芍补脾；火麻仁、甘蔗润肠通便。如此调养脾胃，指日可愈。

案20

　　陈（二十）　　知饥纳少，胃阴伤也。

　　麦冬　　川斛　　桑叶　　茯神　　蔗浆

《临证指南医案·卷三·脾胃》

【赏析】

　　胃喜阴恶燥，胃阴不足，失其滋润，胃纳失权，则饥不欲食。本方以滋阴润燥为则。麦冬善滋胃阴；石斛归胃、肾经，具有养阴清热，益胃生津之效，亦善养胃阴；阴虚必火旺，热扰心神，方中用茯神宁心安神，《本草再新》称其"治心虚气短，健脾利湿"。甘蔗汁有解热止渴、和中宽膈，生津润燥之功，因有助脾作用，古人称之为"脾果"。《本草求真》谓桑叶"清肺泻胃，凉血燥湿"，《日华子本草》称其"利五脏，通关节，下气"，另此案用桑叶亦寓疏散之意，以免呆补滞腻。

案21

　　某　　肝邪扰中，阳明不宣，妨食嗔胀。苦辛泄降为主。

香附 川芎 半曲 橘红 黑栀 白芍 茯苓 麦芽

《未刻本叶氏医案》

【赏析】

肝邪犯胃，胃气不降，故纳呆腹胀。治宜辛开苦降、平肝和胃。方用辛味香附、川芎疏肝解郁、活血行气，白芍酸苦寒泻肝平肝，半夏、橘红辛温理气化痰、消痞散结，栀子苦寒清热利湿，麦芽甘平消食和中，茯苓甘淡健脾培土。方以苦辛泄降为主，辅以甘补脾胃。

案 22

某 脘痞呕恶，吐涎沫，水饮内结，中阳不宣使然。

川连 半夏 枳实 干姜 茯苓 橘白

《未刻本叶氏医案》

【赏析】

腹胀呕吐涎痰，乃水湿内停，脾阳困厄，胃气不降，痰饮上逆所致。治宜温中健脾，燥湿化痰，降逆止呕。方用干姜温中回阳，茯苓健脾渗湿，半夏、陈皮燥湿化痰、降逆止呕，枳实行气消痞，黄连苦降。水湿既去，脾阳得升，胃气得降，则中脘安矣。

案 23

某 脉沉弦，脘胀噫气，口燥不寐。宜和肝胃。

川黄连 茯苓 枳实 淡干姜 半夏 橘白

《未刻本叶氏医案》

【赏析】

脉沉弦、脘胀噫气为肝气犯胃所致，胃不和则卧不安，故不寐。治宜辛开苦降，平肝和胃。方中黄连苦寒降逆、清泻肝火，半夏、陈皮降逆止呕，枳实行气消痞，干姜温中，茯苓健脾渗湿。诸药共奏辛开苦降、平肝和胃之效。

案 24

杨（四一）　肝风化热犯胃，恶心痞闷，食入作胀，口渴，议养胃制肝。

人参　金石斛　乌梅　肉麦冬　新会皮

《种福堂公选良方》

【赏析】

本案病机为肝阴不足，化热生风，肝火犯胃，致胃阴不足。本案属于肝气犯胃，肝胃阴虚，见恶心痞闷，食入作胀，口渴等症。故以乌梅、石斛酸甘化阴泄肝以平肝和胃，又以人参养胃补气，以防肝乘，麦冬补金以制木，陈皮理气开胃。

案 25

詹（四十三岁）　食入脘闷嗳气，呕吐觉爽，少焉仍然痞闷，形躯充伟，脉形小濡，中年阳微不运，是为不足。泄降气分攻痰，有余治法，非此脉症所宜：

治中法。

《叶天士晚年方案真本》

【赏析】

本案虽然形躯充伟，但脉象小濡，于是先生断为气虚不足。气虚不运，滞于中焦胃脘，食入后饮食物进一步阻碍胃气运行而致脘闷嗳气。呕吐后气机稍可运行，故觉舒爽。少顷，气机又滞，故又觉痞闷。泄降气分攻痰的治法是用于气滞痰阻，邪实而正不虚的病证，本案以气虚为主，故治疗上应用治中法健脾补气，理气和胃。盖大凡体型魁壮之人，往往耗散也较常人为多，反而易于虚损，此乃常见现象，不足为奇。

案 26

于（金坛，二十六岁）　风热伤卫外之阳，再发散升药动阳，血自阳络而出，医用大黄逐瘀使下，下则阴伤，不饥痞闷，痰黏不渴。急急醒脾扶胃，再以清寒治嗽，决无愈期。

人参　白芍　生益智　茯苓　炙草　广皮

服十剂后，接服异功散。

《叶天士晚年方案真本》

【赏析】

风热已经耗散卫气，复用发散法扰动阳气，致使血出，又用大黄攻逐，导致阴伤。此时气阴两伤，气郁痰凝，痰气壅塞中焦，影响脾胃的纳化、升降，遂致心下痞满、饮食不进。又脾虚生湿，故而不渴。治疗上应用治中法扶持胃气。

方中人参以补益胃气为主，益智仁温阳开胃，茯苓健脾渗湿、通降胃气，以陈皮理气化湿，白芍泻肝敛营，炙草补脾益胃兼调和诸药。胃气得复，则云布雨施，阳潜阴滋，生机可待。十剂后，再服异功散益气健脾，行气化滞。脾胃得健，升降复常，运化得复，化生气阴，诸症好转。

案 27

周（四十）　脉象窒塞，能食少运，便溏。当温通脾阳。

生白术一钱半　茯苓三钱　益智仁一钱　淡附子一钱　干姜一钱　荜茇一钱

又：温通脾阳颇适，脉象仍然窒塞。照前方再服二剂。如丸方，当以脾肾同治着想。

《临证指南医案·卷三·脾胃》

【赏析】

胃主受纳，脾主运化。胃气强盛，脾阳虚弱，胃强脾弱，故能进食而运化不足，便溏；水谷不化，精微不足，气血生化乏源，脉道不充，又阳气不足无以推动，故流利不畅，脉象窒塞。当温通脾阳，白术益气健脾，茯苓健脾渗湿止泻，附子、干姜温暖中阳，益智仁暖脾开胃，佐荜茇通降胃气。

复诊，患者能食少运，便溏症状当明显好转，故曰温通脾阳颇适，但脉象仍然窒塞，考虑脾为先天之本，肾为后天之本，久病及肾，照前方再服两剂巩固疗效，再以丸剂缓缓温补脾肾。

案28

某　食下呕恶脘闷，当理阳明。

金石斛　茯苓　橘白　半夏曲　木瓜　谷芽

《未刻本叶氏医案》

【赏析】

脾喜燥恶湿，与胃相表里，湿邪内盛，中阳受困，脾胃升降失常，脾气被阻，运化失司，则脘腹痞闷；胃气上逆则泛恶欲呕。治疗当理足阳明胃经。以健脾利湿，行气化滞为法。方中半夏、橘白理气化痰；茯苓、谷芽健脾化湿；木瓜除湿和胃；湿邪困脾，津液不能上承，则津亏，方中加石斛益胃生津。

案29

某　食下拒纳，必呕出完谷方爽，味酸，二便不爽。此肝邪上逆，阳明不降使然。

人参　茯苓　干姜　半夏　枳实　川连

《未刻本叶氏医案》

【赏析】

上中二焦气弱，水饮入胃，脾不能输归于肺，肺不能通调水道，以至于停积为痰饮。湿阻中焦，脾不升清，胃不降浊，肝木来犯，故胃不纳食，食入即吐、呕酸，二便不利，呕吐愈甚则胃气愈伤。治宜补脾益气，平肝行气，化痰降逆。方用茯苓饮中人参补脾益肺，茯苓补脾、利水渗湿，枳实破气消积、化痰降痞。用半夏燥湿化痰、降逆止呕、消痞散结，黄连、干姜一寒一热，一苦一辛，辛开苦降以开结降逆，黄连归肝经可清肝火。脾肺气健，运化水湿，通调水道，湿浊既去，胃气下行，则呕吐自消，二便利也。

本人运用外台茯苓饮（茯苓、人参、白术、生姜、枳实、橘皮）加减治疗心下痞，疗效良好。要用好茯苓饮，一定要把握其病机和方证。其病机简单地讲就是胃虚饮停，用药指征是胸满，腹胀，心下痞，纳差，小便不利等。余门诊曾接诊一男性中年患者，主诉胃脘胀一月，或有隐痛，纳呆，嗳气或恶心，吹风受寒后症状加重，神疲，形体偏胖，腹平软无压痛，苔白薄腻，舌淡胖有齿印，脉寸关弦，尺沉。用方茯苓饮加半夏、党参、茯苓、白术、陈皮、枳实、生姜，5 剂。就医后翌日，患者喜告昨下午近晚，服上方半帖，未几，上腹温暖舒坦，有气下行，胃胀随之减轻，苦于不思进食已一月，昨晚餐即知饥索食，平时，勉强只能吃点稀饭等，昨晚还吃了半碗饭，餐后自觉良好。今晨按嘱服药，刻下自觉好，精神亦有改善。后来继续服此方调理。

案 30

脉渐阴浊上僭，与真武法，减术换参。

真武法两日，脘中有知饥感，与阳渐结痞无疑。阴浊得泄，即当温阳太阴，使脾阳鼓动健运，冀其纳谷安然，用治中法。

人参　益智仁　淡干姜　茯苓　广皮白　木瓜

《眉寿堂方案选存》

【赏析】

本案应作两次诊治分别分析。

第一次就诊，"脉渐阴浊上僭"，是说其脉象示渐有浊阴上逆，联系下文"脘中有知饥感"，知第一次就诊时患者有不欲饮食的症状，是浊阴蒙蔽，胃阳被困于中的缘故，故予真武法温阳利水。真武汤的组成为：白术、生姜、附子、芍药、茯苓。又因为胃为阳腑，喜润恶燥，而白术甘温有壅滞之虑，故先生在治疗胃阳虚的方剂中很少用白术，恐白术甘壅。本案为胃阳被浊阴蒙蔽，故治疗上"减术换参"，以人参补胃生津。

第二次就诊，"真武法两日，脘中有知饥感"，说明服用真武汤以后，纳渐进，但其痞满症状却"与阳渐结痞无疑"，此时的治疗方法，应该是"温阳太阴"，以使"阴浊得泄"而"脾阳鼓动健运，冀其纳谷安然"。人参补胃气、升阳，益智仁温阳开胃，干姜温阳散寒，茯苓渗湿泄浊、通降阳明，陈皮理气健脾，木瓜化湿和胃。由此可以看出，治中法的功效本来在于补益脾胃，但是加干姜以后也可以温阳散寒，而其原方的补益泄浊功效却没有改变。

案31

某　冷气吸入，即是寒中太阴。与霍乱互参，正气散、冷香引饮，辟秽苏阳即效。而脾胃阳气未为全复，议用治中汤数剂，夜厘清虚为妙。

人参　生益智仁　砂仁　煨姜　广皮　茯苓皮　木瓜

《眉寿堂方案选存》

【赏析】

本案为寒湿之邪侵袭人体，因湿土同气，多传入中焦脾胃留恋不解，阻滞中焦气机，致脾失升清胃失和降。考《温病条辨·中焦篇·寒湿》说："伤脾阳，在中则不运、痞满，传下则洞泻腹痛。伤胃阳，则呕逆不食，膈胀胸痛。两伤脾胃，既有脾证，又有胃证也。"秽湿入里，两伤脾胃，脾失升清，水湿并走大肠可致便泄，胃失和降可致脘闷呕吐。经过治疗，病虽减而尚未痊愈，因而以治中汤补益胃气为主。

方用人参补益脾胃，益智仁、煨姜温阳开胃，砂仁、陈皮理气化湿，茯苓皮利湿，木瓜化湿和胃。

案 32

陆（二一） 时病后，脉弦而劲，知饥不纳，胃气未和，当静处调养。

鲜省头草 鲜莲子 茯神 大麦仁 川斛 炒知母

《临证指南医案·卷四·噎膈反胃》

【赏析】

久病必致气阴亏虚，胃阴不足；胃失濡养，胃纳失权，胃失和降，则饥不欲食；脉弦而劲表明内有伏热，邪热扰心则神不安。治疗以滋阴清热，养心安神为法，方中石斛、知母清热滋阴；茯神、莲子养心安神；麦仁健脾开胃；鲜省头草即佩兰，有"发表祛湿，和中化浊"之功。

案 33

郑（四三） 脉濡无力，唇赤，舌干，微眩，不饥不饱。此天暖气泄，而烦劳再伤阳气。夫卫外之阳，内应乎胃，胃既逆则不纳不饥矣。

炒麦冬 木瓜 乌梅肉 川斛 大麦仁

《临证指南医案·卷四·噎膈反胃》

【赏析】

天气渐暖，阳气上升，人身卫气与天地之阳气相应，毛孔张开，易伤津耗气。津液亏虚，则血脉无以充养，故脉濡无力；阴虚阳亢，虚阳上扰，则目眩；机体失于滋润则唇赤舌干；胃喜润恶燥，若胃失滋养，故不饥不食。方中麦冬、麦仁滋养胃阴；木瓜化湿止渴，《雷公炮炙论》：称其"调营卫，助谷气"。乌梅性味酸、平，能生津止渴；石斛清热生津。

案 34

王（二二） 初用辛通见效，多服不应，想雨湿泛潮，都是浊阴上加，致胃阳更困。仿仲景胃中虚，客气上逆，噫气不除例：

　　人参　旋覆花　代赭石　半夏　茯苓　干姜

《临证指南医案·卷四·噫嗳》

【赏析】

此案初用辛通见效，多服不应，乃胃阳虚弱之人，复因水湿外浸，浊阴上逆，致胃阳更困。人之胃气，其最重之责任在传送饮食，故以息息下行为顺。乃此证因汗吐下伤其胃气，则胃气不能下行，或更转而上逆。治疗仿仲景旋复代赭汤：旋覆花导饮下行，逐痰水除胁满，降胃兼以平肝，《神农本草经》谓其味咸，主结气、胁下满、惊悸、除水。代赭镇心降逆，最善平肝、降胃、镇冲。《医学衷中参西录》记载："赭石……，质重坠，善镇逆气，降痰涎，止呕吐，通燥结，用之得当，能建奇效"。张锡纯认为，该药降逆气而不伤正气，可广泛地应用于各种气逆证或呃逆证。而邪之留滞者，用半夏以开之。气之逆乱者，宜平肝、降胃。另去生姜之温散，易以干姜之辛热通阳化饮。用人参、甘草、大枣以和之，若正气得复，邪气消散，则痞可解而噫亦止矣。

案35

　　某　味淡，呕恶嗳气，胃虚浊逆。

　　白旋覆花　钉头代赭　炒黄半夏　姜汁　人参　茯苓

《临证指南医案·卷四·噫嗳》

【赏析】

此案症见口淡无味，呕恶嗳气，为胃阳虚弱，湿浊上逆证，与上案病机相似，用药处方相似，只是姜汁易干姜而已，其寓意在姜汁止呕和胃之力较强。

三、吐酸

案1

吴 阳虚恶寒，恶心吞酸，泄泻，乃年力已衰，更饮酒中虚，治法必以脾胃扶阳。

人参 茯苓 附子 白术 干姜 胡芦巴

《临证指南医案·卷六·泄泻》

【赏析】

本案患者恶寒，恶心吞酸为胃阳不足，胃气上逆；泄泻为脾阳虚弱，水谷不化。因无外感寒邪，纯属年老体衰脾胃阳虚所致。兼之患者喜欢饮酒，酒为湿热之品，碍脾胃之气，则治法当扶脾胃之阳，以四君子汤去甘草益气健脾，附子、干姜温暖胃阳。久病易累及肾，故养先天之本以助后天，方中佐以胡芦巴温肾助阳散寒，《嘉佑本草》云胡芦巴："主元脏虚冷气。得附子、硫黄，治肾虚冷，腹胁胀满……"。

案2

朱（五四） 阳微，食后吞酸。

茯苓四两 炒半夏二两 广皮二两 生于术二两 浓朴一两 淡干姜一两 荜澄茄一两 淡吴萸一两 公丁香五钱 水泛丸

《临证指南医案·卷三·脾胃》

【赏析】

本案患者脾胃阳虚，痰饮内停，进食后水谷不化，痰饮内停更甚，胃腑收纳失职，则食后吞酸。处方中茯苓、白术健脾化湿；半夏燥湿消痰降逆；干姜、吴茱萸温中止呕；厚朴、陈皮行气燥湿；荜澄茄，《本草纲目》云："暖脾胃，止呕吐哕逆"，用以温中散寒；公丁香温中降逆。制剂成丸，力缓而持久。

案3

某　吞酸脘胀。

人参　制半夏　吴茱萸　枳实　茯苓　淡干姜　广橘皮　川连

《未刻本叶氏医案》

【赏析】

肝气郁滞，郁而化热，横逆犯胃则吞酸；胃气虚弱，饮停于胃，气滞阻滞则脘胀，仍用通降之法，治以外台茯苓饮加减合左金丸。

人参益气，半夏、枳实、茯苓、陈皮化痰理气。丹溪曰："治酸必用吴茱萸，顺其性而折之，乃反佐之法也。不知此实正治，非顺性也。盖其性热，最能暖中下二焦；其味辛苦，最能胜酸涩之味，谓之反佐，见之过矣"，故合左金丸清肝热，平肝阳；左金丸为治酸之要药。

案4

高（四四）　咽阻，吞酸痞胀，食入呕吐，此肝胆反胃，用苦辛泄降。

吴萸　川连　川楝子　杏仁　茯苓　半夏　厚朴

《临证指南医案·卷四·呕吐》

【赏析】

咽中物阻是肝失疏泄，气郁痰结所致；肝气攻冲横逆犯胃，引动痰饮，则吞酸痞胀，食入即吐。本案的治法应苦寒清热，辛苦温燥湿化痰、降逆止呕、消痞散结。方中黄连苦寒，清热燥湿，配伍吴茱萸即为左金丸，泻肝火，共奏辛开苦降之效；半夏、厚朴辛温行气燥湿，化痰降逆止呕，消胀；川楝子平肝行气；茯苓健脾；杏仁苦泄降气。凡肝气犯胃而呕吐痞胀，应循此法苦降辛开，化饮散结。

半夏厚朴汤源自《金匮要略》，是主治咽喉部有异物感的专方，其药物组成：半夏、厚朴、茯苓、生姜、紫苏。方中半夏辛温入肺胃，化痰散结，降逆和胃，为君药。厚朴苦辛性温，下气除满，助半夏散结降逆，为臣药。茯苓甘淡渗湿健脾，以助半夏化痰；生姜辛温散结，和胃止呕，且制半夏之毒；苏叶芳香行气，理肺舒肝，助厚朴行气宽胸、宣通郁结之气，共为佐药。全方辛苦合用，辛以行气散结，苦以燥湿降逆，使郁气得疏，痰涎得化，则痰气郁结之梅核气自除。余曾接诊一女性中年患者，半年来咽部似有所塞，犹如梅核，咽之不下，咯之不出，腹胀，苔薄腻，脉弦滑。西医喉镜检查未见器质性病变，诊断为咽神经官能症，予维生素等治疗无效。余予以半夏厚朴汤加减治疗，5剂后症状缓解，10剂而愈。

案5

某　脉出鱼际，吞酸神倦，此木火内郁，阳明受戕，所谓壮火食气是也。

川黄连　茯苓　枳实　吴茱萸　半夏　干姜

《未刻本叶氏医案》

【赏析】

《脉经》："脉出鱼际者，逆气喘息"，本案为肝失疏泄，郁而化火，干犯脾胃，见嗳气吞酸；脾胃之气损耗则气虚神倦。治宜疏泄肝火，降逆和胃，补气健脾。方中左金丸重用黄连苦寒泻火为主，少佐吴茱萸辛热，从热药反佐以制黄连苦寒，且吴茱萸辛热能入肝降逆，以使肝胃和调。干姜温中，枳实行气，半夏降逆止呕，茯苓健脾气。木火得泄，脾气得健，胃气得降，则诸症解矣。

考左金丸出于《丹溪心法》，原方中黄连和吴茱萸以6:1的比例配伍而成，方中重用黄连为君，清肝泻火，佐以辛热之吴茱萸条达肝气，开散郁结，且能抑制黄连之苦寒，使泻火而无凉遏之弊。一温一寒，辛开苦降，共奏清肝泻火，降逆止呕之效。现代药理研究证明左金丸有较好的抗溃疡及抑制胃排空、杀灭幽门螺杆菌，以及镇痛、抗炎、降压等作用。余诊某女，38岁。

反复泄泻 2 年，大便时溏时稀，纳谷不香，情绪急燥易怒，嘈杂吞酸，呕吐口苦，脘腹胀满，面色萎黄，倦怠乏力，夜眠一般，舌质淡，苔白腻，脉沉细，证属脾气亏虚，肝火犯胃，治宜健脾升清，清肝泻火，予左金丸加白术 15g，茯苓 15g，炙升麻 10g，服药半月泄泻止，随访 1 年无复发。

案 6

某　此木郁也，扰阳明则吞酸呕逆，法宜疏之。

越鞠丸

《未刻本叶氏医案》

【赏析】

肝郁而横逆则克乘阳明，故有吞酸呕逆证候。越鞠丸为朱丹溪所创方剂，主治气、血、湿、食、火五种郁滞，原方组成为苍术、香附、山栀、川芎、神曲各等分，水泛为丸。方中川芎疏肝以散血郁，苍术气味俱厚，芳香雄烈以解湿郁，山栀以清热郁，香附疏肝以解气郁，神曲消积以化食郁，以疏肝解郁和胃降逆为主要功效。

案 7

某　胃虚木乘，气逆吞酸，头旋腰痛。

北参　左牡蛎　石斛　茯神　淮小麦　豆皮

《未刻本叶氏医案》

【赏析】

本案为虚实相兼，气逆吞酸为肝气乘胃，头晕腰痛为肝肾阴血亏虚。然而本案既然肝肾亏虚，胃阴亦不足，难以胜任辛燥行气开破，此类情况最难措手。本方以沙参清金制木，石斛、黑豆皮补益肝肾阴血，茯神安神，牡蛎潜阳，以治头晕、腰痛。

案 8

某　脉弦且出鱼际，木火郁而不泄，阳明无有不受其栽，是以食下稍有
不适，则为膜（chēn）胀，饥则嘈杂难耐，自宜肝胃同治。肝木宜疏，胃腑
宜降，乃其治也。

归身　焦术　陈皮　柴胡　神曲　白芍　茯苓　炙草　香附　麦芽

《未刻本叶氏医案》

【赏析】

肝在五行属木，主动主升，其主要的生理功能是主疏泄和主藏血，脾在
五行属土，主生化，承载和受纳，脾胃为中焦气机之枢纽，脾的升清和胃的
降浊之间的平衡协调和肝的疏泄功能密切相关。故《素问宝命全形论》说：
"土得木而达。"

本案脉弦且出鱼际，为弦而端直是肝强，肝气郁结，克土之象，饥则胃
脘嘈杂，是脾弱。肝木喜条达，须水以涵之，土以培之，使其气机条畅，故
治之以疏肝健脾法，方用逍遥散，柴胡、香附疏肝解郁，当归、白芍养血润
燥，以涵其肝，茯苓、白术、陈皮、麦芽、神曲、甘草以健脾和胃，以补
其土。

案 9

某　脉出鱼际，吞酸神倦，此木火内郁，阳明受戕，所谓壮火食气是也。

川黄连　茯苓　枳实　吴茱萸　半夏　干姜

《未刻本叶氏医案》

【赏析】

肝气郁结，郁而化火，木旺而乘土，火热之邪消耗脾胃之气。人体中内
养脏腑，外充肌肤的阳气，是生理上的火，称为"少火"；若阳气过亢，火热
内生，则成病理上的"火"，称为"壮火"。这种亢盛的火，能伤阴耗气；

食，腐蚀或损耗之意；谓之壮火食气。脾胃运化异常，可见嗳腐吞酸等；脾主升清的功能失常，水谷精微之气不能运化，气血生化无源，则可见神疲乏力，头晕目眩等症状。

本案病机为肝火乘胃、痰饮内聚。以方测症，可能同时伴有呕恶、脘痛、苔腻症状，因而用上方，以泄肝和胃、辛开苦降。

四、反胃

案1

苏（五四）　向来翻胃，原可撑持，秋季骤加惊扰，厥阳陡升莫制，遂废食不便，消渴不已。如心热，呕吐涎沫，五味喜食酸甘，肝阴胃汁，枯槁殆尽，难任燥药通关。胃属阳土，宜凉宜润；肝为刚脏，益柔益和。酸甘两济其阴。

乌梅肉　人参　鲜生地　阿胶　麦冬汁　生白芍

《临证指南医案·卷四·噎膈反胃》

【赏析】

胃主受纳、腐熟水谷，为"水谷之海"。胃气以降为顺，喜润恶燥。患者向来胃阴不足，虚热内生，热郁于胃，胃失和降而致胃气上逆诸症。今肝气不舒，肝阳上亢，横逆犯胃，复见纳差、呕吐涎沫等症。胃阴枯竭，切勿燥药通关。五味中酸甘化阴，以和其胃，以柔肝阴。方中乌梅肉性酸、涩、平，有生津止渴之效，《本草经疏》曰"好唾口干者，虚火上炎，津液不足也；酸能敛虚火，化津液"；人参补气生津；生地、麦冬滋阴清热，善滋胃阴；白芍柔肝和阴。全方共奏滋阴和胃柔肝之效，使心热可除，吐止津生。

案2

顾（四十）　脉濡缓无力，中年胸胁时痛，继以早食晚吐，此属反胃，乃胃中无阳，浊阴腐壅。议仿仲景阳明辛热宣通例。

吴萸 半夏 荜茇 淡干姜 茯苓

《临证指南医案·卷四·噎膈反胃》

【赏析】

《濒湖脉学》云："濡主血虚之病，又为伤湿。"湿阻中焦，胃阳不振，故胸胁失于温煦而发疼痛，饮食不能腐熟而复呕出。此乃阴浊阻滞胃阳之反胃证。先生以辛热宣通、温中化饮之法解之，以吴茱萸、半夏温中散寒，降逆止呕；干姜补助胃阳，温化水饮；茯苓淡渗利湿，平和调胃；再加荜茇振奋中阳，下气除痰。《本草便读》有云："荜茇，大辛大热，味类胡椒，入胃与大肠经，阳明药也。温中散寒，破滞气，开郁结，下气除痰，又能散上焦之浮热，凡一切牙痛、头风、吞酸等症，属于阳明湿火者，皆可用此以治之。"

案3

黄（氏） 《灵枢经》云：中气不足，溲便为变，是崩淋、泄泻，皆脾胃欲败之现症。今汤水下咽，少顷倾囊涌出，岂非胃阳无有，失司纳物乎？奈何业医者中怀疑惑，但图疲药，待其自安，怕遭毁谤耳。此症一投柔药，浊升填塞，必致胀满。仲景于阳明满实，致慎攻下者，恐以太阴之胀误治耳。今舌微红，微渴，皆是津液不肯升扬，脾弱不主散精四布。世岂有面色如白纸，尚不以阳气为首重也耶？

人参 熟于术 炙甘草 炮姜 茯神 南枣

《临证指南医案·卷四·呕吐》

【赏析】

先生认为，浊物少顷倾囊涌出，应该是胃阳不足，升降乏权。医者疑惑不决，延治误治，更投以柔和之品，使浊气不降，气机壅滞，津液不升，脾虚不能散精四布，以致见面色㿠白诸症，治疗急当救阳为治，方用四君子汤去茯苓，易茯神，同时用炮姜，有理中汤之义，温胃健脾，祛湿健运，升清降浊，泄泻自止，而不用通降法，可见先生用药紧扣病机，丝丝入扣。

案4

汪（三十）　壮年饮酒聚湿，脾阳受伤已久。积劳饥饱，亦令伤阳。遂食入反出，噫气不爽，格拒在乎中焦，总以温通镇逆为例：

白旋覆花　钉头代赭　茯苓　半夏　淡附子　淡干姜

《临证指南医案·卷四·噫嗳》

【赏析】

壮年长期饮酒，致脾胃受伤日久，脾阳虚弱，水湿运化无力，聚于中焦，加上积劳、饥饱，亦伤胃阳，以致脾胃阳虚，水湿停滞中焦，出现食入反出，噫气不爽诸症，先生认为是"湿浊格拒于中焦"，治疗必须温通镇逆。

五、呕吐

案1

张　呕吐、胀闷，虚中气滞。

人参　茯苓　砂仁

《临证指南医案·卷四·呕吐》

【赏析】

呕吐是胃失和降，气逆于上所致。若脾胃素虚，或病后虚弱，劳倦过度，耗伤中气，气虚不运，则气滞胀闷；胃虚不能承受水谷，脾虚不能化生精微，食滞胃中，上逆成呕。治疗上当以补中益气、和胃降逆为原则。

方中人参补中益气，茯苓淡渗利湿，二者相配通降阳明，且有取四君子汤健脾益气之意，祛白术之辛燥、甘草之甘缓。另用砂仁芳香化湿、辛苦降气止呕。方虽三味，补气降逆与化湿和中并用，胃健呕止。

案2

吴　寒热邪气扰中，胃阳大伤，酸浊上涌吐出，脘痛如刺，无非阳衰，阴浊上僭，致胃气不得下行，高年下元衰惫，必得釜底暖蒸，中宫得以流通，拟用仲景附子泻心汤，通阳之中，原可泄热开导，煎药按法用之。

人参—钱半　熟附子—钱半　淡干姜—钱　三味另煎汁

川连六分　炒半夏—钱半　枳实—钱　茯苓三钱　后四味，用水一盏，滚水一杯，煎三十沸，和入前三味药汁，服。

《临证指南医案·卷四·呕吐》

【赏析】

《伤寒论·辨太阳病脉证并治下第七》记载："心下痞，而复恶寒汗出者，附子泻心汤主之。大黄二两　黄连一两　黄芩一两　附子一枚，炮，去皮，破，别煮取汁上四味，切三味，以麻沸汤二升渍之，须臾，绞去滓，纳附子汁。分温再服。"仲景附子泻心汤由大黄、黄连、黄芩、附子四药组成。然先生取其"寒热并用，补泻兼施，温经回阳，扶阳固表，泄热消痞"之法，而不尽用其方。

患者胃阳大伤，阴浊上僭，治宜寒热并用、补泻兼施，但高年体虚、下元衰惫，故先以人参扶助正气，再以辛热之附子、干姜补火助阳，温化寒饮，此三味药补阳益气；以黄连苦寒清热利湿，半夏降逆止呕、燥湿化饮，枳实行气消痞，茯苓利水和胃，此四味药通降寒饮浊邪。两组药分煎兑付，使其各司其职，各显其能。煎服法可供参考。

案3

江　脉弦迟，汤水不下膈，呕吐涎沫。此阳结，饮邪阻气。议以辛热通阳，反佐苦寒利膈，用泻心法。

人参　附子　干姜　先煎一杯，入姜汁四分

川连　黄芩　半夏　枳实　滚水煎，和入前药服。

《临证指南医案·卷四·呕吐》

【赏析】

此案中所述"阳结"乃胃阳郁结，通降失常，由痰涎壅盛，中阻气阳所致。治法方药与上案相似，同以泻心汤主之。然上案患者阳损体虚，故取性味甘淡之茯苓以利水和中，以免泄之太过；本案阳结，以黄芩助黄连增强全方清泄之力。《素问·至真要大论》说："帝曰：何谓逆从？岐伯曰：逆者正治，从者反治，从多从少，观其事也。帝曰：反治何谓？岐伯曰：热因热用，寒因寒用，通因通用，必伏其所主，而先其所因，其始则同，其终则异，可使破积，可使溃坚，可使气和，可使必已。"本案寒热夹杂，故寒热并用，补泻兼施，破积溃坚，通降阳明，调和胃气。

案4

孙（十四）　食物随入即吐，并不渴饮，当年以苦辛得效，三载不发，今心下常痛如辣，大便六七日始通，议通膈上，用生姜泻心汤。

生姜汁四分，调　川连六分，炒　黄芩二钱，泡十次　熟半夏三钱，炒　枳实一钱人参五分，同煎

又　问或不吐食物，腹中腰膂似乎气坠，自长夏起，心痛头重，至今未减，思夏热必兼湿，在里水谷之湿，与外来之热相洽，结聚饮邪矣。当缓攻之，议用控涎丹五分，间日一用。

《临证指南医案·卷四·呕吐》

【赏析】

患者初诊时，食入即吐，吐后不欲饮，此乃胃虚不化水饮，致水饮内停之象，虽以辛开苦降之法得效，三载未发，但伏饮未尽去，伏饮博聚，胃气不足以开之也，于是胃病，故可见"噫气干呕"；胃病而传化失司，食饮积滞，郁而化热，故可见"胃脘烧灼，大便秘结"也，上述诸症正是生姜半夏

汤之主治。先生遵仲景之法，依其"胃虚不化水饮、食滞致痞"之病机，以生姜泻心汤和胃降逆、化饮消痞，恰到好处。方中黄连、黄芩性味苦寒，泄热通降；半夏、枳实性味辛温，重用取其降逆止呕，破气消痞之意；频繁呕吐用人参补益脾胃，复中焦升降之职；诸药同煎取汁后，调以姜汁温胃而宣散水气，降逆止呕。

复诊时，正值长夏之后，呕渐止，但腹部、腰部胀满，且胃脘痛、头昏重日久不愈，乃外感湿热之邪与留饮相结聚也，故改控涎丹少量、间日一用，取其缓逐痰饮之意。

案5

何　寒热呕吐，胸中格拒，喜暖饮怕凉，平昔胃阳最虚，热邪内结，体虚邪实，最防痉厥。

人参　黄芩　炒半夏　姜汁　川连　枳实

《临证指南医案·卷四·呕吐》

【赏析】

患者平素胃阳亏虚而生寒，外邪内陷而为热，寒邪格热于上，胃中热邪充斥，热势上趋，发为呕吐。与仲景《伤寒论》中所载之误下后致心下痞病证相似，先生将半夏泻心汤之意用于此案，乃异病同治也，方中黄芩黄连之苦寒以清上焦邪热；半夏、枳实之辛温以降逆止呕，宽胸降气；姜汁滑利宣气化饮；人参则既可温中焦之虚寒，又可益耗伤之胃气，防正虚邪亢之痉厥变证。

案6

某　舌赤浊呕，不寐不饥，阳邪上扰，治以苦辛，进泻心法。

淡黄芩　川连　炒半夏　枳实　姜汁

《临证指南医案·卷四·呕吐》

【赏析】

本案患者舌赤，呕吐，不寐不饥，一派胃热之象，"胃不和则卧不安"，先生治以泻心汤之变方，上方去人参也，以方测症，可知患者邪有余，而正未虚，其呕吐必不甚；邪热内陷，致脾胃不和，升降失司，传化失职，当亦有腹胀、便秘之症。

案7

蔡（妪）　凡论病，先论体质、形色、脉象，以病乃外加于身也。夫肌肉柔白属气虚，外似丰溢，里真大怯，盖阳虚之体，为多湿多痰。肌疏汗淋，唇舌俱白，干呕胸痞，烦渴引饮。由乎脾胃之阳伤触，邪得僭踞于中，留蓄不解，正衰邪炽。试以脉之短涩无神论之，阳衰邪伏显然。况寒凉不能攻热清邪，便是伤及胃阳之药。今杳不纳谷，大便渐稀，若不急和胃气，无成法可遵，所谓肥人之病，虑虚其阳。参拟一方，仍候明眼采择。

人参　半夏　生于术　枳实　茯苓　生姜

《临证指南医案·卷四·呕吐》

【赏析】

本案中先生首先指出了中医治病之精髓，即四诊合参，辨证论治。患者形体虚胖、汗出淋漓、干呕、胸脘痞闷、烦渴引饮、唇舌发白、脉象短涩，辨证为胃阳虚衰，痰湿蕴伏之象，急则治其标，缓则治其本。先生认为此案当以补胃温阳为首务，参用《外台》茯苓饮原方，方中重用生姜温胃、发散水湿；茯苓利水除湿；白术健脾燥湿；陈皮燥湿化痰理气；"胃喜润恶燥"，故用人参益气养胃生津；然"胃腑以通为用"，故用味苦性寒之枳实，其性下降，善于破泻肠胃结气，以协同助胃之降下功能，如此水湿得化，脾得升，胃得降，中焦的升降恢复，则诸症可去。

案8

王（四五）　肝病犯胃呕逆，口吐清涎，头晕，乳房痛，肢麻痹。

人参二两　茯苓二两　桂枝木七钱，生川楝子一两，蒸川连盐水炒，七钱　乌梅一两半　当归一两半　生白芍一两半

《临证指南医案·卷四·呕吐》

【赏析】

依剂量判断，本案当用丸剂。肝病犯胃，胃气上逆作呕，脾胃阳虚，寒湿内生，故口吐清涎。肝阳上扰清窍则头晕，肝气郁滞则乳房痛，肝血亏虚则四肢麻痹。治宜平肝行气，健脾补血。方中人参、茯苓补脾益气，桂枝温阳化饮，当归、白芍补血，白芍尚可柔肝止痛，乌梅酸涩敛肝，川楝子疏肝行气止痛，黄连泻火降逆。

案9

某　肝风犯胃，呕逆眩晕。苦降酸泄和阳，佐微辛以通胃。

川连　黄芩　乌梅　白芍　半夏　姜汁

《临证指南医案·卷四·呕吐》

【赏析】

肝风犯胃，肝阳上亢致眩晕，胃气上逆致呕逆。治宜辛开苦降，平肝和胃。本案方由《伤寒论》半夏泻心汤加减化裁而来，半夏泻心汤组成：半夏半升（洗），黄芩、干姜、人参、甘草（炙）各三两，黄连一两，大枣十二枚（擘）。主治寒热错杂之痞证。方用乌梅酸泻肝热，白芍酸苦敛阴柔肝；黄连、黄芩苦寒泄降除热；半夏、姜汁辛温降逆，止呕和胃。本方辛苦酸并用泄肝和胃。正如王旭高所说："半夏泻心汤治寒热交结之痞，故苦辛平等；生姜泻心汤治水与热结之痞，故重用生姜以散水气；甘草泻心汤治胃虚气结之痞，故加重甘草以补中气而痞自除。"

余曾诊一女患者，36岁。腹痛，里急后重，大便脓血10天，经西医抗炎治疗无效。余查其尚有下腹坠胀，形寒怕冷，不思饮食，精神疲倦，舌质红，苔白腻微黄，脉沉稍弦数。其证虚实互见，寒热夹杂。治宜辛开苦降，寒热

并投，虚实兼顾，以半夏泻心汤加味：半夏12g，黄芩10g，黄连10g，厚朴10g，党参9g，干姜9g，大枣6枚，肉桂6g，木香6g，炙甘草6g。服2剂后痢止。

案10

钱（三七）　脉细，右坚大。向有气冲，长夏土旺，呕吐不纳食，头胀脘痹，无非厥阳上冒。议用苦辛降逆，酸苦泄热。不加嗔怒，胃和可愈。

川连　半夏　姜汁　川楝子皮　乌梅　广皮白

《临证指南医案·卷四·呕吐》

【赏析】

本案脉细，右手大而硬，为脾胃阴虚为肝木所乘。肝阳上亢，脾胃湿热，故头胀脘痹。治以苦降辛开以宣化湿热，酸泄肝火，兼敛胃阴。方中黄连泄肝火、清脾胃湿热，乌梅酸泄肝火、滋养胃阴，川楝子平肝清热、行气止痛，陈皮、半夏、生姜理气调中、清化湿浊、降逆止呕、养阴和胃。怒则伤肝，故应调节情志，平肝和胃则疾可愈也。

方中生姜、半夏、黄连用药由《伤寒论》生姜泻心汤化裁而来。生姜、半夏辛温散结开痞，黄连苦寒清热降逆。生姜泻心汤即半夏泻心汤减干姜二两，加生姜四两而成。方中重用生姜，取其和胃降逆，宣散水气而消痞满，配合辛开苦降、补益脾胃之品，故能治水热互结于中焦，脾胃升降失常所致的痞证。

余曾诊一年轻女性患者，始见胃脘疼痛，继则呕腐吞酸，发作无常，已一年有余，舌苔薄白，右脉弦强。诊断为肝胃不和，治以生姜泻心汤（生姜、炙甘草、人参、干姜、黄芩、半夏、黄连、大枣），连服15剂而愈。

案11

某（氏）　脉微肢冷，呕吐清水，食不下化，带下脊髀酸。阳气素虚，产后奇脉不固，急扶其阳，用附子理中汤。

附子 人参 生白术 炮姜 炙草

又，暖胃阳以劫水湿，带下自缓，照前方加胡芦巴。

又，脉象稍和，已得理中之效。议用养营法。

养营去远志、黄芪、五味，即作丸方。

《临证指南医案·卷四·噎嗳》

【赏析】

患者阳气素虚，产后奇脉不固，阳气更伤，推动温煦失司，则脉微肢冷；中阳不健，则食不下化；阳不运水，寒饮内泛，则呕吐清水，带下清稀量多；脾伤及肾，少阴失温，则脊髀酸。方用理中汤，理中健脾，温化寒饮，方中干姜温运中焦，以散寒饮为君；人参补气健脾，协助干姜以振奋脾阳为臣；佐以白术健脾燥湿，以促进脾阳健运；使以炙甘草调和诸药，而兼补脾和中；《伤寒论》："肢冷者加附子。"理中汤加附子加强温肾健脾之效，总扶太阴少阴之阳。

二诊，中阳已温，水湿自消，带下减少。以前方加胡芦巴，进一步温补肾阳。《本草正义》云：胡芦巴，乃温养下焦，疏泄寒气之药。三诊，阳气已复，寒饮大部已去，选用养营法，以丸剂缓图。

案 12

章 伤食一症，考古用五积散之义，取暖胃使其腐熟也。既上涌频吐，大便溏泻，胃气益伤，阳气坐困日甚，清不升，浊不降，痰潮干呕，腹鸣便遗，睡则露睛，龈黑唇紫，小溲竟无。阳不流行，津液自耗，有慢惊昏厥之危。议通胃阳，读钱氏、薛氏之书，能知此意。

人参 郁金 炒半夏 炒白附子 茯苓 菖蒲 炒广皮 炒粳米

又：阳明胃阳受伤，腑病以通为补。若与守中，必致壅逆。昨日用方，通胜于补获安，幼稚非真虚寒之病。

人参　茯苓　益智　广皮　炒荷叶　炒粳米

又：鼻明汗出，龈血。阳明虚，胃气未和，不宜凉降。

六神汤加炒广皮

《临证指南医案·卷十·吐泻》

【赏析】

伤食是因饮食不慎，进食过饱，或脾胃不健，外感风寒，加之饮食失调，食积胃肠，运化不及所致。五积散源于《太平惠民和剂局方》，其方有"平胃散"、"二陈汤""桂枝汤"等方之意，主治寒、食、气、血、痰五邪之郁积，伤食者古多用之。本案中患者一派气逆痰阻、阳损阴耗之象，先生考前人之法，治以理气通阳、化痰养胃，方中以人参补益耗伤之胃气，郁金芳香化湿，半夏降气化痰，白附子化痰通阳，茯苓分利阴阳，菖蒲豁痰通气，陈皮理气化痰，粳米养胃气、益胃阴。二诊时，守方，去郁金、炒半夏、炒白附子、菖蒲，加用温脾止泻之益智仁、芳香升清之荷叶。以方测症，可知患者呕吐、咯痰缓解，仍有腹胀、大便溏泻等症。三诊时，患者鼻衄、汗出、齿衄乃阳回而脾胃营阴显露不足之象，改以六神汤益气生津收功。

案 13

虞　面色萎黄，脉形弦迟，汤水食物，入咽吐出，神气恹恹，欲如昏寐。此胃阳大乏，风木来乘，渐延厥逆，俗称慢脾险症。幼稚弱质，病延半月有余，岂可再以疲药玩忽！宗仲景"食谷欲呕者吴茱萸汤主之"：

人参　吴萸　茯苓　半夏　姜汁

又：昨用泄木救胃土法，安受不见呕吐，然中焦阳气大虚，浊气上僭，则为昏厥，津液不升，唇舌干燥，岂可苦寒再伐生气！今如寐神倦，阳陷于阴何疑？仲景通阳理虚，后贤钱氏薛氏，皆宗其义：

人参　炒半夏　茯苓　广皮　煨姜　南枣

《临证指南医案·卷十·吐泻》

【赏析】

本案患者为小儿，发病之初为阳明寒呕之证，《濒湖脉诀》云："弦迟多寒"，患者汤水食物，入咽吐出，呕吐损伤胃阳，致胃阳大乏，胃主受纳水谷，脾主运化精微，气血生化乏源，可见面色萎黄，神气恹恹，欲如昏寐，又血虚不能养肝，则筋脉失养虚风内动，而致慢脾险症，即为慢脾风，《医宗金鉴·幼科心法·惊风门·慢脾风》如是说："慢脾风一证，多缘吐泻即久，脾气大伤，以致土虚不能生金，金弱不能制木，肝木强盛，惟脾是克，故曰脾风。"急则治标，当先止呕，《伤寒论》："食谷欲呕，属阳明也，吴茱萸汤主之。"方用吴茱萸汤温中止呕，半夏降逆，茯苓宁心。

复诊，呕吐症状消失，然中焦阳气大虚，浊气上僭，津不上承，唇舌干燥，不可因见口舌干燥则片面诊断为热病而妄用苦寒之品，当温中回阳，《医宗金鉴·幼科心法·惊风门·慢脾风》中云："此乃纯阴无阳之证，逐风则无风可逐，治惊则无惊可治，惟宜大补脾上，生胃回阳为主，吐泻亡阳者，温中补脾汤主之，大病后成、固真汤主之，四肢厥冷者，理中汤加附子主之。"处方温中回阳之品。并不用姜附辛燥之味。人参大补元气，煨姜温中止呕，半夏降逆化痰，陈皮行气燥湿，茯苓宁心，南枣"安中养脾"（《神农本草经》）。

案 14

某 上燥治气，下燥治血，此为定评。今阳明胃腑之虚，因久病呕逆，投以辛耗破气，津液劫伤，胃气不主下行，致肠中传送失司。经云：六腑以通为补。半月小效，全在一通补工夫，岂徒理燥而已？议甘寒清补胃阴。

鲜生地　天冬　人参　甜梨肉　生白蜜

《未刻本叶氏医案》

【赏析】

燥为津液失润、干涩不通之疾，有内伤、外感之分。外感者，由于天时风热过胜，或因秋令偏亢之燥邪，始必伤人上焦卫、气分，其法以辛凉甘润肺胃为先，此乃"上燥治气"。若气分失治，则延及于血，其法以纯阴静药柔养肝肾为宜，此乃"下燥治血"。若因久病呕逆，投以辛耗破气，津液劫伤，胃气不主下行，致肠中传送失司，此乃"中燥"也，其治宜"增液"润肠。以鲜生地滋阴生津润肠；天冬性寒，味甘，微苦，具有养阴清热，润肺滋肾之功；甜梨肉、生白蜜味甘润肺、润肠通便；人参养胃气，生津液。六腑以通为用，一般理解为峻药攻下，而先生则认为用鲜生地、天冬、白蜜等润肠滋燥，即六腑以通为补，此说足以发人深思。

案15

某（九岁）　久呕少食。

人参　半夏　茯苓　广皮　姜汁

《临证指南医案·卷十·吐泻》

【赏析】

先生云："吐则伤胃。"患儿久呕少食，病位在胃，乃胃虚气逆所致也，方中以人参补益胃气；茯苓健脾和胃；半夏、陈皮降逆和胃，理气助运；姜汁止逆，开胃气，与半夏配伍，亦有小半夏汤之意。

案16

某　食下拒纳，必呕出完谷方爽，味酸，二便不爽，此肝邪上逆，阳明不降使然。

人参　茯苓　干姜　半夏　枳实　川连

《未刻本叶氏医案》

【赏析】

本案以呕吐为主要症状伴口酸，二便不利，为肝气犯胃，胃失和降，饮停胃中，故治以茯苓饮，生姜易以干姜，用苦辛法开结降逆。

案 17

姚 脉左弦，肝风犯胃，水谷下咽即呕，经月不愈，胃气大虚，泄木必兼安胃。

人参 川连 黄柏 川楝子 川椒 桂皮 乌梅 生白芍

《种福堂公选良方》

【赏析】

肝气旺盛而胃气大虚，而致胃气上逆，中焦气机运行失常，故症见水谷下咽即呕，经月不愈，治疗泄木以安胃，故采用乌梅丸的酸苦辛泄肝和胃法，方中乌梅酸泄厥阴伏热，白芍敛阴柔肝止痛，黄柏、黄连苦寒清降心火，降逆止呕，人参补胃，川椒辛温泄土燥湿。

案 18

某 小产后，肌肉似乎丰溢，是阳气发泄，即外有余，内不足，病样甚多，何堪缕治！在女科莫重于调经，气血逆乱，扰动干脾，心胸痛发而呕，述遇怒着冷痛甚，胃阳已衰，厥浊易逆。先理胃阳，用《金匮》法：

人参 吴茱萸 茯苓 半夏 良姜

《叶氏医案存真·卷二》

【赏析】

小产后形体渐丰，是阳气发泄，阳气不充而痰湿蕴于肌肤之间，外有余而内必不足。另患者每逢气怒则胸脘冷痛而呕吐，此胃阳大伤，肝气夹浊饮上逆。拟理胃阳法，方用吴茱萸汤合大半夏汤化裁。其中人参、吴茱萸、良姜、茯苓，为变通吴茱萸汤以温胃阳，止胃痛，平呕逆；半夏、人参、茯苓为变通大半夏汤以通补阳明，化饮止呕。吴茱萸汤出自《伤寒论》第 243 条：组成为吴茱萸、人参、生姜、大枣。用于胃虚寒饮冲逆的食后欲呕，或吐利，手足逆冷，烦躁欲死者，或干呕吐涎沫者，头痛者。先生加减变化吴茱萸汤用治哕逆、呕吐、胃脘痛、腹痛、脘痞、肿胀呕恶、泄泻、痢疾、痛厥等。

案 19

某 泄木安中，令其升降自如，则木不为之曲直矣。

人参 半夏 广橘白 吴萸 茯苓 枳实 淡干姜 川连

《未刻本叶氏医案》

【赏析】

以方测证，本案为中焦虚寒，湿邪阻滞，肝木乘犯，胃气上逆，应见呕恶，胁腹胀满等症。治宜泻肝补脾和胃。方中人参、茯苓补脾益气，半夏燥湿化痰、温中止呕，干姜温中，陈皮、枳实理气调中，黄连、吴茱萸即左金丸辛开苦降、清泻肝火。脾升胃降，肝木不能为乘。

案 20

尤一 由肝气升举犯胃，胃逆不降，幽门不通，旁趋为胀，数月久延，气分已入血分。

桃仁 郁李仁 降香 归须 川楝 山栀

《种福堂公选良方》

【赏析】

本案也是肝气犯胃，但主要症状是呕吐伴大便燥结不通，属于肝火燥热为患，故用润燥养血导肝通络法，以桃仁、郁李仁、归须养血润燥通络，川楝子、山栀清热理气疏肝。

案 21

某 四十二岁，右脉涩，左脉微，饮食不能健运，嗳、呕，间或溏泄，此中宫阳气欲寂，当用辛温以补之。

人参 干姜 茯苓 淡吴萸 胡芦巴

《叶氏医案存真·卷三》

【赏析】

本案为阳虚饮停中焦，呕恶嗳气，饮食不运。右脉涩为痰饮阻滞，气机不畅，左脉微为阳虚寒饮不化，治以辛温化饮。方以理中汤去甘缓之甘草，加茯苓温阳化饮，吴茱萸温中，并降逆和胃，胡芦巴温阳补火生土。

案 22

某　胃逆不降。食下呕恶。

吴萸　茯苓　半夏　川连　枳实　干姜

《未刻本叶氏医案》

【赏析】

本案为肝火犯胃为主兼夹痰饮内阻。《素问·至真要大论》云："诸逆上冲，皆属于火"、"诸呕吐酸，暴注下迫，皆属于热"，肝火犯胃，兼痰饮内阻，胃失和降，故食下呕恶，应兼有胁肋胀痛之肝经自病之证。治疗宜泄肝和胃，以辛开苦降法。用方以左金丸加理脾化痰之剂，方中吴茱萸配黄连，名左金丸，《医宗金鉴·删补名医方论》："此泻肝火之正剂，……，左金丸独用黄连为君，从实则泻其子之法，以直折其上炎之势。吴茱萸从类相求，引热下行，并以辛燥开其肝郁，惩其扞格，故以为佐，然必本气实而土不虚者，庶可相宜。左金者，木从左，而制从金也。"余则为化痰行气之辈也。

案 23

某　痰阻于中，阳明不宣。

半夏片　白蜜　茯苓　生姜汁

《未刻本叶氏医案》

【赏析】

"阳明阳（燥）土，得阴自安，……胃喜柔润也。"六腑之胃，喜润恶燥，为水谷之海，以通为用。痰阻于中，腑气不通，当降不降，当有呕逆之症；胃腑津液耗伤，腑道失养，如行舟乏水，大便不通。半夏、茯苓降气化痰，生姜汁辛通滑利，开痰止呕。另加白蜜、生姜汁。《本草纲目》有关白蜜的论述："生则性凉，故能清热；熟则性温，故能补中。甘而和平，故能解毒；柔而濡泽，故能润燥。缓可以去急，故能止心腹、肌肉、疮疡之痛……张仲景治阳明燥结，大便不通，蜜煎导法，诚千古神方也。"本方取其濡泽润燥之功，仿仲景治阳明燥结大便不通之证也。

六、暴吐

案1

某　陡然呕吐，继作头旋，身若溶溶如坐水中，是下焦空虚，入春气泄，厥阳直冒，不克交入阴中，乃虚候也。第病已一月，犹然脘闷不饥，食不甘味。阳明胃气受肝戕贼，困顿不能升降致此，且两和之。

旋覆花　代赭石　人参　白茯苓　广橘白　半夏

《未刻本叶氏医案》

【赏析】

本案患者先出现呕吐，然后头晕目眩，下半身发冷如浸坐在水中，是下焦阳虚证。入春之后，春气生发，虚阳应春气上越，阳不入于阴，呕吐、头晕目眩是为虚证。患者出现上述症状迁延月后，复见胃脘痞闷，饥不欲食，食不甘味，此乃久病胃气受伐，胃气困顿，升降失常。《注解伤寒论》载："大邪虽解，以曾发汗吐下，胃气弱而未和，虚气上逆，故心下痞硬，噫气不除，与旋覆代赭石汤，降虚气而和胃。"处方采用旋覆代赭石汤加减，去生姜、甘草、大枣，加茯苓、橘皮以防胃气虚弱，痰饮内停。

案2

陈　痛久气乱，阳微，水谷不运，蕴酿聚湿。胃中之阳日薄，痰饮水湿，必倾囊上涌，而新进水谷之气与宿邪再聚复出，致永无痊期。仲景云：饮邪当以温药和之。又云：不渴者，此为饮邪未去故也，则知理通阳，诚有合于圣训，断断然矣。

真武汤

《临证指南医案·卷五·痰饮》

【赏析】

本案症见呕吐，倾囊上涌。所谓"痛久气乱"应是指胃痛日久，气机逆乱。此胃阳大虚，痰饮水湿聚结上逆，由脾阳损及肾阳，恐单独理中辈温散之力不足，故以真武汤温阳化饮。

真武汤出自《伤寒论》第316条，组成为：茯苓、芍药、白术、生姜、附子。全方重在温阳散寒制水，主治阳虚寒水泛逆证。

先生根据真武汤以白术，茯苓逐湿，以附子温阳通阳的配伍特点，悟出此方重在温阳逐湿。先生此方多不用白芍，理由有二：一是芍药阴柔，会束缚附子刚猛剽悍之性。二是湿为阴邪，芍药为阴药，不利于去湿。湿盛遏阳气者，用生姜辛温助附子通阳。

七、呃逆

案1

黄　脉小舌白，气逆呃忒，畏寒微战。胃阳虚，肝木上犯。议用镇肝安胃理阳：

人参　代赭石　丁香皮　茯苓　炒半夏　淡干姜

又，舌白苔厚，胃阳未醒，厥逆。浊阴上干为呃。仍用通法：

人参　淡附子　丁香皮　淡干姜　茯苓

又，照方加姜汁柿蒂。

又，人参　炒川椒　附子　茯苓　淡干姜　炒粳米

《临证指南医案·卷四·呃》

【赏析】

　　脉小色白、呃逆、畏寒，为胃阳虚、肝气上逆所致，故用平肝和胃温中法治之。初诊方中人参、茯苓补脾益气，干姜、半夏、丁香温中降逆，代赭石重镇肝阳、降逆止呕。

　　复诊，舌白苔厚，为胃阳未复，浊阴上犯，仍为呃逆，继续运用温通法，加用附子回阳救逆、温中散寒。

　　三诊，加用柿蒂降气止呃。

　　四诊，加用川椒加强温中散寒之功，粳米颐养胃气。

案2

　　某　哕逆脉弦，胃虚木乘使然。

　　半夏　木瓜　川石斛　茯苓　谷芽　广皮白

《未刻本叶氏医案》

【赏析】

　　呃逆为胃气上逆动膈，气逆上冲，喉间呃呃连声，声短而频，不能自止为主要表现。呃逆古称"哕"，又称"哕逆"。其病位在胃，《素问·宣明五气》："胃为气逆为哕"。情志不遂，肝郁气滞，气机不利，横逆犯胃，胃失和降，而致哕逆、脉弦；平素脾胃虚弱，肝木乘土，更使胃气不降反升。治以理气健脾，滋阴养胃。方中半夏、陈皮理气健脾，茯苓健脾利湿，木瓜除湿和胃，谷芽健脾消食，石斛滋阴养胃。

案3

　　某　气逆呃忒。宜降肺胃。

　　茯苓　半夏　枇杷叶　橘白　枳壳　旋覆花

《未刻本叶氏医案》

【赏析】

　　《类证治裁》载："呃逆症，气逆于下，直冲于上，作呃忒声，由肺胃气不主降，肝肾气不主吸故也。"痰饮壅滞，肺胃之气不降而致呃逆，治当通降肺胃之气并祛痰饮，半夏、橘白、枳壳、茯苓祛痰降胃气；旋覆花归肺胃经，《本草汇言》："旋覆花，消痰逐水，利气下行之药也。"《本草纲目》："枇杷叶，治肺胃之病，大都取其下气之功耳。气下则火降痰顺，而逆者不逆，呕者不呕，渴者不渴，咳者不咳矣"，上两药合用降肺胃之气，消痰利水。全方通降痰气，气顺，则呃自止。

案4

陈 食伤脾胃复病，呕吐发呃下利。诊两脉微涩，是阳气欲尽，浊阴冲逆。阅方虽有姜附之理阳，反杂入归呆钝牵掣。后方代赭重坠，又混表药，总属不解。今事危至急，舍理阳驱阴无别法。

人参 茯苓 丁香 柿蒂 炮附子 干姜 吴萸

《临证指南医案·卷四·呃》

【赏析】

本案为脉微虚寒下利兼有浊饮上逆之证，原文所述杂入当归之方及后方，无从考证，本案患者较之上案，有呕吐之证，遂于上方的基础上加用吴茱萸，《本草经疏》云："吴茱萸，辛温暖脾胃而散寒邪，则中自温、气自下，而诸症悉除"，以散寒止痛，降逆止呕，助阳止泻。

案5

某 脉歇止，汗出呃逆，大便溏。此劳倦积伤，胃中虚冷，阴浊上干。

人参 茯苓 生淡干姜 炒川椒 炒乌梅肉 钉头代赭石

《临证指南医案·卷四·呃》

【赏析】

久病虚劳，脉气不继，故脉歇止（结脉）。胃气虚弱，浊阴上逆，发为呃逆。脾阳虚弱则大便溏。脾胃虚寒宜温中补气。方中人参、茯苓补益脾气，干姜、川椒温中止痛、暖脾止泻，乌梅涩肠，代赭石平肝潜阳、重镇止逆，防肝木乘土。

案6

王　脉微弱，面亮戴阳，呃逆胁痛，自利。先曾寒热下利，加以劳烦伤阳。高年岂宜反复，乃欲脱之象！三焦俱有见症，议从中治：

人参　附子　丁香皮　柿蒂　茯苓　生干姜

《临证指南医案·卷四·呃》

【赏析】

本案呃逆为主症。患者年事已高，既往有寒热错杂下利之证，阳气已伤，面色欠红润，乏力，语声低微，现脉微弱，面色戴阳，为虚阳外越之象；呃逆胁痛，下利，为中焦阳虚所致。患者虚阳外越为全身阳气受损，欲脱之象，《素问·标本病传》云："故知逆与从，正行无问，知标本者，万举万当，不知标本，是谓妄行。"故"从中治"，一指治法取中庸之道，标本兼顾，二指胃位于中焦，"夫呃逆一证，……无不皆由胃腑而来"，当从中焦而治。方采用丁香柿蒂汤加味，"方中以丁香温胃祛寒，补火生土；柿蒂苦温降气，生姜散寒疏邪，二味皆胃经之药；用人参者，以祛邪必先补正，然后邪退正安，且人参入胃，镇守于中，于是前三味之功，益臻效验耳"，原方加附子温中回阳，茯苓化湿健脾。

案7

某　哕逆脉弦，胃虚木乘使然。

半夏　木瓜　川石斛　茯苓　谷芽　广皮白

《未刻本叶氏医案》

【赏析】

本案也是因肝木克乘胃土，以致胃虚气逆，但胃虚阴亏的病机却与前面数案以中阳不足为主不同。本方以半夏、茯苓化痰降逆和胃，陈皮理气开胃，石斛清热养阴，谷芽芳香开胃，并有消导之功。

八、噎膈

案1

某 诊脉百至，左小涩结，右部弦大，缘高年中焦清阳已微，浊阴渐阻，致脘中窒塞日盛不能纳，下焦阴液枯槁，肠中气痹，溺少便涩。虞花溪云：噎膈反胃，阴枯阳结为多，衰老之象，最难调理。诚情志偏胜无形之伤也。若夫痰气瘀血积聚，亦有是病，有形有象，即易为力矣。惟无形致伤，以有形之药饵施治，鲜有奏效。当以阴阳二气推求，在上为阳，在下为阴，通则流通，守则呆钝。古人成法，宜遵其言，居恒颐养，不在药饵中矣。议宣通之味以翼小效。

大半夏汤加枳实、姜汁、川连。

《三家医案合刻·叶天士医案》

【赏析】

《濒湖脉学》："结主阴盛之病"，即浊阴内阻，"弦大主虚"，即中焦清阳已微，阳微痰阻，致脘中窒塞日盛不能纳，继而反胃。"涩缘血少或伤精，反胃亡阳汗雨淋，……尺为精血俱伤候，肠结溲淋或下红"，下焦津液枯槁，肠中腑气不通，则大便秘结，小便不利。上为阳结，下为阴枯，衰老之象，为无形致伤，单纯守补则呆钝，虚不受补而致噎膈反胃更甚，若唯见大便不通，小便不利，不识病之本，通利以投，则耗伤阴阳，故治宜补中佐宣通之法。《金匮要略·呕吐下利脉证治》："胃反呕吐者，大半夏汤主之。其由半夏二升，人参三两，白蜜一升组成。"人参补益胃气，白蜜润燥养阴通便，半夏祛痰浊降逆，加枳实以理气宣通上下气机，生姜汁开痰止呕。因阴虚易火旺，配川连燥湿泻火。动静结合，不致呆钝纯补，且防通利太过耗伤阴阳。

案 2

某　食下拒纳，左脉弦数。此属噎格。

旋覆花　半夏　姜汁　代赭石　茯苓　川连

《未刻本叶氏医案》

【赏析】

本案亦为噎膈之病，然病性属实证。弦为肝脉，肝胃不和，痰饮内阻，胃气不降，则食下拒纳，治以疏肝理气，降逆和胃，佐以清热，方选旋覆代赭汤。《伤寒论·辨太阳病脉证并治下 第七》："伤寒发汗，若吐，若下，解后，心下痞硬，噫气不除者，旋覆代赭汤主之。"，《伤寒论》之旋覆代赭汤主治胃气虚弱，痰浊内阻之证。本案为痰浊内阻，肝胃不和之实证，故去人参、大枣、甘草甘温补中之品，《伤寒贯珠集》："旋覆花咸温，行水下气；代赭石味苦质重，能坠痰降气"，半夏降气化痰；姜汁易生姜，增其开痰降气之功；加茯苓祛痰湿；川连抑木、除中焦湿热。

案 3

陈（二十）　多噎，胸膈不爽，胃阳弱，宜薄味：

生白术　茯苓　新会皮　半夏曲　益智仁　浓朴　生姜

《临证指南医案·卷四·噎嗳》

【赏析】

多噎，胸膈不爽，乃胃阳虚弱，湿浊阻滞，胃气上逆之症，诊为噎膈，该证先生认为"非温通焉能直达"，温通胃阳之药，多为平和之品，宜少佐辛味，主张"胃阳弱，宜薄味"，"阳气宣通"。

脾胃病以运中阳为要，通阳是针对寒湿郁遏，痰瘀阻滞等引起阳气不通的治疗，先生认为："阳气不到之处，即浊阴凝聚之所。"胃脘痛诸症多由胃阳不足，气机阻滞所致，故温阳通降法是先生常用治疗脾胃病的方法。方中益智仁、生姜温胃通降，半夏、茯苓降逆，陈皮、厚朴通降胃气。在先生温阳通降法中素用益智仁，如《会约医镜》所言："益智仁，其性行多补少，须兼补剂用之，若独用则散气"，此段文字似可解释先生用益智仁之用意。

案4

某　阳明汁干成膈。

梨汁　柿霜　玉竹　天冬　麦冬　甜杏仁　川贝　生白芍　三角胡麻

《临证指南医案·卷四·噎膈反胃》

【赏析】

膈证为中医难治之证。其病位在食道，属胃气所主。脾胃津亏血伤，失于濡养，而至食道干涩，饮食难下。方中柿霜为柿饼的白霜，性甘凉，有生津利咽，润肺止咳之效；梨汁生津止渴；玉竹清热除烦，生津利尿；天冬、麦冬均能养阴润燥，清火生津；芜蔚子辛、苦，微寒，能清肝明目；阳明胃经燥热，大便干硬，胃气上逆成膈，腑以通为顺，故用杏仁润肠通便，降气平膈；川贝母清热散结；白芍养阴柔肝；全方共奏养阴清胃，降气平膈之效。

案5

王（五三）　老年血气渐衰，必得数日大便通爽，然后脘中纳食无阻。此胃汁渐枯，已少胃气下行之旨，噎症萌已。病乃操持太过，身中三阳燔燥烁津所致，故药饵未能全功。议用丹溪法。

麦冬汁　鲜生地汁　柏子仁汁　甜杏仁汁　黑芝麻汁　杜苏子汁　松子仁浆　水浸布纸，绞汁滤清，炖自然膏。

《临证指南医案·卷四·噎膈反胃》

【赏析】

老年气血渐亏，胃肠易失濡养，肠燥便秘，腑气不通，则进食不香。腑以通为顺，大便通畅，胃气下行，则纳食无阻。胃腑喜润恶燥，若胃阴枯竭，气随阴脱，胃气难以下行，则噎症易生。朱丹溪为滋阴学说的倡导者，倡"阳有余阴不足论"，并在此基础上，确立"滋阴降火"的治则。本方遵从丹溪法，以滋阴润肠，降气通便为治则。方中生地、麦冬养阴清热；柏子仁、芝麻仁、杏仁、苏子仁、松子仁等五仁为润肠通便，而其中杏仁、苏子降气平喘，全方可奏养阴润肠，肃肺通便之功。

案6

马（六十）　劳心劳力经营，向老自衰，平日服饵桂附生姜三十年，病食噎不下膈吐出。此在上焦之气不化，津液不注于下，初病大便艰涩。按经云：味过辛热，肝阳有余，肺津胃液皆夺，为上燥。仿嘉言清燥法。

麦冬　麻仁　鲜生地　甜水梨　桑叶　石膏　生甘草

《临证指南医案·卷四·噎膈反胃》

【赏析】

肉桂、附子、生姜等药均为辛热燥烈之品，过用必耗阴助火。该患者本年老体弱，应慎用辛热燥烈之品，但本案患者服用三十余年，必致阴枯津竭。胃本喜润恶燥，现肺胃津液枯竭，而致噎膈之症，肠道失于濡养必大便艰涩。治当以清金润燥为法。方中麦冬、生地、水梨均善清热生津；石膏善清胃热，桑叶清肺润燥；麻仁润肠通便，生甘草补脾益气，清热解毒。全方共奏滋胃阴，清肺热，通便止膈之功。

案7

某　脉涩左大，食入为噎，是属液亏。先宜理气，后用润剂。

半夏　茯苓　枇杷叶　枳实　竹沥

《临证指南医案·卷四·噎膈反胃》

【赏析】

津液耗伤，不能濡养经脉，致血行不畅，往来艰涩；阴虚煎津为痰，阻滞气道，食道干涩，饮食难下。治疗先需理气化痰。方中半夏理气化痰；茯苓健脾化痰；枇杷叶肃肺降气；竹沥清热化痰；本方重在理气化痰降逆为主，待气顺痰消再用润剂慢慢调养。

九、泄泻

案1

周　因长夏湿热，食物失调，所谓湿多成五泄也。先用胃苓汤分利阴阳。胃苓汤去甘草。

《临证指南医案·卷六·泄泻》

【赏析】

由于夏秋之间，感受湿热，同时饮食不慎，直趋中道，脾胃失运，水谷不分，泄泻不止。观其方，本案为湿重热轻，湿滞脾胃证，亦可兼见苔白厚，脉缓，脘痞诸症。先生强调苦辛温燥湿法，湿盛宜分利，分利阴阳即分利太阴脾、阳明大肠之湿热。方用胃苓汤加味，胃苓汤是由平胃散（苍术、陈皮、厚朴、姜、枣、甘草）合五苓散（猪苓、泽泻、白术、茯苓、桂枝）化裁，全方能利湿理气，健脾止泻。

案2

朱　口腹不慎，湿热内起，泄泻复至。此湿多成五泄，气泻则腹胀矣。

人参　茅术　川连　黄芩　白芍　广皮　茯苓　泽泻　楂肉

《临证指南医案·卷六·泄泻》

【赏析】

由于饮食不慎，湿热之邪内生，不得宣化，壅滞于中焦，气机郁阻，使脾胃升降功能失调，引起泄泻、腹胀。本案为脾虚湿热蕴阻中焦证，治以清热化湿为主，佐以益脾。方中人参辅胃益气，益气以升阳；茅术为道地药材茅苍术，燥湿健脾，祛风散寒；广皮即陈皮，理气开胃、燥湿化痰；黄连清胃燥湿，黄芩苦寒清湿热；茯苓、泽泻淡渗利湿，山楂消食行气，白芍缓急止痛。

案3

张　脉缓涩，腹满，痛泻不爽。气郁滞久，湿凝在肠。用丹溪小温中丸。

针砂　小川连苍术　白术　香附　半夏　广皮　青皮

神曲浆丸。

《临证指南医案·卷六·泄泻》

【赏析】

本案为气滞湿郁胃肠证。脉象缓为湿邪内聚，涩为气滞，痛泻不爽为湿热郁滞。先生治疗以清化湿热为要，辛开苦降为法，所用方为小温中丸加味，以化胃肠湿热、行气、消食滞。因病证属慢性腹泻，故用丸剂，所谓"丸者，缓也"。小温中丸出自《丹溪心法·卷三》，其组成为苍术、川芎、香附、神曲、针砂（醋炒红），上药为末，醋糊为丸。以针砂开破消瘀，针砂又为铁砂，将针砂置炭火上煅红醋淬，反复六、七次，捣研成粉用。《本草纲目》称其功效为"清积聚、肿满、黄疸，平肝气，散瘿"。谓针砂其味辛酸咸，性平，但因其含重金属现在临床较少使用。湿滞中焦者治疗方法以温运之，处方中苍术、白术化湿健脾，半夏、陈皮、青皮、神曲、香附化痰理气消积；黄连苦寒降泄，清热燥湿。

案4

程　诊脉肝部独大，脾胃缓弱，平昔纳谷甚少，而精神颇好。其先天充旺，不待言矣。目今水泻，少腹满胀。少腹为厥阴肝位，由阴阳不分，浊踞于下，致肝失疏泄。当以五苓散导水利湿，仿古急开支河之法。

《临证指南医案·卷六·泄泻》

【赏析】

本案为水泻证，因湿滞少腹，腹满且胀。《圣济总录》卷七十四载："脾胃怯弱，水谷不分，湿饮留滞，水走肠间，禁固不能，故令人腹胀下利，有如注水之状，谓之注泄，世名水泻。"《太平圣惠方》卷五十九载："若肠胃虚弱受于气，或饮食生冷伤于脾胃，大肠虚寒，故成水泻也。"因湿滞少腹，影响肝之疏泄，少腹隶于厥阴肝也，为阴中之至阴，肝失疏泄，水湿不能由下焦而出，湿阻上焦者，用开肺气，佐淡渗之法，以开膀胱，即启上闸，开支河，导水势下行之理也。《未刻本叶天士医案》云："治利不利小溲，非其治也。"先生立法，以淡渗为主，有开支河止自利，利小便实大便之意，故以五苓散急开支河利水。

五苓散出自《伤寒论》，是由猪苓、泽泻、白术、茯苓、桂枝五味药物组成，为利水渗湿，温阳化气之剂。其中猪苓、泽泻淡渗以泄之，桂枝启上闸开沟渠以泄之。先生用此方治疗湿证见下利，下肢浮肿，阴囊茎肿，腹胀诸症。

案5

黄（九岁） 久泻兼发疮痍，是湿胜热郁。苦寒必佐风药，合乎东垣脾宜升，胃宜降之旨。

人参 川连 黄柏 广皮 炙草 生于术 羌活 防风 升麻 柴胡 神曲 麦芽

《临证指南医案·卷六·泄泻》

【赏析】

本案患者久泻，复因湿胜热郁、郁久化热而生疮疡。患者仅9岁，脾胃脏腑娇嫩，久泻易致脾胃虚弱、升降失司，立法方面，先生以"苦辛开泄复甘法"论治。处方为东垣清暑益气汤加减而成。

方用甘温补胃药人参、甘草辅胃益气以升阳，生于术即生白术燥湿健脾；

苦寒降泄药黄芩、黄连苦寒清热；佐以羌活、防风、升麻、柴胡等风药发散热郁。先生治久泻常配合风药，其一风药多燥，湿为土病，风能祛风胜湿，以主脾胃复其升清降浊之功，其二健脾升阳，其三可以发越湿中之郁热。升麻升阳明清气；柴胡升少阳清气，阳升则万物生，清升则阴浊降；陈皮通利其气；神曲、麦芽开胃，助脾胃功能恢复。诸药共奏苦辛开泄复甘，以补气健脾、升提中气，使后天生化有源，恢复中焦升降之功能。

案6

朱（三四）　形瘦尖长，木火体质。自上年泄泻，累用脾胃药不效。此阴水素亏，酒食水谷之湿下坠，阴弱不能包涵所致。宜苦味坚阴，淡渗胜湿。

炒川连　炒黄柏　厚朴　广皮白　茯苓　猪苓　泽泻　炒楂肉

《临证指南医案·卷六·泄泻》

【赏析】

本案为湿热郁蒸胃肠兼阴虚证。患者属于阴虚体质，泄泻后伤阴耗气，加之脾胃药多用辛香走窜、药性活跃的燥湿健脾药，久服易耗气伤阴，损伤正气；或者兼用补益滋腻药，但久服易阻滞气机，碍脾腻胃。患者脾虚运化功能失司，湿盛于下。凡木火之体，病后热伤肺胃津液所致便不通爽，属于胃病也，先生必用通降之法，胃宜降则和，非辛开苦绛，六腑以通为补，以通为用。故阴虚体质不宜过于辛燥，先生用苦味燥湿坚阴，佐以淡渗利湿健脾，处方用中用连、柏之苦味坚阴，戴元礼云："诸寒药皆凝泣，唯黄连不凝泣，有姜椒归须气味之辛"；另以厚朴、陈皮燥湿理气，茯苓健脾和胃，猪苓、泽泻淡渗利水，山楂酸甘敛阴和胃。

案7

陈　寒湿已变热郁，六腑为窒为泻。

生台术厚朴　广皮白　茯苓　益智仁　木瓜　茵陈　泽泻

《临证指南医案·卷六·泄泻》

【赏析】

本案为湿蕴热郁之证，先生治湿之法强调"开上、畅中、渗下"。本案为寒湿久郁化湿热，转为泄泻。故治以辛苦燥湿理气法，湿化则热自消。先生云："热自湿中而来，徒进清热不应"，故用辛开芳化淡渗之品较多，佐以茵陈清热，此即渗湿于热下，不使湿与热博，则热易解之治。"六腑以通为用，以降为顺"。方中白术健脾，厚朴、陈皮、益智仁理气化湿，茯苓、泽泻利湿，茵陈利湿清热。

案 8

王（二七） 自春徂冬，泻白积，至今腹痛，小水不利。想食物非宜，脾胃水寒偏注大肠。当分其势以导太阳，胃苓汤主之。

《临证指南医案·卷六·泄泻》

【赏析】

本案为饮食寒凉引起的湿盛蕴阻中焦证，治疗以苦辛温燥湿为法。先生治泻，重视理气利湿，大旨中焦宜运通，下焦宜分利，必得小溲自利，腑气开阔，始有转机。湿盛宜分利，分利太阴脾、阳明大肠之湿邪，并疏利太阳膀胱。故用胃苓汤祛湿和胃、行气利水。此方是平胃散合五苓散组成，去甘草以免甘滞。

案 9

胡（二三） 久疟劫截不效，必是阴脏受病。衄血热渴，食入不化，痛泻，二者相反。思病延已久，食物无忌，病中勉强进食，不能充长精神，即为滞浊阻痹。先以胀泻调理，不必以疟相混。

草果　厚朴　陈皮　木香　茯苓皮　大腹皮　猪苓　泽泻

《临证指南医案·卷六·泄泻》

【赏析】

本案为足太阴脾湿滞证，治脾必佐温通。此阴脏即为脾脏，温脾胃，补土以驱水；衄血热渴为血分郁热，食入不化而痛泻为脾虚，所以说"二者相反"。此处先生举例说明衄血热渴之血热证与脾虚湿盛证之不同，并非本案有此等症候。另疟邪为热，泄为脾虚，二者不宜同时混治。先宜治湿泻，泄泻既然由于脾虚，饮食不忌，病中勉强进食，反而形成积滞，宜先治标证。方中草果治太阴独胜之寒，厚朴、陈皮、木香苦辛温化湿理气，大腹皮理气降气，茯苓皮、猪苓、泽泻利湿。

案10

郁（四八）　经营劳心，纳食违时，饥饱劳伤，脾胃受病，脾失运化。夜属阴晦，至天明洞泻黏腻，食物不喜。脾弱，恶食柔浊之味。五苓通膀胱分泄，湿气已走前阴之窍，用之小效。东垣谓中气不足，溲便乃变，阳不运行，湿多成五泄矣。

人参　生白术　茯苓　炙草　炮姜　肉桂

《临证指南医案·卷六·泄泻》

【赏析】

本案由于脾虚湿阻，湿盛则泄泻。脾胃气虚，气弱少运，脾虚滑泄日久；下元不能禁固，湿胜则中气易伤，东垣治湿盛阳虚多主升阳气其治在脾。察其立方之意，因其内伤劳倦为主，又因脾乃太阴湿土，且世人胃阳衰者居多，故参以补中法，又因为天明泄泻为阳虚，黏腻为湿盛，故以四君子汤健脾益气，加炮姜、肉桂温补脾阳。

案11

某（五八）　形寒便泻，舌白。

厚朴　广皮　半夏　茯苓皮　桂枝木　生姜

《临证指南医案·卷六·泄泻》

【赏析】

本案为脾胃寒湿证，先生治湿"兼寒者佐以温药"，"用药总以辛苦寒治湿热，以苦辛温治寒湿"；论治则暖水脏，温脾胃，补土以驱水是阴病治法，治脾必佐温通。形寒为卫阳虚，故以桂枝、生姜温煦肌表；舌白泄泻为湿盛，又以厚朴、陈皮、半夏化湿理气，茯苓皮利湿。

案 12

程（氏） 寒湿腹痛，恶心泄泻。

厚朴 藿香梗 益智仁 广皮 炒茅术 煨木香 茯苓 泽泻

《临证指南医案·卷六·泄泻》

【赏析】

本案为寒湿中阻所致之恶心、泄泻、腹痛，治宜上、中、下三焦分治以分利其势。故以苍术、厚朴、陈皮苦辛温燥湿，藿香芳香化湿，木香理气消胀，益智仁温阳，茯苓、泽泻渗湿、利湿。

案 13

吴（氏） 寒凝胃阳，腹痛泄泻。

草果 厚朴 茅术 广皮 吴萸 炒楂肉

《临证指南医案·卷六·泄泻》

【赏析】

本案为寒湿内盛而致泄泻，寒湿内盛，困阻脾胃使其枢机不利。湿邪内盛，中阳受困，脾气被遏，运化失司，故见泄泻。寒湿均为阴邪，寒性凝滞，湿邪重着，易于阻滞气机，遏抑阳气，形成腹痛等。治疗上先生强调辛苦甘温温燥湿法，故以厚朴辛苦温降气燥湿止痛，苍术芳香化湿健脾，草果、陈皮理气化湿，吴茱萸温阳散寒，山楂和胃。本案无恶心症状，仅腹痛，故与上案比较，用药方面变化：去掉藿香之芳化，不用益智仁。

案 14

程（氏）　泻后腹膨。

人参　生益智　炮姜　茯苓　厚朴　广皮　砂仁

《临证指南医案·卷六·泄泻》

【赏析】

本案为阳虚湿盛，脾胃不运。治疗上强调健中运湿。用人参以护里阳，厚朴、陈皮、苍术化湿理气消胀，茯苓通降利湿，炮姜辛温温阳散寒，砂仁温阳开胃。

以方测症，本案除腹胀外，应有苔腻白、脉缓弱诸症。

案 15

某　气弱少运，耳鸣便泄。

六君子汤加木瓜、荷叶蒂。

《未刻本叶氏医案》

【赏析】

脾胃为坤土，厚德载物。"气弱少运"，中焦虚弱，中气升降失司，清气不上荣，耳窍失养，发为耳鸣。《阴阳应象大论》言："清气在下，则生飧泄，浊气在上，则生膜胀"。脾失健运，一不运水谷，二不运水湿，患者当兼有纳差，腹胀，倦怠，懒言等症。本案中焦气弱，上不能充养清窍，中不能运转水谷，故宜健脾养胃，用六君子汤加味。先生选用六君子汤，方中四君子益气健脾以实中焦，加半夏、陈皮理气宽胸，燥湿化痰；恐土虚木乘，佐以木瓜酸敛肝气；荷叶蒂升清降浊与陈皮合用疏理中焦，使清气得升，浊阴得降，则耳鸣便泄自除。

案 16

杨　小便不利，大便溏泄，补脾法中佐以淡渗，分其阴阳。

人参　熟术　茯苓　象牙屑　泽泻　苡仁　广皮　白芍

《临证指南医案·卷六·泄泻》

【赏析】

本案患者症见小便不利，大便溏泄，先生以补脾法中求之，推测患者兼有形神倦怠，腹胀纳差，舌淡胖，苔薄白等脾虚水泛之象。脾虚失运，水湿内停，使小肠清浊不分，水湿并走于大肠，则大便溏泄，小便不利；正如《古今医鉴·泄泻》所云："夫泄泻者，注下之症也，盖大肠为传送之官，脾胃为水谷之海，或为饮食生冷之所伤，或为暑湿风寒之所感，脾胃停滞，以致阑门清浊不分，发注于下，而为泄泻也。"

故以补脾法健旺脾运，以固其根本，方以异功散，去滋腻生胀之甘草，余益气健脾之效，脾气健旺，水湿得以运化；而《景岳全书·泄泻》云"泄泻之病，多见小便不利，水谷分则泻自止，故曰治泻不利小便非其治也。"故佐以淡渗利小便之法，即所谓"利小便即所以实大便"，方中佐以泽泻、薏苡仁、象牙屑淡渗利水，分利小便。

案 17

王　过食泄泻，胃伤气陷。津不上涵，卧则舌干微渴。且宜薄味调摄，和中之剂；量进二三可安。

人参　葛根　生谷芽　炙甘草　广皮　荷叶蒂

《临证指南医案·卷六·泄泻》

【赏析】

饮食过量，停滞不化，损伤脾胃，则生水湿，《景岳全书·泄泻》云："若饮食失节，起居不时，以致脾胃受伤，则水反为湿，谷反为滞，精华之气不能输化，乃致合污下降而泻痢作矣"；气遂津脱，则胃伤气陷；胃阴亏虚，中气下陷，津不上承，则舌干微渴。治以补气生津，理气健脾为法。方中人参补脾益肺，生津止渴；葛根升阳生津；谷芽、炙甘草健脾消食；陈皮理气健脾；荷叶升发清阳。

案 18

赵　晨泻难忍，临晚稍可宁耐，易饥善食，仍不易消磨，其故在乎脾胃阴阳不和也。读东垣脾胃论，谓："脾宜升则健。胃宜降则和"，援引升降为法。

人参　生于术　炮附子　炙草　炒归身　炒白芍　地榆炭　炮姜灰　煨葛根　煨升麻

又：肠风鸣震，泄利得缓，犹有微痛而下，都缘阳气受伤，垢滞永不清楚，必以温通之剂为法。

生茅术三钱　炙草五分　生炮附子一钱　浓朴一钱　广皮一钱　制大黄五分

《临证指南医案·卷六·泄泻》

【赏析】

初诊，患者晨起腹泻难忍，临睡腹泻稍减，但易饥善食，食后复感"不易消磨"，痞满不舒，此乃脾胃阴阳不和，非尽为虚证也，先生援引东垣《脾胃论》脾升胃降法，以温中升清之法治之。复诊时，效不显，患者虽泄利得缓，但仍肠鸣辘辘，每发隐痛则泻。究其因由，乃脾阳受损，运化失职，湿聚肠中，损伤肠络，虚实夹杂，故而缠绵难愈也，改以温通之法，仿"温脾汤"之意，用附子温壮脾阳；白术、甘草健脾益气，与附子配伍温补阳气，以补脾阳；大黄泻下攻积；厚朴、陈皮行气导滞，与大黄配伍，可畅通肠腑，祛除垢滞；温通并用，则脾阳得复，泄利可止。

案 19

某（氏）　阳微浊滞，吐泻心痛，当辛温开气，胃阳苏醒乃安。

炒半夏　厚朴　广皮　益智仁　煨木香　乌药　香附汁　姜汁

《临证指南医案·卷六·泄泻》

【赏析】

阳微，水湿内停，湿浊阻滞则胃气不降而呕；阳气不运则水谷不化而泻；升降失常则气机不畅而心痛。治当辛温开气，振奋胃阳，则水湿化，浊饮除，吐泻止，疼痛自消。乌药性辛、温，《本草求真》云："凡一切病之属于气逆，而见胸腹不快者，皆宜用此。"益智仁助其温中降逆，半夏、厚朴降气化痰，木香、陈皮行气燥湿，以香附汁、姜汁开郁，温中行气。

案 20

王（三五）　三年久损，气怯神夺。此温养补益，皆护元以冀却病，原不藉乎桂、附辛热，以劫阴液。今胃减咽干，大便溏泄经月。夏三月脾胃主候，宜从中治。

人参　炒白芍　炙草　煨益智　炒木瓜　茯苓　广皮

《临证指南医案·卷六·泄泻》

【赏析】

本案患者纳减咽干，大便溏泄，是因久病体虚，气怯神夺，为脾胃虚弱、气血亏虚之候。当以甘淡之品温养脾胃，然医者误予桂枝、附子等厚味辛热之品，使阴液更伤，故口渴咽干；脾胃虚弱，健运失职，胃纳不振，则饮食减少，大便溏薄逾月。

先生以温通柔润之剂温养脾胃。处方中人参甘温，健脾养胃；茯苓甘淡，健脾渗湿；炙甘草甘温益气，合人参可加强益气补中之功，又能调和诸药；陈皮理气健脾，使补而不滞，此即异功散去白术，因白术温燥，恐其伤津，故去之。且先生认为久患泄泻，阳明胃土已虚，厥阴肝风内动，刨泄木安土之法，用甘以理胃，酸以制肝。故加白芍泻肝敛营，与甘草配伍，制肝理胃，且酸甘化阴，又用木瓜酸甘益胃生津，益智仁温脾开胃而不伤津。则脾胃得健，阴液得复，泄泻自止。

案21

金　冲年遗恙，先天最薄。夏秋疟伤，食少不运，痞胀溏泄，都是脾胃因病致虚。当薄味调和，进治中法。

人参　益智　广皮　茯苓　木瓜　炒泽泻　谷芽　煨姜

《临证指南医案·卷六·泄泻》

【赏析】

小儿先天不足，后天失养，或久病致虚，以致脾胃虚弱，脾为阴土，喜燥恶湿，长夏季节湿热蕴蒸，困阻脾阳，运化失职，水聚为湿；脾气不升，胃气不降，谷积为滞，聚于中焦而为痞满，水谷混杂而下则发为泄泻。证属脾胃阳虚。治当温阳健脾，化湿开胃和中。

处方中用人参补气健脾、益胃生津，益智仁温肾助阳，温脾止泻，配煨姜以助益智温阳之力。《景岳全书·泄泻》说："凡泄泻之病，多由水谷不分，故以利水为上策。"《素问·阴阳应象大论》有："湿盛则濡泄"，指出"湿"是泄泻主要病理因素，故临床上治疗泄泻应注意化湿，又《医学正传》云："治湿不利小便，非其治也"；故用茯苓、泽泻淡渗利湿，且茯苓与人参配伍，通补阳明。久泄伤阴，故加木瓜益胃生津，兼可化湿运脾。谷芽和中开胃。

案22

金（五八）　能食不化，腹痛泄泻。若风冷外乘，肌肉著冷，其病顷刻即至。上年用石刻安肾丸，初服相投，两旬不效。知是病在中焦，不必固下矣。自述行走数十里，未觉衰倦，痛处绕脐。议用治中法，足太阴阳明主治。

生于术　生茅术　生益智　淡干姜　胡芦巴　茯苓　木瓜　荜茇

《临证指南医案·卷六·泄泻》

【赏析】

石刻安肾丸见于《饲鹤亭集方》，其组成为：鹿茸一两，赤石脂三两，山药四两，戟肉二两，补骨脂二两，苁蓉二两，柏子仁二两，菟丝子二两，茯苓二两，远志二两，黄肉二两，茅术二两，附子二两，石斛二两，川乌二两，小茴二两，川椒二两，韭菜二两，青盐四钱。功效温肾固精。若气虚下陷则有头晕、身倦、乏力等症，而此案中患者"自述行走数十里，未觉衰倦"，则知此案泄泻非肾气虚不固所致，安肾丸功能补肾固涩，自然不宜久服。本案泄泻而又腹痛，遇冷即发，为脾胃阳虚之证。阳虚不温，阴寒内生，故痛处绕脐；脾胃阳虚，运化失司，饮食不化，清浊不分，升降失调，水谷混杂而下发为泄泻。治疗当以健脾温阳，燥湿止泻为主。

白术被前人誉为"脾脏补气健脾第一要药"，又能燥湿，治此脾虚泄泻最宜，苍术助白术健脾燥湿，益智仁温脾止泻，干姜温中散寒、健运脾阳，荜茇、胡芦巴分别于中、下焦温阳散寒止痛，茯苓健脾渗湿。木瓜化湿运脾，益胃生津。

案 23

龚（五二）　诊脉两关缓弱，尺动下垂。早晨未食，心下懊恼，纳谷仍不易化。盖脾阳微，中焦聚湿则少运。肾阴衰，固摄失司为瘕泄。是中宜旋则运，下宜封乃藏，是医药至理。议：

早进治中法，夕用四神丸。

《临证指南医案·卷六·泄泻》

【赏析】

缓脉多主湿病，湿邪内困，阻滞气机，气血运行缓滞，故见缓脉；弱脉见于关部，主胃弱与脾虚。故脉两关缓弱为脾虚湿困。成无己曰："阴阳相搏，则虚者动，故阳虚则阳动，阴虚则阴动。"庞安常曰："关前三分为阳，关后三分为阴，关位半阴半阳，故动随虚见。"故尺动者，阴虚虚阳躁动也。湿为阴邪，聚而损伤机体阳气，日久及肾，肾阳虚，固摄失司。《罗氏会约医镜·杂证》有："大瘕泄者，即肾泄也，每在五更明之时。"命门火衰，火不暖土，而使中土运化失常，清阳不升，以致黎明阳气未振，阴寒较甚之时而发泄泻，故曰："肾阴虚固摄失司为痕泄"。心下即胃脘，心下懊恼指胃脘灼热嘈杂，欲吐不吐之感。脾胃虚弱则空腹时脘腹嘈杂；湿停中焦，阻滞气机，故进食则停滞不运。生理上，脾胃同居中焦，脾气主升，胃气主降，相反相成，脾气升则肝气、肾气皆升，胃气降则心气、肺气皆降，故为脏腑气机上下升降的枢纽，故"是中宜旋则运"。肾的生理特性是主蛰守位，主蛰即喻指肾有封藏之生理特性，肾气封藏则精气盈满，人体生机旺盛，若肾气封藏失职，则会出现滑精、喘息、遗尿、小便失禁、多汗、大便滑脱等，故"下宜封乃藏"。

本案治疗上当以健脾理气，养胃和中，温肾散寒，涩肠止泻为大法。先生"治中法"是以甘淡温养之品配伍辛通之剂调和脾胃：人参配伍茯苓、半夏通补阳明，陈皮舒肝理气；以四神丸温肾暖脾，涩肠止泻：补骨脂补肾助阳，温脾止泻，尤善补命门之火以散寒邪，为治肾虚泄泻，补火益土之要药，肉豆蔻涩肠止泻，温中行气，配伍补骨脂有取二神丸温补脾肾，涩肠止泻之意，吴茱萸辛热温中散寒，五味子收敛固涩以助止泻，生姜温胃散寒，大枣补脾益胃以助运化，且生姜配伍大枣辛甘发散以助脾阳。脾肾温则运化复，大肠固而泻可止。

案24

王　过食泄泻，胃伤气陷。津不上涵，卧则舌干微渴。且宜薄味调摄，和中之剂，量进二三可安。

人参　葛根　生谷芽　炙甘草　广皮　荷叶蒂

《临证指南医案·卷六·泄泻》

【赏析】

《素问·脉要精微论》有："胃脉实则胀，虚则泄。"饮食过量可损伤脾胃，脾虚气陷，升降失调，清浊不分，发生泄泻；胃阴耗损，脾不升清，故而口渴。

补益脾胃应以"薄味调和"，从而达到"健阳佐运"之目的。故以人参补气益胃生津，葛根升清生津，主升脾胃清阳之气从而达到生津止渴、止泻之功，谷芽取其生者以升胃中阴津，兼可消食和中，健脾开胃，甘草守中补脾，荷叶蒂健脾益气，升脾阳，陈皮理气醒脾开胃。脾升胃健，则泄泻自止。

案25

杨　小便不利，大便溏泄，补脾法中，佐以淡渗，分其阴阳。

熟术　茯苓　象牙屑　泽泻　苡仁　广皮　白芍

《临证指南医案·卷六·泄泻》

【赏析】

小便不利，大便溏泄，为外感寒湿，或饮食生冷，脾失健运，清浊不分所致。因脾生湿，湿困脾，健脾与利湿同治，故"治湿不治脾，非其治也"。

白术归脾胃经，补气健脾，燥湿利水，茯苓利水渗湿，健脾安神；象牙屑通利小便，象牙，《日华子本草》载："治小便不通，生煎服之；小便多，烧灰饮下。"泽泻利水渗湿；薏苡仁健脾利水渗湿；广皮健脾理气，白芍归肝脾经补脾经。上方为异功散去甘草，加薏苡仁、泽泻、白芍、象牙屑，全方共成健脾利湿，养阴利尿之效。

笔者曾经治一患者王某，颜面㿠白，纳差，下肢浮肿，大便溏泄，一日3~4次，脉沉滑。辨以脾虚湿困证，治以健脾利湿，用上方颇有效验。

案26

余　形神衰弱，瘕泄纯白，而痈疡疳蚀未罢，气喘痰升，总是损极。今胃虚纳减，倘内风掀动，惊厥立至，孰不知因虚变病也。

人参　炒粳米　茯神　炒广皮　炒荷叶蒂

《临证指南医案·卷十·吐泻》

【赏析】

此案为脾胃阳虚所致的泄泻纯白。以全案分析，该患者应是小儿，其病机为痈疡疳蚀损及机体，气血阴津亏损。疳证属于伏热病机，易于引发痈疡。患者脾胃虚弱，饮食减少；虚风内动而至惊厥实因虚极而致。脾胃为后天之本，水谷化生之源。方以补益脾胃为法，用异功散减去白术加粳米组成。人参性甘、微苦、平，归肺、脾、心经，有大补元气、补脾益肺、安神之功效，为补脾要药，可改善倦怠乏力，食少便溏等脾气虚衰症状；粳米性平、味甘，归脾、胃经，具有健脾胃、补中气、养阴生津之功；茯神甘、淡，归心、脾经，具有健脾安神之效；陈皮味辛而微苦，温，入脾、肺经，具有理气调中，燥湿化痰功效。荷叶《蒂品汇精要》："甘"，入脾、肝、大肠经，《本草图经》："主益气"。全方共奏补气养阴，健脾安神之效。况幼儿本身为纯阳稚阴之体，辛燥本宜慎用。

笔者曾遇一老年患者，食后腹泻，完谷不化，面色㿠白，脉细弱。考虑为脾胃虚弱，遂予上方十付后患者大便次数减少，饮食较前增加，效不更方，再服用7付患者痊愈。

案27

吴文生　胃中不和，痛泻。

茅术　厚朴　广皮　木香　炮姜　茯苓　猪苓　泽泻　砂仁

《叶氏医案存真·卷三》

【赏析】

本案为脾阳不振、胃失和降，不能受纳腐熟水谷而导致寒湿内停的腹痛、泄泻，无恶心、腹胀等症状。先生以健脾燥湿、和胃止痛为治，本案处方以四苓散和平胃散加木香、砂仁而成。《景岳全书·泄泻》载："凡泄泻之病，多由水谷不分，故以利水为上策。然利水之法，法有不同，如湿胜无寒而泻者，宜四苓散、小分清饮之类主之，但欲分其清浊也。如湿挟微寒而泻者，宜五苓散、胃苓汤之类主之，以微温而利之也。"四苓散具有健脾利水渗湿之功，用于治水湿内停之证；平胃散具有燥湿运脾、行气和胃之功效，主治湿滞脾胃。木香辛温香散，能升能降，通理三焦之气，尤其善行胃肠之气而止痛，兼有健脾消食之功；砂仁行气调中，和胃，醒脾；患者无恶心呕吐症状，故改生姜为炮姜，因生姜长于散表寒，呕家之圣药，而炮姜善走血分，长于温经，《得配本草》云："炮姜守而不走，燥脾胃之寒湿，除脐腹之寒痞，……。"

案 28

某　腹鸣晨泄，巅眩脘痹，形质似属阳不足。诊脉小弦，非二神、四神温固之症。盖阳明胃土已虚，厥阴肝风振动内起，久病而为飧泄，用甘以理胃，酸以制肝。

人参　茯苓　炙草　广皮　乌梅　木瓜

《临证指南医案·卷六·泄泻》

【赏析】

晨泻腹鸣，形似脾肾阳虚，但是脉象小弦，结合眩晕，胃脘阻滞不降，则为脾胃阳虚湿盛，肝木乘土，久则飧泄。治宜甘补脾胃，酸泄肝火。方以甘味人参、茯苓、炙草补脾益气，酸味乌梅、木瓜泄肝火，且涩肠止泻，陈皮理气燥湿。

案 29

张（十九）　食加便溏，胃醒脾不运也。方药当以太阴、阳明是调：

易功散加甘松、益智。

《临证指南医案·卷三·脾胃》

【赏析】

《景岳全书·泄泻》曰："泄泻之本，无不由于脾胃，水反为湿，谷反为滞，精华之气不能输化，乃致合污下降，而泻利作矣。"

脾气亏虚，水谷不运，清浊不分，则见便溏，伴面色萎黄，四肢倦怠，少气懒言等症。当用益气健脾之法，择用四君子汤平补脾胃之气。脾胃主气，气贵流通。脾虚不运，易导致气机不畅而脘痞腹胀，呈为虚中挟滞。故于四君子中加陈皮一味组成异功散，增添行气消痞，调理中焦气机之效。脾喜燥恶湿，脾虚不运，易致湿浊停滞，成为虚中挟湿证象。故处方中再加上甘松醒脾开郁，助脾健运；益智仁温阳开胃，化湿止泻。全方合用，体现了健脾治疗中"补气勿忘行气，健脾勿忘除湿"的配伍原则。

案 30

张（妪）　腹鸣腆胀，清晨瘕泄，先以息肝风、安脾胃方。

人参　茯苓　木瓜　炒乌梅　炒菟丝子

又，泄肝醒胃方。

吴萸　生白芍　炒乌梅　人参　茯苓

《临证指南医案·卷六·泄泻》

【赏析】

腹胀肠鸣，清晨泄泻，属脾肾阳虚，被肝木所乘。方中人参、茯苓补益脾气，菟丝子脾肾双补止泻，木瓜、乌梅泄肝和胃、涩肠止泻。为酸泄甘补之法。再诊泻止，仍用人参、茯苓补脾气，乌梅酸敛止泻，白芍柔肝止痛，吴茱萸疏肝散寒止痛。

案 31

李（氏）　脉沉，形寒，腰髀，牵强腹鸣，有形上下攻触，每晨必泻。经水百日一至。仿仲景意：

茯苓　炮淡干姜　生于术　肉桂

《临证指南医案·卷六·泄泻》

【赏析】

本案为晨泻证，兼见形寒，脉沉，月经缓至，为脾阳虚，土为湿困，仿仲景理中汤法。本案以理中汤去人参加肉桂。纳可为胃气旺，则不用人参，通阳则用桂，此先生用药常用手法。

案 32

某　背部牵掣入胁，晨泻：

苓桂术甘去甘加鹿角、姜、枣。

《未刻本叶氏医案》

【赏析】

晨泻属脾阳虚弱，土为湿困。背部为督脉所过，故用苓桂术甘汤去甘草之甘腻而湿盛之不宜，加鹿角温阳通督，姜枣温脾和营。

苓桂术甘汤原来治疗心下逆满而眩晕证，考仲景时代只称为白术而原无苍白之分，故野生的苍术气味雄烈，散湿开郁，治疗心下逆满正得其宜。后世产生了家种的白术，性味甘缓补脾，用以移治晨泻者。白术补脾益气，桂枝升阳温阳，甘草补脾缓中，茯苓分利渗湿，恰到好处。背部掣痛至胁肋为久泻奇经肝肾空虚，络脉失养，故加鹿角温阳，姜枣散寒补脾。

案 33

脾弱失统摄之司，便溏下泄。

归身　人参　炙黑草　木瓜　白芍　焦术　炮姜炭　陈皮

《未刻本叶氏医案》

【赏析】

脾胃居于中焦，经云："中焦如沤"，所谓"沤"是指水谷浸泡在此进行腐熟，然后"泌糟粕，蒸津液，化其精微……"。而腐熟水谷全赖阳气的推动，现中阳虚损不能充分腐熟水谷，阳不化气，阴不成形，水谷不分夹杂而下，症见便溏下泄；然以方测证，患者脾弱除阳虚之象外，兼有营亏之象，为便溏久泻，损及脾阴，实则为阳损及阴之象。理中汤温中健脾，加当归、白芍酸甘养阴，以益脾营；木瓜化湿止泻；陈皮理气健脾，助脾气升清。

案34

高（氏）　经来腹膨，脐脊酸垂，自秋季泄泻不已，脘痞妨食，用济生丸不应。

鹿角霜　炒菟丝饼　生杜仲　淡苁蓉　茯苓　沙苑　焦归身　炒黑小茴

《临证指南医案·卷六·泄泻》

【赏析】

患者久泄不已，伴经来腹胀，腰脊酸楚下垂感，显然肝肾不足，奇经损伤，而非单纯脾虚湿着，因脘痞明显，用济生丸不宜。此案用右归丸加减，方中鹿角霜、菟丝子、沙苑子、杜仲、肉苁蓉补益精血，温养肝肾，又以焦当归、炒黑小茴香焦苦引导诸药入络，茯苓淡渗利湿。先生治久泻，重视补养奇经法，他说："久泻无有不伤肾者"、"自三阴及于奇经……冲经脉乏"。这类患者往往已用过八味肾气丸或济生肾气丸等乏效，先生转用补养奇经法即可获效。先生补养奇经法，在案中可见三种：一种是温润，一种是升阳，一种是温涩。温润，有巴戟天、菟丝子、补骨脂、胡芦巴、杜仲、枸杞、当归身、肉苁蓉、益智等，即补肾中择其温润者；升阳，有鹿茸、附子、小茴香、菟丝子等，即补肾中择其温肾也；温涩，有紫石英、赤石脂、禹余粮等，即补肾中择其温涩者。

案35

某　病后食物不节，下利。

益智仁　广皮　大腹皮　砂仁壳　茯苓　广藿香

《叶氏医案存真·卷三》

【赏析】

本案为病后脾胃虚弱，又因饮食不节，而致脾胃运化失司，湿胜泄泻，治疗以芳香化湿为法。先生治泻重视理气利湿，徐灵胎曾评："治泻治法，不过分清降浊利水通气，案中方亦平妥……"故以藿香化湿，砂仁温脾，陈皮、大腹皮理气消胀，茯苓分利湿邪，益智仁温胃阳而止泻。

案 36

王（五十） 素有痰饮，阳气已微，再加悒郁伤脾，脾胃运纳之阳愈惫，致食下不化，食已欲泻，夫脾胃为病，最详东垣，当升降法中求之。

人参 白术 羌活 防风 生益智 广皮 炙草 木瓜

《临证指南医案·卷三·脾胃》

【赏析】

本案为脾虚阳气下陷而湿郁病证，此脾胃阳惫，运纳升降失司，症见食下不化，食已欲泻。治疗上先生仿东垣升降法治脾虚气陷，痰湿内盛之证，即辛甘温通、升阳除湿为主，用变通补中益气汤治疗完谷不化诸症。方中四君子汤减去茯苓，加利湿之木瓜，加羌活、防风既可升阳除湿，亦可扶正兼祛表邪之意，陈皮理气化湿，益智仁温阳。气虚下陷，东垣有补中益气汤，升阳益胃汤等，先生用此类方多取其意，而变化其药。

案 37

某飧泄半载，脾阳困也。

焦术 木瓜 炮姜 菟丝子 益智 茯苓

《未刻本叶氏医案》

【赏析】

《素问·脏气法时论》曰："脾病者，……虚则腹满肠鸣，飧泄食不化。"久病及肾，脾肾阳虚，寒湿内盛。故治疗当以温阳补脾止泻为主。

焦白术补气健脾止泻，炮姜温中散寒、健运脾阳，为温暖中焦之主药，配益智仁温肾暖脾止泻，菟丝子补肾健脾以止泄泻，茯苓健脾渗湿，配木瓜化湿和胃，湿去则中焦得运，泄泻可止，且木瓜味酸入肝经，敛肝以防肝木乘脾。

案38

某　脾弱失统摄之司，便溏下泄。

归身　人参　炙黑草　木瓜　白芍　焦术　炮姜炭　陈皮

《未刻本叶氏医案》

【赏析】

此案描述简略，但颇值得玩味。脾虚失摄，可见便溏泄泻。脾虚为本，泄泻则营阴愈亏，投以理中汤温中加归芍类敛阴益营，湿胜则泻，用陈皮理气化湿，木瓜利湿，此案以理中汤加柔润收敛益营之品，则变为甘缓益营健脾法了。

案39

某　食滞，下利腹痛。

浓朴　谷芽　煨姜　陈皮　半曲　枳实

《未刻本叶氏医案》

【赏析】

本案患者食滞胃脘，胃气不和，治当消食导滞为主，方中谷芽消食化积；厚朴、枳实降气导滞；陈皮、半夏行气化滞；用煨姜一药温脾散寒，以方测症，患者可有下利清谷之症，舌脉亦应为寒象。

案40

某　脉缓，按之濡软，谷少不食，厚味运化最迟，饮食不适，即如痛泻，肤腠麻木，骨软筋痛。且遇暴风骤冷，体中更觉不安。上年肛红，入夏方愈，种种脉症，是气弱阳微，脾胃少于运化，湿郁生痰，致气机不能灵动。法当健阳佐运，即治痰驱湿之本。

人参　于术　茯苓　半夏　陈皮　益智仁　木瓜　天麻　生姜　大枣

《三家医案合刻·叶天士医案》

【赏析】

脾胃阳虚，虚寒内生，寒凝气滞，气机不运，水谷不化，故症见饮食不适，即欲痛泻。阳虚水湿不化，湿聚生痰，痰随气流窜、滞留全身，外而经络、肌肤、筋骨，内而脏腑，筋脉闭阻，不通则痛，故肤腠麻木，筋软骨痛。遇暴风骤冷，外湿加重内湿，体中更觉不安。寒痰湿邪蕴阻肠道，肠中血络受损，故而便血，入夏阳气上升，助人体阳气上升，制阴祛寒，症状好转。综上所述，本案不食、痛泻、肤麻、骨软筋痛诸症皆由脾胃阳虚，痰湿内生，阻碍气机所致，故先生云："气弱阳微，脾胃少于运化，湿郁生痰，致气机不能灵动"，治疗"当健阳佐运，即治痰驱湿之本"。

方用六君子汤去甘草益气健脾、燥湿化痰，益智仁温复中阳，木瓜益胃和中，天麻祛内外之风，并能通经络、止痛。

案41

某　久泻，脉虚。

人参　五味　禹余粮石

《未刻本叶氏医案》

【赏析】

脉之虚者属阴虚血虚，故以人参益气补血，五味子敛肝益阴，禹余粮止泻固涩。五味子敛补，禹余粮温涩。禹余粮与赤石脂均可固涩止泻，而赤石脂作用于中焦，禹余粮偏于下焦。

本案症候单纯，即气虚不摄久泻证，治宜益气收涩。

案42

马（四一）　饮酒少谷，中气久虚，晨泄，下部冷，肾阳脾阳两惫，知饥少纳。法当理阳，酒客性不喜甘腻滋柔之药。

茯苓　覆盆子　生益智　炒菟丝饼　补骨脂　芡实

《临证指南医案·卷六·泄泻》

【赏析】

知饥少纳为阳虚中兼有胃阴不足之象。从饮酒少谷，中气久虚，晨泄，下部冷诸症分析，当诊为脾肾阳虚之证。法当温阳，因酒客性不喜甘腻滋柔之药，故宜用温润之品，忌辛燥温阳散寒之品，以防伤阴。所谓温润是指温而不燥之意，是和大热刚燥的附子相对来讲的，温润的补肾药一般久用不会出现舌红口干的伤阴的问题，可以避免久用附子带来的弊端。常用温润之品有巴戟、菟丝子、补骨脂、胡芦巴、杜仲、枸杞子、归身、苁蓉、益智仁等。温润肾阳必用诸子，此为先生用药一个特点，盖诸子皆沉降，沉降至下焦然后升发温煦，譬如釜下燃薪，徐徐升发，命门得其温煦而不燥，脾胃得其培养而气机沉降流通并不滋腻。

益智仁味辛，性温燥，能补脾阳燥脾湿。补骨脂又名破故纸，味辛苦，性大温，能补肾暖脾而固阳止泄；覆盆子味甘酸、性平，收涩力强，能补肝益肾，固精。菟丝子味甘辛，性温，补肾益精，温而不燥。芡实味甘、涩，性平，无毒，能固肾涩精，补脾止泄。中焦气伤，阻于脾胃则饮食不纳，渗利其湿则脾阳自升，故用茯苓渗湿健脾。

本案可以看出先生常以进食多少，衡量脾胃运化之力。另外先生针对肾精外泄，或肾阳不藏者，抓住肾主静主藏的特点，多兼用敛补之品，如芡实、山药、五味子、建莲肉、覆盆子等。

案43

朱（四十）　酒湿内困，脾肾阳虚。

用黑地黄丸蒸饼水煮和丸。

《临证指南医案·卷六·泄泻》

【赏析】

黑地黄丸出自金元刘河间《素问病机气宜保命集》卷下。由苍术500g（米泔浸）、熟地黄500g、川姜（冬30g，夏15g，春21g）组成。方中熟地滋阴养血，苍术燥湿健脾，配以干姜则更能温运中焦，健壮脾气。诸药合用，滋而不腻，温而不燥，共奏补脾益肾之功。喻嘉言曰："此方以苍术为君，地黄为臣，五味为佐，干姜为使。治脾肾两脏之虚，而去脾湿，除肾燥，两擅其长，超超元箸。视后人之脾肾双补，药味庞杂者，相去不远耶。"

案44

徐（五九）　晨泄，病在肾，少腹有瘕，亦是阴邪。若食荤腥厚味，病即顿发，乃阳气积衰。

议用四神丸。

《临证指南医案·卷六·泄泻》

【赏析】

四神丸由补骨脂、吴茱萸、肉豆蔻、五味子组成，用于脾肾虚寒之五更泄泻，症见不思饮食，或腹痛，腰酸，肢冷，神疲乏力，舌淡苔薄白，脉沉迟无力等。本方病机要点为土虚木横水寒。前人多以"命门火衰"一语为辞，实际上本方之肉豆蔻涩中寓通，补骨脂温肾补阳，降然后升，五味子酸敛肝阴，吴茱萸温脾散寒止痛，总为肾脾肝三阴同治之方，若用于脾肾虚寒之证则为大谬。

案45

席（五四）　阴疟初愈，不慎食物，清阳既微，健运失司，肠胃气滞，遂为洞泄，且足跗微肿，虑其腹笥欲满。夏季脾胃主令，尤宜淡薄，药以通阳为先，平时脾肾两治。

胃苓汤去白术、甘草，接服黑地黄丸去五味。

《临证指南医案·卷六·泄泻》

【赏析】

阴疟有两种含义：①指三阴疟。《类证治裁·阴疟》载："疟邪伏于募原，浅者客三阳经，深者入三阴经，……以伏邪深入三阴，故名阴疟也。"②统称在里、在阴、在脏之疟。总之阴疟者为阴寒病证，体质为阳虚，不慎食物即成洞泄。食滞腹胀为湿滞气阻，足跗微肿为肾阳虚弱。急则治其标，故以淡渗利湿通阳为先。胃苓汤出自《丹溪心法》卷四，由甘草、茯苓、苍术、陈皮、白术、官桂、泽泻、猪苓、厚朴组成，因恐白术、甘草碍湿滞气故去之。病情缓解后接服黑地黄丸去五味以去脾湿，除肾燥。恐五味子有敛邪之弊故去之。

案 46

僧（五五） 瘕泄一年，食减腹鸣，属脾肾阳衰。近腹中微痛，兼理气滞。

用陈无择三神丸。

《临证指南医案·卷六·泄泻》

【赏析】

本案肠腻滑下，知下焦之不固，纳谷运迟，在久痢之后，不惟脾阳不运，而肾中真阳亦衰矣。三神丸为四神丸减去吴茱萸而成，有温补肾阳，收涩止痢之功。三神丸方酸甘辛温兼涩法亦复方也，其中补骨脂味辛苦，性大温能补肾暖脾而固阳止泄，五味兼收其阴，肉豆蔻涩中寓通，涩自滑之脱也。

案 47

龚（五二） 诊脉两关缓弱，尺动下垂，早晨未食，心下懊侬，纳谷仍不易化。盖脾阳微，中焦聚湿则少运；肾阴衰，固摄失司为瘕泄。是中宜旋则运，下宜封乃藏，是医药至理，议：

早进治中法，夕用四神丸。

《临证指南医案·卷六·泄泻》

【赏析】

脉两关缓弱为脾虚湿困，尺动为肾阴亏虚，肾阳躁动。空腹时胃脘嘈杂不适，进食后脘腹胀满，此乃脾胃虚弱，脾阳不足则运化失常，湿聚心下所致。肾阴不足，肾阳躁动，固摄失司故为泄泻。脾虚采取治中法，方可选治中汤；肾虚宜固摄封藏，方选四神丸。治中汤由人参、干姜、白术、甘草、橘红组成，能健脾益气、温中除湿。

先生对服药方法和时间很讲究，分早晚不同服法。先生还强调"肾阳静而望藏"，抓住肾主静主藏的特点，见有肾脏亏虚的患者，除用一般补阴补阳药物外，多兼用敛补之品，例如芡实、山药、五味子、建莲肉等，以用于肾精外泄，或肾阳不藏者。另外，补肾药之服用亦强调晚服。

案48

某　脾肾不摄，五更泻。

巴戟　菟丝子　五味　补骨脂芡实　建莲　山药　炙草

《临证指南医案·卷六·泄泻》

【赏析】

五更泄，又名鸡鸣泄，肾泄，病名首见于《张氏医通·大小府门》。中医学认为，此病主要由于脾肾阳虚所致。因黎明之前，阴气盛，阳气未复，脾肾阳虚者，胃关不固，隐痛而作，肠鸣即泻，故称"五更泄"、"鸡鸣泄"。治疗宜温肾健脾、固涩止泻。方用四神丸加减。方中补骨脂是主药，善补命门之火，以温养脾阳，辅以肉豆蔻暖脾涩肠，佐以吴茱萸、生姜以温中散寒，五味子敛酸固涩，另加大枣健脾养胃，诸药合用，成为温肾暖脾、固肠止涩之剂，用于"五更泻"每获良效。

本案因脾肾气虚不摄而致病。主症为凌晨腹泻，腹痛症状不明显。故以四神丸减肉豆蔻、吴茱萸，加温润之品巴戟天、菟丝子助补骨脂以温肾益精，有"肾阳自下涵蒸，而脾阳始得运变"之意；加芡实、建莲、山药助五味子敛补涩精以止泻，同时建莲、山药、炙草还可健脾补中。

案49

陆（五一）　当脐动气，子夜瘕泄，昼午自止。是寒湿泣凝，腑阳不运，每泻则胀减，宜通不宜涩。

制川乌　生茅术　茯苓　木香　厚朴　广皮

《临证指南医案·卷六·泄泻》

【赏析】

本案为寒湿伤阳泄泻，有关瘕泻在《罗氏会约医镜·杂证》载："大瘕泄者，即肾泄也，每在五更明之时。"本案当脐动气，属于肾泻，命门火衰，相火不藏。每于泻后则腹胀减，可见虚中有实，是由于寒湿互结，所以说"宜通不宜涩"。故以温阳燥湿为要，方用，川乌辛苦大热宣通阳气，苍术、厚朴、陈皮、木香理气燥湿，茯苓淡渗利湿。肾阳充旺，脾土健运，自无寒湿诸症。

案50

某（二十）　色白，脉软，体质阳薄。入春汗泄，神力疲倦，大便溏泄不爽，皆脾阳困顿，不克胜举，无以鼓动生生阳气耳。刻下姑与和中为先。

益智仁八分　广皮一钱　姜炭七分　茯苓三钱　生谷芽三钱

《临证指南医案·卷六·泄泻》

【赏析】

阳虚体质，面色㿠白脉软，然脉软非脉微可比，脉微多主阳气大衰之证，脉软者气虚而脾营亦弱，用药切忌辛燥，大便溏而不爽，为湿阻导致气滞，故以益智仁温阳，茯苓健脾化湿，陈皮理气化湿，姜炭温中燥湿收涩止泻，佐谷芽开胃气。

案 51

陈（氏） 产育十五胎，下元气少固摄，晨泄。自古治肾阳自下涵蒸，脾阳始得运变。王氏以食下不化为无阳，凡腥腻沉着之物当忌。

早用四神丸，晚服理中去术、草，加益智、木瓜、砂仁。

《叶氏医案存真》

【赏析】

先生所说"肾阳自下涵蒸，而脾阳始得运变"的含义：因肾主藏精，而肾精的充盈，有赖脾胃化生水谷精微不断给予补充；脾主运化，而脾胃运化功能的强弱，又系于肾阳气的蒸腾。

本案因胎育过多，肾亏气耗，下元无以收摄，故以四神丸补摄三阴；理中汤去术、草之甘缓，加益智仁温脾肾，木瓜敛阴，砂仁温脾化湿。"凡腥腻沉着之物当忌"，可以看出先生以脾胃强弱选方遣药，治疗稳健，用药平和，不伤胃气的原则。早晚不同服法说明先生对服药方法和时间很讲究。

案 52

蒋（三五） 晨泻数年，跗肿足冷。长夏土旺初交，知饥痞闷妨食。述两三次半产不育，下焦气撒不固，任督交空。本病当以肝肾奇脉设法，今议先以胃药，以近日雨后，暑湿乘隙侵犯耳。

人参 茯苓 益智仁 砂仁壳 炒扁豆 木瓜

又，连年半产不育，瘕泄，足跗浮肿。前用养胃和肝，非治本病，因暑湿伤而设。议固下焦之阴，议中宫之阳。

人参 禹粮石 紫石英 五味子 菟丝饼 砂仁 用蒸饼为丸

《种福堂公选良方》

【赏析】

晨泻是由于肾阳不足，命门火衰而阴寒独甚不能温养脾胃，则运化失常，关门不固所致。肾虚失于蒸化，开阖不利，水液泛滥肌肤，则为浮肿；阳虚失于温煦，故而足冷。晨泻数年，必然导致脾胃虚弱，中焦气机不利，运化失职，故而痞闷。知饥妨食是胃阴不足，虚火内扰所致，虚火内扰则易饥，胃阴虚则胃腑失润，其受纳腐熟功能减退，故不欲食。治疗本病本当温肾健脾、固涩止泻，而以温补命门之火为主，然脾与长夏之气相通应，适逢长夏季节，气候湿热，困阻脾土，使脾运更虚。故"先以胃药"补益脾胃。用人参、茯苓、益智仁治中法补益胃气，佐以砂仁壳化湿，炒扁豆、木瓜健脾敛阴。

二诊因为原有命门亏虚，故改以人参补气，菟丝子、五味子补益肝肾，禹余粮、紫石英填补收摄奇经八脉，砂仁温阳纳气。

案 53

某 脉沉微，下利，呕逆，身痛，四肢厥冷，少阴中寒。应四逆汤，急救其里。

生炮附子 干姜 炙甘草

《叶氏医案存真·卷二》

【赏析】

本案症见下利，呕逆，身痛，四肢厥冷，脉沉微。是典型的四逆汤证，故用四逆汤原方回阳救逆。仲景四逆汤出自《伤寒论》第 323 条，主治少阴病，脉沉者；下利清谷不止者，肠上有寒饮，干呕者；大下利厥冷者；下利，腹胀满者；以及少阴阳衰者诸症。

先生变通用四逆汤的手法有二：一是遵仲景原法用其治疗少阴阳微欲脱，或中风阳微欲脱，或下利肢厥之证。这一用法多用四逆加人参汤合通脉四逆加猪胆汁汤。二是用此法治疗真阳，中阳大虚，阴寒，浊阴凝聚所致的疝瘕痛、腹胀、呕吐反胃等病证，这一用法多用通脉四逆加猪胆汁汤法，其去甘壅的甘草，或加川乌，或再加吴茱萸，温阳之中辛雄通阳以破阴浊凝聚。

案 54

马（三六） 暮食不化，黎明瘕泄，乃内伤单胀之症。脾肾之阳积弱，据理当用：

肾气丸

《临证指南医案·卷三·肿胀》

【赏析】

本案症见暮食不化，黎明瘕泄。从"乃内伤单胀"分析，其症当有腹胀。此肾阳虚弱，摄纳乏力，气散不归纳于下焦。方用肾气丸温补肾阳，摄纳肾气。

本案黎明泻，似与五更泄同，先生以肾气丸温肾固本，以方测症，舌淡、苔白、脉沉宜见。

案 55

葛 嗔怒强食，肝木犯土，腹痛，突如有形，缓则泯然无迹，气下鸣响，皆木火余威，乃瘕疝之属。攻伐消导，必变腹满。以虚中夹滞，最难速功。近日痛泻，恐延秋痢。

丁香 厚朴 茯苓 炒白芍 广皮 煨益智仁

又，下午倦甚，暮夜痛发，阳微，阴浊乃踞。用温通阳明法。

人参 吴萸 半夏 姜汁 茯苓 炒白芍

又，照前方去白芍，加川楝、牡蛎。

《临证指南医案·卷四·积聚》

【赏析】

本案葛某因情志郁愤而起，素体中阳不足，复因土虚木乘、肝气攻冲不定。因其脾虚为本，故先生谓其不可肆意攻伐消导，否则可变为单腹胀。初诊以厚朴、陈皮、茯苓化湿理气通阳，丁香散寒降逆气，白芍敛肝缓急，益智仁温阳醒脾。二诊以晚间痛甚，阴浊之邪内盛，故用吴茱萸汤温通胃阳、降气化痰，佐白芍缓急止痛。三诊见效，故去白芍之阴柔收敛，加川楝子疏利肝气，牡蛎咸寒软坚消痞，作为善后调理法。本案层次清晰，初诊以辛温芳香类通阳理气，以温中降逆气，后以理气降逆消痞善后，但温通阳明法贯彻始终。

案 56

某　脾肾虚寒多泻，由秋冬不愈，春木已动，势必克土。腹满，小便不利，乃肿病之根。若不益火生土，日吃疲药，焉能却病！

人参　白术　附子　生益智　菟丝子　茯苓

《临证指南医案·卷三·肿胀》

【赏析】

本案泄泻近三季，伴有腹满，小便不利等。先生辨为脾肾虚寒之泄泻，拟益火生土法。用真武汤去白芍、生姜温补真阳，加人参通补阳阴，另仿缪仲淳脾肾双补丸法加炒菟丝子，生益智仁温补脾肾，固摄止泻。

案 57

某　肾虚瘕泄。

炒香菟丝子　生杜仲　炒焦补骨脂　茴香　云茯苓

又　阳微。子后腹鸣。前方瘕泄已止。

人参　炒菟丝子　炒补骨脂　湖莲肉　芡实　茯苓

《未刻本叶氏医案》

【赏析】

《难经》云：凡泻有五，其名不同，有胃泄，有脾泄，有大肠泄，有小肠泄,有大瘕泄,名曰后重。……大瘕泄者,里急后重,数至圊而不能便,茎中痛。此五泄之要也。

肾泄者每于五更时溏泄一二次,而连月经年勿止,此多肾经湿注,饮酒之人多有之。肾阳不足,命门火衰,不能温煦脾土,阴寒极盛,发为五更泄泻,故曰:"肾泄者,五更泄也。"先生认为滑泄之久下不能禁固,湿胜气脱也。治以杜仲、补骨脂、菟丝子温阳补肾;小茴香温肾散寒。泻多因湿,惟分利小便,最为上策,故以茯苓渗湿利水而止泻。

二诊瘕泄已止。子后腹鸣是由于肾阳虚亏,既不能温养于脾,又不能禁固于下,故遇子后阳生之时,其气不振,阴寒反胜,则腹鸣奔响作胀,泻去一二行乃安。治以补骨脂、菟丝子温阳补肾,肾阳自下涵蒸,而脾阳始得运变;湖莲肉、芡实敛补涩精以止泻;人参、茯苓益气健脾渗湿。

案 58

某 肾虚瘕泄,乃下焦不摄。纯刚恐伤阴液,以肾恶燥也。

早服震灵丹二十丸。晚间米饮汤调服参苓白术散二钱。二药服十二日。

《未刻本叶氏医案》

【赏析】

《类证治裁·论肾泄》:"肾中真阳虚而泄泻者,每于五更时,或于天将明,即洞泄数次,此由丹田不暖,所以尾闾不固,或先肠鸣,或脐下痛,或经月不止,或暂愈复作,此为肾泄。盖肾为胃关,二便开闭,皆肾脏所主。今肾阳衰,则阴寒盛,故于五更后,阳气未复,即洞泄难忍。"

先生有"肾虚瘕泄,乃下焦不摄,纯刚恐伤阴液"之语,乃经验有得之言。针对肾虚久泻之人,乃脾肾阳虚,固摄失职所致,则需用温补脾肾之阳之品,世医多延用肉桂、附子等纯刚之品。对于脾肾阳虚而无阴虚之象者,肉桂、附子当然合拍。然久泻之人,不仅伤阳,而且伤阴,骤用刚燥之剂,虽然温阳散寒作用较强,但恐有伤阴之虑,而仙灵脾、补骨脂、赤石脂等温柔之剂，温而柔润，既能温阳，又不伤阴，更适用于久泻阳虚而阴也偏亏之证。

先生习惯用重镇之品沉降下焦，聚拢肾气，其功效非一般补益肾气方可比。震灵丹录自《宋·太平惠民和剂局方》，方由禹余粮（火煅、醋淬不计遍，以手捻得碎为度）、紫石英、赤石脂、丁头代赭石（如禹余粮炮制），各四两。上四味，并作小块，入坩锅内，盐泥固济，候干，用炭一十斤煅通红，火尽为度，入地坑埋，出火毒，二宿。滴乳香（别研）、五灵脂（去沙石，研）、没药（去沙石，研），各二两、朱砂（水飞过）一两制成。有补脾肾，固冲任，镇心神之功。大治男子真元衰惫，五劳七伤，脐腹冷疼，肢体酸痛，上盛下虚，头目晕眩，心神恍惚，血气衰微，及中风瘫缓，手足不遂，筋骨拘挛，腰膝沉重，容枯肌瘦，目暗耳聋，口苦舌干，饮食无味，心肾不足，精滑梦遗，膀胱疝坠，小肠淋沥，夜多盗汗，久泻久痢，呕吐不食，八风五痹，一切沉寒痼冷，服之如神。及治妇人血气不足，崩漏虚损，带下久冷，胎脏无子，服之无不愈者。此以肾虚滑泻，下焦失固，非脾肾寒湿者宜于姜附比，故以四味石药直沉入下焦，收摄肾气，使之聚拢而不耗散，赤石脂又有收涩之用，共襄其功。

案 59

王（五十）　素有痰饮，阳气已微，再加悒郁伤脾，脾胃运纳之阳愈惫，致食不下化，食已欲泻。夫脾胃为病，最详东垣，当升降法中求之。

人参　白术　羌活　防风　生益智　广皮　炙草　木瓜

《临证指南医案·卷三·脾胃》

【赏析】

饮为阴邪，易伤阳气，患者素有痰饮，以致阳气衰微，复以忧郁多思，脾气郁结，脾失升清，则见饮食入胃失去运化，食后泄泻。

经云："清气在下，则生飧泄；浊气在上，则生䐜胀"。脾胃是人体气机之枢纽，先生在治疗脾胃病时着重从调理脾胃升降入手，效东垣升降脾胃之法。人参、白术、炙草益脾胃补益中气；羌活、防风、益智仁三药辛温入脾肾二脏，温肾暖脾，升阳止泻；陈皮理气和胃降浊；稍佐木瓜酸敛之品以防升发太过。诸药合用，则"脾气升则健，胃气降则和"。

十、吐血

案1

某　寅卯少阳内动，络中血溢，寒热呕逆，骤然泄泻，不能卧。盖阳木必犯阴土，胆汁无藏，少寐多寤，土脏被克，食减无味。宜补土疏木。

人参　山药　炙草　白术　扁豆　丹皮

《三家医案合刻·叶天士医案》

【赏析】

寅卯之时，即为清晨，此时出血，伴寒热往来，呕逆泄泻，早醒难眠。热在少阳，则寒热往来；少阳阳气内动，热迫血行，血溢络外；木旺乘土，中土失运，脾胃升降失常，则泄泻呕逆；热扰心神则少寐多寤。以方测证，患者土虚为重，木旺为轻，治以补脾为要，调肝为助，即"扶土抑木"之法。

故以人参、白术、甘草益气健脾，培补中焦；山药益气养阴，止泄泻；扁豆健脾化湿，止呕逆；以一味丹皮清肝、泻肝、平肝。

案2

某　虽属瘀血，上吐下泻，而中焦气亦为之暗伤。色萎脉涩，耳鸣神倦，行动气逆，当治以甘温益虚，不宜谓其瘀而攻之。

熟地　当归　茯苓　炙草　远志　枣仁　柏仁　建莲

《未刻本叶氏医案》

【赏析】

本案吐血，下泻并见，故云"中焦气亦为暗伤"。患者面色萎黄，神疲肢倦、耳鸣、脉涩,脾虚营弱明见。以甘温补虚治其本,方用当归、熟地温补阴血,酸枣仁、柏子仁养心益营,莲子、甘草补脾营养心气,远志宁心化痰,茯苓化湿通阳。现在临床上,此类病证多见于慢性胃、十二指肠溃疡患者,在久病之体,脾虚失摄血溢脉外,而为瘀血,发为吐血之证,可应用甘温补虚养营法。

案3

某 精气不足体质,再加思虑郁结心脾,营血受伤,口味甜,血随溢,稍过饥,脘中痛。营主中焦,宜以归脾养营之属。

人参 大枣 远志 茯神 甘草 归身 白芍 桂圆

《叶氏医案存真·卷三》

【赏析】

患者为精气不足体质,即先生谓营血不充之体。因忧思郁结,损伤心脾,每口中发甜味时,血即溢出,可知脾虚不能收摄也。营主中焦者,是营出自中焦之意。中焦取汁变化为赤,营血本由脾胃生。方以归脾汤化裁,去黄芪、白术、木香、生姜者,温升之性于吐血不宜也。去酸枣仁者,因酸枣仁甘平养血安神,本案无不寐症,故不用。

十一、便血

案1

吴(二八) 中满过于消克,便血,食入易滞,是脾胃病。血统于脾,脾健自能统摄。归脾汤嫌其守,疏腑养脏相宜。

九蒸白术 南山楂 茯苓 广皮 谷芽 麦芽 姜枣汤法

《临证指南医案·卷七·便血》

【赏析】

本案证属脾胃气滞。脾胃虚弱,运化失职,故食后易于滞胀。饮食物滞于中焦，阻碍中焦气机，脾气不能升，胃气不能降，使脾胃功能进一步减弱。脾主统血，今脾气虚弱，气不摄血，血液妄行，故而便血。《素问·标本病传论》曰"先病而后生中满者治其标"，张介宾注："诸病皆先治本，而惟中满者先治其标，盖以中满为病，其邪在胃，胃者藏府之本也，胃满则药食之气不能行，而藏腑皆失其所察，故先治此者，亦所以治本也。"显然归脾汤壅补不宜。然单纯除满又恐伤正，使脾胃更虚，故治疗上以补养脾脏与疏胃腑并行。

方以白术健脾益气，山楂消食化积、行气散瘀，谷芽芳香开胃，茯苓甘淡之品健脾通降，兼可引阳入阴以和胃气，麦芽健胃消食消胀，陈皮辛行温通，有理气健脾和中之功，生姜、大枣散寒温阳，健脾和胃。本方属于补益脾胃的治中法，但以补脾为主。全方疏胃腑、除中满与补脾脏并行，标本兼治，使祛邪而不伤正，补虚而不留邪。

案 2

某 肝痹气结，营亏，肠红食减身痛。

当归 白芍 茯苓 柴胡 焦术 陈皮 炙草

《未刻本叶氏医案》

【赏析】

所谓肝痹气结，乃肝气郁滞；本案证属肝郁脾虚，脾不统摄。便血、纳差、身痛是由于气血虚所致，为脾弱营气亏虚之象，虽用疏肝理气养血之逍遥散，但减去薄荷，以防其发散耗气。

案 3

某 肝郁乘中，中脘按之有形且痛，食下腹胀，肠红易怒。

加味逍遥散

《未刻本叶氏医案》

【赏析】

肝郁乘中，是言肝气犯胃，木旺而乘土，故在中焦则发为脘腹胀满疼痛。肝气升泄太过，阳气升腾而上，则心情易于急躁，稍有刺激，即易发怒。本案虽有脘痛症状，但必不甚剧，故以逍遥散疏肝益营健脾。肝气郁结，郁而化火，火热之邪易入血分，迫血妄行，故可见肠红易怒。便血属于肝火伏热，加丹皮、山栀清热凉血。先生所云的加味逍遥散即丹栀逍遥散。

案 4

顾（四三）　脉微而迟，色衰萎黄。蟹为介属，咸寒沉降，凡阳气不足者，食之损阳。其致病之由，自试二次矣。久利久泄，古云无不伤肾。今浮肿渐起自下，是水失火而败。若非暖下，徒见泄泻有红，为脾胃湿热，必致中满败坏。

生茅术　熟地炭　熟附子　淡干姜　茯苓　车前

《临证指南医案·卷三·肿胀》

【赏析】

顾某中阳不足之体，缘于食蟹过多，更损阳气，以致久泄久利，日渐下肢浮肿，脉微而迟，色衰萎黄。先生据脉色辨为真火脾阳衰败之证，一改前医之误，用真武汤合理中汤与肾气丸化裁处方。其中生茅术、熟附子、茯苓为变通真武汤法可温阳除湿利水；淡干姜合术、附为附子理中汤法可温中暖土止泻。此案浮肿，先生认为"是水失火而败"。故合入简化济生肾气丸法，用熟地炭、车前子合茯苓、附子以阴中求阳，水中生火。另熟地炭收敛止血，以治泄泻有红之症。

十二、痰饮

案 1

童（五六）　背寒，短气，背痛映心，贯胁入腰，食粥噫气脘痞，泻出黄沫。饮邪伏湿，乃阳伤窃发，此温经通络为要，缓用人参。

川桂枝　生白术　炒黑蜀漆　炮黑川乌　厚朴　茯苓

《临证指南医案·卷五·痰饮》

【赏析】

此案为饮伏胃脘，络脉阻滞，阳气受损，故见背寒疼痛，短气脘痞嗳气，泻后黄沫等。肾寒是痰饮之征，短气背痛映心为胸痹的表现。方用苓桂术甘汤去甘草通阳化饮；另仿《金匮要略》治疗支饮的厚朴大黄汤法，加厚朴以行气开痹祛湿；仿乌头赤石脂丸法，加乌头温经通络，散寒止痛；再加蜀漆化痰逐水。

案2

陶　脉左弦坚搏，痰多，食不易运，此郁虑已甚，肝侮脾胃。有年最宜开怀，不致延及噎膈。

半夏　姜汁　茯苓　杏仁　郁金　橘红

又　脉如前，痰气未降。

前方去杏仁加白芥子。

《临证指南医案·卷五·痰》

【赏析】

本案患者初诊，左脉弦坚搏，为肝气郁结之象；患者痰多，食不易运，为脾失健运。综合分析可知，患者肝气不舒日久，肝失疏泄，气机郁滞，横逆犯胃，继而脾胃不能正常运化水湿与水谷也。治疗当疏肝解郁同时，兼治其痰。方中半夏燥湿化痰、降逆和胃；橘红理气燥湿、和胃化痰；茯苓健脾渗湿，治生痰之源；姜汁和胃降逆，温化痰饮，既可助半夏祛痰和胃，亦可解半夏之毒；四药配伍，即"二陈汤"之意也，郁金入肝经，行气解郁；《本草纲目》云杏仁有润肺、清食积、散滞三大功效，运用于此，恰如其分也。二诊，患者仍痰气郁结，故而去杏仁，加通络搜剔伏痰之白芥子，且有降气之功。

案 3

某　口甜，是脾胃伏热未清，宜用温胆汤法。

川连　山栀　人参　枳实　天花粉　丹皮　橘红　竹茹　生姜

《临证指南医案·卷六·脾瘅》

【赏析】

口甜即口甘，先生云："口甘一症，内经谓之脾瘅，此甘，非甘美之甘，瘅即热之谓也，人之饮食入胃，赖脾真以运之，命阳以腐之，譬犹造酒蒸酿者然，倘一有不和，肥甘之疾顿发。"本案先生以黄连温胆汤为主方加减治之，可见其口甘乃痰火阻滞气机致伏热内蕴所致。方中黄连苦寒清热；枳实去胃中湿热（《珍珠囊》）；橘红理气燥湿；竹茹清热化痰；生姜温散水饮；上五味药即黄连温胆汤之意也。加山栀苦寒清胃热；天花粉清热生津；丹皮滋阴降火，三药共用，加强了清热之功，伏热得清而阴不伤。方中先生尚运用人参，可见"痰火"乃脾胃虚弱，运化失司，痰饮阻滞，蕴而化热所致也。

案 4

计（三三）　阳微痰黑，食入不化。

人参　生益智　桂心茯神　广皮　煨姜

《临证指南医案·卷三·脾胃》

【赏析】

夫痰乃津液异常运行所化，不知痰乃病之标，非病之本也。善治者，治其所以生痰之源，则不消痰而痰自无矣。阳微当为胃阳不足，黑痰乃阳虚水泛之象，胃中无火，阳气不足，运化无力，水液、食入不化。黑痰是胃阳极虚的结果，故益智仁温暖胃阳，芳香开胃，通降胃气，运化水湿。桂心配茯神温阳化饮，陈皮理气燥湿，人参扶正，加煨姜暖胃中之阳，以化水饮。

案5

高（六八） 脉小带弦，知饥不欲食，晨起吐痰，是胃阳不足，宜用外台茯苓饮。

又，人参 白术 茯苓 广皮 半夏 枳实皮 白蒺藜 地栗粉

《临证指南医案·卷三·脾胃》

【赏析】

本案为胃阳不足，水饮内停。脉小带弦，为阳气虚弱之象，故晨起吐痰，知饥不欲食，《外台秘要》谓："延年茯苓饮，主心胸中有停痰宿水，自吐水出后，心胸间虚气满，不能食，消痰气，令能食方。"虚与气结，满不能食，当补益中气，以人参、白术为君；茯苓逐宿水，枳实破诸气，开脾胃，宣扬上焦，发散凝滞；以陈皮、生姜为使。茯苓饮与旋覆代赭汤均属常用的治胃良方。该方适应证亦有噫气症，但适应证特点是患者以噫气为快，且伴大便多溏，与旋覆代赭汤证苦于噫气不除、大便虚秘者显异。

复诊外邪未尽，内耗津液，故守原方去生姜，加地栗粉，白蒺藜健脾去积，益气化痰，《本草新编》谓："地栗粉即荸荠，又名乌芋……其味甘甜，宜带补性。不知荸荠独用，乃消肾气者，泻无补。与鳖甲、神曲、白术、茯苓、枳壳之类并投，乃能健脾去积，有补兼攻。所以单食乃无功，而同用乃有益也。"《本草再新》谓白蒺藜："白蒺藜，益气化痰，散湿破血。"

案6

某 治痰之标，宜理中焦。

枳半橘术丸

《未刻本叶氏医案》

【赏析】

中焦脾胃主腐熟运化，输送水谷精微。若因湿邪困脾或脾虚不运，均可

使水谷精微不归正化，聚为痰湿。先生总结前人治疗痰饮病的经验，重视脾、肾，提出了"外饮治脾，内饮治肾"的大法。先生用枳半橘术丸治痰之标，乃枳术汤加半夏陈皮而成。《金匮要略·水气病脉证并治第十四》载："心下坚大如盘，边如旋盘，水饮所作，枳术汤主之。"枳实与白术，有泻有补，再加半夏陈皮增强化痰理气之功效，脾胃通降，清升浊降，痰湿得除。

案7

某　食下格拒，痰涎泛溢，脉来歇，此阳气不宣，痰浊上阻使然。

小半夏汤

《未刻本叶氏医案》

【赏析】

胃之阳气不宣，中焦脾胃升清降浊之功失司，痰涎泛溢，格拒食下。先生方用小半夏汤，取半夏之燥湿化痰之功清除痰浊，合生姜温肺化痰，温中降逆止呕。且生姜亦能解半夏之毒，两者合用蠲饮和胃，降逆止呕，为先生常用方剂。

案8

某　形盛脉微，阴浊内盛，阳困不宣之象。食下而胀，中脘时作胀痛，阳以通为运。阳气流行，阴浊不得上干矣。所谓离照当空，阴霾消散是也。而久痛非寒，偏于辛热刚愎又非所宜。惟和之而已。

外台茯苓丸

《未刻本叶氏医案》

【赏析】

外台茯苓丸为先生通降阳明的主要方剂之一。《外台秘要》载："延年茯苓饮，主心胸中有停痰宿水，自吐水出后，心胸间虚气满，不能食，消痰气，令能食方。茯苓（三两），人参（二两），白术（三两），生姜（四两），枳实

（二两炙），橘皮（一两半切），上六味切，以水六升，煮取一升八合，去滓，分温三服，如人行八九里进之。忌酢物桃李雀肉等。"因外台茯苓丸证可见"阴浊内盛，阳困不宣"之象，故需忌酢物桃李等酸涩之物以免酸敛收涩而使阴浊内阻，格拒食下；亦忌雀肉等大热之品，以免阳气内郁不宣，胀痛更甚。

案9

沈（五六） 色苍形瘦，木火体质，身心过动，皆主火化。夫吐痰冲气，乃肝胆相火犯胃过膈，纳食自少。阳明已虚，解郁和中，两调肝胃，节劳戒怒，使内风勿动为上。

枸杞子 酸枣仁 炒柏子仁 金石斛 半夏曲 橘红 茯苓 黄菊花膏丸

《临证指南医案·卷一·肝风》

【赏析】

本案患者色苍形瘦，木火体质，身心过动，出现吐痰冲气，纳食减少，当知病机为胃虚痰阻，肝胆相火过旺上冲，治宜滋肝和胃。以半夏曲、橘红、茯苓化痰和胃。枸杞子、酸枣仁、炒柏子仁养肝血以熄风，金石斛味甘、性微寒，入胃、肺、肾经，生津益胃、清热养阴、润肺益肾。菊花能除风热，益肝补阴，同时能益金、水二脏，补水所以制火，益金所以平木，木平则风息，火降则热除。因病情属慢性，故以膏丸剂调治。

案10

刘 痰火郁遏，气滞，吸烟上热助壅，是酒肉皆不相宜。古称痰因气滞热郁，治当清热理气为先。

川连白术 枳实 浓朴 茯苓 半夏 淡姜汤泛丸

《临证指南医案·卷五·痰》

【赏析】

本案患者痰火郁遏，中焦气滞，故烟酒、肉食等肥甘辛燥之品尤当禁忌。

先生认为"痰壅无形之火，火灼有形之痰"，"痰因热起，清热为要"，热邪得清，则痰势自衰也。故方中以苦寒之黄连清热燥湿；茯苓、白术健脾，杜绝生痰之源，即张景岳所云之"善治痰者，惟能使之不生"。厚朴、枳实燥湿除满，理气消滞；生姜宣散水饮。诸药合用，热清气顺而痰消矣。

案11

某　饮阻于脘。

茯苓　干姜　半夏

《未刻本叶氏医案》

【赏析】

饮阻于脘，乃胃中有寒，津液凝为痰涎所致。痰涎中阻，胃失通降，格拒食下，可见干呕，吐逆，吐涎沫。先生在《金匮要略》之半夏干姜散的基础上，加茯苓以渗湿利水。《金匮要略·呕吐哕下利并脉证并治第十七》载："干呕，吐逆，吐涎沫，半夏干姜散主之。"以半夏降逆止呕，干姜温化水饮。

十三、悬饮

冯　悬饮流入胃中，令人酸痛，涌噫酸水。当辛通其阳以驱饮。

桂枝木　半夏　茯苓　炒黑川椒　姜汁

又，照前方加淡附子。

《临证指南医案·卷五·痰饮》

【赏析】

先生在此案中明示，饮停胃中，胃脘疼痛，泛酸涌吐。推测其他伴见症，虽未云畏寒肢冷诸症，但可见苔白腻等。

故以桂枝、半夏、茯苓、川椒温阳化痰饮，姜汁温散通阳。

二诊再加附子通阳散寒，似乎说明一诊处方温散之力稍显不足。

十四、便秘

案 1

某　脉沉右小，左虚大，脐上有动气，膜胀不嗜食，艰于大便，此中气大虚，肝气内变。忌用攻伐消导，宜泄肝和胃。

茯苓　益智仁　郁金　谷芽　乌梅

《叶氏医案存真·卷三》

【赏析】

本案膜胀不食，大便艰行，左脉虚大，可知肝气攻冲，脐上动气，是由于脾虚肝乘所致，所以说"此中气大虚"，是因虚致实，标证为急，故先予酸辛泄肝和胃法以治其标。方中乌梅酸味泄肝，郁金辛苦和胃降逆，茯苓通降胃气，益智仁辛温温阳化湿，谷芽芳香开胃。

案 2

某　频频劳怒，肝气攻触胃皖，胃阳日衰，纳食欲吐，胃不主降，肠枯不便。仿仲景食谷则秽，用吴茱萸汤。

人参　黄连　茯苓　干姜　吴茱萸

《三家医案合刻·叶天士医案》

【赏析】

本案中频频劳怒是病因，七情内伤，怒则伤肝，耗损肝之气血，可导致厥阴肝寒，肝寒犯胃，胃气上逆，故纳食欲吐；肝胃寒滞经脉收引，则可见胃脘疼痛。本证的病机要点为肝胃寒甚气逆，但寒甚伤阳，吐利伤津，故肠枯不便，因此气津受损为其潜在病机。故治以温肝暖胃，降逆止呕，兼顾气津。

吴茱萸汤原本为治疗胃寒吐逆之方。本案由于肝气攻冲，胃气上逆，纳食欲吐，故以吴茱萸汤加黄连苦寒泄肝，茯苓通降胃气。

案3

某　下寒便难不寐，液涸阳不潜伏，用辛甘化风。

熟地　归身　肉桂　枸杞　怀牛膝　白芍　茯苓　甘菊　苁蓉　柏子仁

《未刻本叶氏医案》

【赏析】

本案因肾水不足不能涵养肝木，虚阳上浮，而致上热下寒之证。液涸寒凝故大便艰难，阳不潜伏而上扰心神故不寐。方用熟地、枸杞子、归身、苁蓉涵养肝肾，滋阴熄风；肉桂、怀牛膝引虚阳下行，白芍滋阴敛阳，茯苓安神引阳入阴，柏子仁养心安神，润肠通便，甘菊能平肝熄风，同时能益金、水二脏，补水所以制火，益金所以平木，木平则风息，火降则热除。

先生认为，大便不通，有血液枯燥者，则用养血润燥；若血燥风生，则用辛甘熄风，或咸苦入阴。常用苁蓉与当归、柏子仁、郁李仁、牛膝等配伍。本案切忌"辛散乱进火升"。

案4

某　屡进润血燥、熄虚风药，诸症向安。入夏四月，苦于便难，寒热。此夏令阳气大泄，阴液更耗，虚风动灼为秘。古人每以辛甘化风主治，因体瘦不受温补，复以咸苦味入阴之意。

鲜生地　胡麻　制首乌　天冬　柏子仁　杞子　茯神　肥知母　川斛膏

《未刻本叶氏医案》

【赏析】

本案患者因血虚血燥而生风，入夏因汗出阳泄，阴液大伤，故大便艰难。先生认为，大便不通，有血液枯燥者，则用养血润燥；若血燥风生，则用辛甘熄风，或咸苦入阴，常用肉苁蓉与当归、柏子仁、郁李仁、牛膝等配伍。

因辛味药容易耗散阴液，本案体瘦不受温补，在此不用当归、牛膝、肉苁蓉
等辛润温药，而以甘寒掺入咸苦养阴清热，润肠通便。方中鲜生地、川斛、
天冬甘苦微寒增液润肠，兼清虚热；制首乌补肝肾、养血润肠通便，枸杞子
养血补肝肾，胡麻补血润肠；柏子仁养血安神、润肠通便；知母苦寒质润，
清热养阴；茯神安神，并引阳下行。本案体现了先生细察精详，谨守病机，
用药灵活的特点。

十五、腹痛

案1

某　腹痛，得食则发，梦泄。

炙草　归身　茯神　白芍　南枣

《未刻本叶氏医案》

【赏析】

患者腹痛，得食则安为脾虚营气不足证，即虚劳里急腹痛；梦遗为心气
不足，不能固摄，或因相火内盛扰动精室，而此案病机应为前者。故先生以
甘缓补脾益营法。处方用当归、白芍补血敛阴，炙草补脾益营，茯神养心安
神，大枣补脾。

案2

某　暴冷从口鼻入，直犯太阴，上呕下利腹痛，为中寒阴证，脉细涩欲
绝，急急温暖中下之。

人参　淡干姜　生芍　焦术　淡附子　茯苓

《眉寿堂方案选存》

【赏析】

此案为寒邪直中太阴证。上吐下泻，腹痛，脉细涩欲绝，为阳气暴脱，

津液亦损之象，故以附子理中汤回阳救逆，加白芍敛阴，茯苓利湿通阳。

此案病因病机清晰，寒邪直中太阴，中阳大损，当温中回阳救逆。

案3

某　食物不节，腹膨且痛，脐凸便泄，属疳积也，宜慎食物。

焦术　砂仁末　神曲　麦芽　楂肉　广木香　茯苓　广皮

《叶氏医案存真·卷三》

【赏析】

本案为疳积证，属于"五脏疳"中的"脾疳"。此证多由于小儿脾胃虚弱，复加饮食失调，脾胃易伤，运化无力，导致肚腹膨胀、时时作痛、泄泻等症状，治疗以芳香化湿和消导法结合为要，宜健脾胃、消积滞。《小儿药证直诀》："疳皆脾胃病，亡津液之所作也。"虽脾虚仍当用补药，但用补药贵流通，宜疏不宜呆补，应着重消积，然后理脾，故以焦白术健脾止泻，木香温肠行气以止痛，砂仁温阳理气消胀，苓陈理气，三仙消食化积。

案4

吴　酒多谷少，湿胜中虚，腹痛便溏，太阴脾阳少健。

平胃合四苓加谷芽。

《临证指南医案·卷三·脾胃》

【赏析】

先生治湿多从脾胃入手，本案为酒客伤脾，以致脾虚湿胜，故以健脾胜湿之法。伤酒泄泻之名来自沈金鳌《杂病源流犀烛》，又称酒泄、酒湿泄，这种泄泻的病因是经年饮酒损伤脾胃，脾不胜湿所致的泄泻。酒客脾虚湿盛，湿为阴邪，易于阻滞气机，遏抑阳气，形成腹痛等；水湿不化流注肠中，故大便溏薄，甚则完谷不化。湿盛则脾气不运，脾气为清阳之气，所以说"脾阳少健"。此案先生重视苦辛温燥湿法治疗湿邪蕴阻中焦证，故以平胃散燥湿理气；四苓散健脾止泻，利水除湿，此方为五苓散减去肉桂一味。二苓、泽泻能渗利驱湿热从小便出，苍术、陈皮、厚朴辛温燥湿，白术健脾利湿，谷芽消食助脾胃功能恢复。

案5

某 肝气不疏，久利腹痛。

安蛔丸

《未刻本叶氏医案》

【赏析】

肝主疏泄，与脾胃的运化功能密切相关，肝气不疏，则会导致脾主升清，胃主降浊的功能失常，可致脾阳虚衰，不能疏泄水谷则发为久利，肝气郁结可导致脾胃升降气机失调，不通则痛，发为腹痛。本案主症为久利腹痛。安蛔丸出自《金匮翼》，方剂组成为：人参、白术、干姜、甘草、川椒、乌梅，共六味药物，即理中丸加川椒、乌梅。原方以理中丸温阳补脾，乌梅、川椒安蛔止痛。本案属于阳虚久利，同时肝气克乘脾胃，故腹痛。处方以人参、白术健脾，干姜温中，川椒辛香散寒通络，乌梅酸泄肝气。

案6

某 肝郁不疏，腹痛至脱。

川楝 吴萸 生香附 青皮 延胡 川黄连

《未刻本叶氏医案》

【赏析】

肝郁不疏，肝郁化火，肝经自病则可见胸胁胀痛，而肝气克脾导致中焦气机阻滞，不通则痛出现腹痛证候，方用金铃子散的川楝子、延胡索疏肝理气，合左金丸的吴茱萸、黄连辛苦开泄，清热散结，取实则泻其子之法。再加青皮、香附理气通络，可知左金丸虽然原为泄肝胃方剂，亦可以用于肝气郁结的腹痛证。

案7

某　嗳气，腹微痛，脾胃未和。

人参　焦白芍　茯苓　炙甘草

《临证指南医案·卷四·噫嗳》

【赏析】

本案之嗳气为脾胃虚弱，胃气上逆，脾胃不和所致，虚性腹痛，微微作痛，恐喜按，故用四君子汤去白术加白芍，缓急止痛；以人参补益胃气，淡茯苓通胃阳，所谓："胃阳虚弱，参苓必投。"白芍配甘草，酸甘化阴，缓急止痛。

十六、腹胀满

案1

某　躬耕南亩，曝于烈日，渍于水土，暑湿内蒸为泻痢，邪去正伤，临晚跗肿腹满。乃脾阳已困，清气不司运行，浊阴渐尔窃据。《内经》病机：诸湿肿满，皆属于脾。

生白术　草蔻　茯苓　厚朴　附子　泽泻

《临证指南医案·卷三·肿胀》

【赏析】

患者烈日下辛苦劳作，盛夏之日，热蒸其湿，湿裹其热，人处其中感其湿，则发为泻痢。痢后脾阳大损，故临晚跗肿腹胀，正是阳虚湿聚之据，察其体质，应为素体阳虚，先生在《温热论·论湿》中说："在阴盛之体，脾湿亦不少。"故以温脾燥湿为治，白术健脾，厚朴理气，泽泻利水，茯苓利湿通阳，草豆蔻、附子温脾肾之阳。

案 2

僧（四七） 俗语云："膏粱无厌发痈疽，淡泊不堪生肿胀。"今素有脘痛，气逆呕吐，渐起肿胀，乃太阴脾脏之阳受伤，不司鼓动营运。阴土宜温，佐以制木治。

生于术 茯苓 广皮 椒目 厚朴 益智仁 良姜

《临证指南医案·卷三·肿胀》

【赏析】

本案脾阳虚弱，脾虚不运，以致湿阻气滞而成肿胀证，此与寒饮有异。故以健脾化湿理气为主，疏肝制木为辅。方中白术健脾益气，厚朴理气消满，陈皮、茯苓化湿理气，益智仁、良姜温阳和中，椒目利湿降逆以平肝。本案重点在脾虚不运而非虚寒，故以健脾为主，辅以温阳燥湿。关于白术、厚朴用法，先生说："《本草》云厚朴与白术能治虚胀，仿洁古枳术之意也。佐茯苓通胃阳，肉桂入血络，则痛邪可却矣。"先生方中常仿张洁古枳木丸，以厚朴代枳实，用白术、厚朴为对药，治脾虚湿阻肿胀症。

案 3

某（六七） 左脉弦，胀满不运，便泄不爽，当温通脾阳。

草果仁一钱 茯苓皮三钱 大腹皮三钱 广皮一钱半 青皮一钱 厚朴一钱半 木猪苓一钱半 椒目五分

《临证指南医案·卷三·肿胀》

【赏析】

本案年老患者，腹胀便泻不爽，左脉弦，显见湿阻气滞气逆为主。虽云温通脾阳，亦"气化则湿亦化"原则之运用。故以草果、厚朴、陈皮化湿，大腹皮消胀下气，青皮疏肝，椒目温肺肃降利水，茯苓皮、猪苓利水。药用辛温宣通法，而非单纯辛燥回阳。以上病案有湿阻气滞与阳虚水泛之不同。

阳虚与水饮，孰主孰次，新病与久疾，体质之虚实，又在临证中权衡也。

案4

吴 寒热伤中，腹微满，舌白。用治中法。

人参 益智 广皮 茯苓 泽泻 金斛 木瓜

《临证指南医案·卷三·肿胀》

【赏析】

寒热之邪侵袭日久，易伤及人体阳气，作用于中焦则脾胃阳气受损。本案以方测证，外邪已解，正气未复。脾主运化水谷及水湿，先生云"太阴湿土得阳始运"。脾阳虚则健运失司，水湿不布，滞留中焦则脘腹胀满。总之本案证属阳虚湿盛，治宜补脾益胃、化湿利水兼以养阴。

先生以益智仁温复中阳，配陈皮理气，使其补而不滞。然又虑刚药畏其劫阴，故济之以柔药，以甘、微温之人参补益脾胃为主，脾胃得健，水湿自消，茯苓健脾渗湿。泽泻利水渗湿，利小便而实大便，《本草纲目》谓其"渗湿热，行痰饮，止呕吐、泻痢、疝痛、脚气"。石斛益胃生津，滋阴清热。木瓜化湿和胃生津，《海药本草》谓其："敛肺和胃，理脾伐肝，化食止渴。"全方补益脾胃与化湿养阴并用、标本兼治、补泻兼施。

案5

陈（东仓，三十三岁） 脉小涩缓，自胃脘胀至少腹，大便已溏，泄肝苦辛，小效不愈。少壮形色已衰，法当理阳宣通，虑其肿浮腹大。

人参 木瓜 广皮 炮姜 益智 茯苓

《叶天士晚年方案真本》

【赏析】

本案基本病机为痰湿瘀血阻遏脾气，最终导致脾土衰败。湿聚成痰，脾为痰湿所困，日久势必影响脾之脉络，导致脾脏瘀血停滞，形成痰湿瘀血共同阻脾的局面，痰湿瘀血进一步加重，终致脾土衰败。脾土衰败，运化失司，水运失常，停滞而为水气困中，因脾居中焦而位于腹腔，故此水气表现为腹水。脾衰失运，食物不得运化，则可出现食欲不振，上腹胀满。脾为湿困，清气不升，水湿偏渗于大肠则见便溏。脾为后天之本，脾土衰败，则化源不足，以致阴血不足。脉小为气虚，缓为湿蕴，涩为血亏。本案虚实夹杂，而以本虚为急，故治疗原则上以治中法补益脾胃。

处方中人参补气、补脾益胃，木瓜益胃和中，陈皮理气，炮姜健运脾阳、温中散寒化饮，益智仁温复中阳，茯苓健脾渗湿、通降阳明。脾土得健，运化得复，血生气行，水利湿化，腹胀自消。

案6

倪（二十）　腹膨，便不爽，府阳不行。

生益智　茯苓　生谷芽　广皮　砂仁壳　厚朴

又，六腑不通爽，凡浊味食物宜忌。

鸡肫皮　麦芽　山楂　砂仁　陈香橼

又，脉沉小缓，早食难化，晚食夜胀，大便不爽。此府阳久伤，不司流行，必以温药疏通。忌食闭气黏荤。

生白术　附子　厚朴　草果　茯苓　广皮白　槟榔汁

《临证指南医案·卷三·肿胀》

【赏析】

倪某，腹胀、大便不畅。先生认为其脾胃阳不足，转运不行。故以厚朴、陈皮、砂仁壳理气化湿，茯苓健脾化湿、通降阳明，益智仁温阳醒脾。复诊时因大便仍不畅，改鸡内金、麦芽消导化滞，砂仁、香橼降气化湿，山楂泄肝和胃。第三诊因大便已通爽，但晚间进食后腹胀，恐单纯理气化湿无助于脾运，故以温阳通腑法，其中附子辛热通阳，茯苓利湿通阳，厚朴、陈皮理气化湿，草果燥湿降气，槟榔汁辛苦温滑利行气。

案 7

永隆号　屡通大便，胀势不减，是阳气愈伤，阴浊益壅矣，进通阳法。真武汤去白芍，加泽泻、椒目。

《叶氏医案存真·卷三》

【赏析】

分析病情，疑患者因腹胀，屡用苦寒之剂通便，以致阳气愈伤，阴浊愈壅气机，气壅愈甚，故胀势不减。故先生运用通阳法，阳衰阴盛，宜用真武汤，白芍为阴药，用于阴盛证不宜，应去之；加泽泻、椒目降气利水。

案 8

杨（三十八岁）　病未复元，勉强劳力伤气，胸腹动气攻冲，或现横梗，皆清阳微弱，不司转旋。

小建中汤

《徐批叶天士晚年方案真本》

【赏析】

此案患者病后未复，复因强力劳作后损耗正气，以致胸腹气逆上冲，致腹满胀。先生认为，病机为脾胃阳气虚弱，不能转运，以致气机下降失职。小建中汤既补脾益营，又升清阳，其关键仍在于温阳升清。

案 9

陈（五十）　积劳，脾阳伤，食下胀，足肿。

生白术　茯苓　熟附子　草果仁　厚朴　广皮

《临证指南医案·卷三·肿胀》

【赏析】

本案当有腹胀，中脘寒凉，溏泄症状。所以先生云"脾阳伤"。食后腹胀，故以草果、厚朴、陈皮、茯苓理气化湿渗湿，并通脾阳。白术健脾。足肿为阳气虚弱，加熟附子温肾阳。本案脾阳伤湿滞，故理气化湿药多用。

案 10

浦（四九）　肾气丸，五苓散，一摄少阴，一通太阳。浊泄溺通，腹满日减，不为错误，但虚寒胀病，而用温补，阅古人调剂，必是通法。盖通阳则浊阴不聚，守补恐中焦易钝，喻氏谓能变胃而不受胃变，苟非纯刚之药，曷胜其任！

议于暮夜服玉壶丹五分。晨进：

人参　半夏　姜汁　茯苓　枳实　干姜

《临证指南医案·卷三·肿胀》

【赏析】

浦某年近半百，前医以肾气丸合五苓散治腹满溺不通之症，为对症。但因病属中焦虚寒，水湿不运，仍须温阳化湿，着眼中阳。故治疗以暮夜服玉壶丹，玉壶丹出自《中藏经》，系一味硫黄制丸，主治诸寒证寒积。从本案可以看出，应用单味硫黄以通阳，也是先生的常用方法，今硫黄已弃用，但通阳法亦资借鉴。晨进大小半夏汤合方，以益胃气，通脾胃之阳，而化湿。之所以晨服，借晨起太阳之升而助药力。

案 11

陈（六二）　老人脾肾阳衰，午后暮夜，阴气用事，食纳不适，肠鸣胀，时泄。治法初宜刚剂，俾阴浊不僭，阳乃复辟。

人参一钱半　淡附子一钱　淡干姜八分　茯苓三钱　炒菟丝三钱　胡芦巴一钱

此治阳明之阳也，若参入白术、甘草，则兼走太阴矣。

《临证指南医案·卷三·肿胀》

【赏析】

先生治脾胃，素有刚柔之辨。此乃喻嘉言发挥在前，而先生倡之于后。

温阳明胃阳，以干姜之辈，助太阴脾运，用白术、甘草之属。

案12

某　肝邪扰中，阳明不宣，妨食，腹胀，苦辛泄降为主。

香附　川芎　半曲　橘红　黑栀　白芍　茯苓　麦芽

《未刻本叶氏医案》

【赏析】

肝气横逆，逆而犯及阳明，阳明胃气通降受阻，故有妨食、腹胀证候，治以川芎、香附辛香理气通络，半夏苦辛化痰宽胸，茯苓、橘红通降阳明，麦芽开胃，山栀清泻肝火。

本案病机单纯，为肝郁乘脾，胃气不降，疏肝平肝为治疗关键。

案13

赵（五四）　胸腹胀满，久病痰多。

生白术二两　茯苓二两　厚朴一两　肉桂五钱

姜汁丸。

本草云：厚朴与白术能治虚胀。仿洁古枳术之意也，佐茯苓通胃阳，肉桂入血络，则病邪可却矣。

《临证指南医案·卷三·肿胀》

【赏析】

脾为生痰之源，久病痰多，必有脾虚。脾不升清，胃阳虚弱，通降无力，气机不畅，痰气互结，故胸腹胀满。当温阳健脾行气化痰为治。处方仿张元素枳术丸消痞除痰之法，原枳术丸有白术、枳实二药组成，《景岳全书·卷之十七理集·杂证谟·饮食门》："洁古枳术丸，以白术为君，脾得其燥，所以能健，然佐以枳实，其味苦峻，有推墙倒壁之功，此实寓攻于守之剂，惟脾气不清而滞胜者，正当用之，若脾气已虚，非所宜也"，而本案患者脾胃虚弱，痰湿内阻，故厚朴易枳实，增其消痰除满之力，加茯苓健脾化湿，肉桂温暖胃阳，佐生姜汁辛温开痰，以助气机运化。

案 14

某　脉左弦右浮涩，始由脘痛贯胁，继则腹大高凸，纳食减少，二便艰涩不爽，此乃有年操萦虑太甚。肝木怫郁，脾土自困，清浊混淆，胀势乃成。盖脏真日漓，腑阳不运。考古治胀名家，以通阳为务。若滋阴柔药，微加桂、附，凝阴泣浊，岂是良法。议用《局方》禹余粮丸，暖其水脏，攻其秽浊。俟其小效，兼进通阳刚补，是为虚症内伤胀满治法。至于攻泻动夺，都为有形而设，与气伤之病不同也。

禹余粮丸

《三家医案合刻·叶天士医案》

【赏析】

本案为脾阳虚弱，寒湿积聚，肝木郁滞，疏泄不畅所致的"单腹胀"。单纯滋阴或温阳补肾，以及攻下诸法，均非对证。

用局方禹余粮丸，又名大针砂丸，出自《三田方·卷十四》。方药组成：蛇舍石、禹余粮、针砂、羌活、川芎、三棱、莪术、白豆蔻、白蒺藜、陈皮、青皮、木香、八角茴香、牛膝、当归、炮姜、附子、肉桂。本方功效为温经活络，燥湿理气，消瘀破癥。

案 15

尤　由肝气升举犯胃，胃逆不降，幽门不通，旁趋为胀，数月久延，气分已入血分。

桃仁　郁李仁　降香　归须　川楝　山栀

《种福堂公选良方》

【赏析】

本案肝气犯胃，胃气不降，郁阻中脘，故见脘腹胀满。病久则邪由气分入络脉伤血。治宜补血通经，润肠通便，疏肝下气。方中桃仁活血祛瘀，润肠通便；当归补血活血，润燥；降香活血散瘀，辟秽化浊，和中止呕；郁李仁润肠通便；川楝子疏肝下气；佐山栀清热凉血。

第四节 肝系病

一、胁痛

案1

陈 才交春三月，每夜寒热、渴饮、汗出，是皆阴损于下，孤阳独自上冒也。虚劳兼有漏疡，加以情怀悒郁，损伤不在一处，少腹及腰胁痛，议治在肝胃之间。

桃仁 旋覆花 丹皮 新绛 青葱 柏子仁

《叶氏医案存真》

【赏析】

本案发病在春三月，春木内应肝胆也。症见少腹及腰胁痛，每夜寒热、渴饮、汗出，兼有漏疡。病在肝胃，由于长期情志抑郁，肝阴暗耗，络脉中虚热内扰，瘀滞仍存。本案系久病入络，以辛润通络法，另加丹皮以凉血散血清热，并清肝胆郁热。

案2

某 左胁痹痛，气逆不舒。

桃仁 青葱 茯苓 丹皮 柏仁 橘红

《未刻本叶氏医案》

【赏析】

本案属于肝经久郁入络而左胁下胀痛，故以桃仁入血化瘀，柏子仁辛甘入络润燥，丹皮辛凉芳香化痰，青葱辛香通络引领诸药，又以茯苓通降胃气，橘红和胃化痰理气。

案3

某 脉弦，胸胁痹痛引背，曾吐瘀，食下拒纳，此属血格。

红花 桃仁 旋覆花 橘红 生葱管 柏子仁

《未刻本叶氏医案》

【赏析】

本案但胸胁痛引背，又曾吐血，饮食不下，故再加红花活血化瘀。分析方药，仍属先生辛甘润入络法，因有吐血史，故考虑血瘀证。

案4

某 左胁癖积，大便艰涩，胃络痹耳。

半夏 生姜渣 枳实 杏仁 瓜蒌实 大麦芽

《未刻本叶氏医案》

【赏析】

肺脏与大肠、肺金与肝胆、肝胆与脾胃之间有络脉相通。痰饮积聚可以导致络脉不通，络脉不通则木不疏土，木不疏土则胃气不能下行，金气也不能下达津液于大肠，金气不能克制肝木则胁下癖积，这就是先生所谓的"络痹"。本方以半夏、枳实通降胃气，杏仁宣肺降气，麦芽芳香开胃化癖，瓜蒌润燥通便，生姜去汁取渣以辛香通络，同时以渣入药，药性平和。

案5

朱（氏） 嗔怒动肝，气逆恶心，胸胁闪动，气下坠欲便，是中下二焦损伤不复，约束之司失职。拟进培土泄木法，亦临时之计。

乌梅 干姜 川连 川椒 人参 茯苓 川楝 生白芍

《临证指南医案·卷三·木乘土》

【赏析】

原本肝肾损伤尚未复原，复又嗔怒伤肝，肝气横逆乘犯脾胃，胸胁疼痛，上呕下泻。治宜补脾胃，泻肝火。方中人参、茯苓益气健脾，乌梅涩肠止泻，干姜、川椒温中回阳，川楝、白芍苦寒泄热、疏肝柔肝，黄连苦寒降气止呕。

案6

杨（无锡，三十一岁）　胁痛失血，以柔剂缓肝之急。

桃仁_炒　丹皮_炒　归尾　柏子仁　钩藤

《徐批叶天士晚年方案真本》

【赏析】

患者胁痛，为肝血虚生燥，经脉失养，以柔润之药以缓急止痛。方中桃仁活血，归尾化瘀养血，柏子仁柔润补血，丹皮清热，钩藤疏风平肝，全方以养血活血，柔肝缓急止痛取效。先生治胁痛，归纳为五类："治胁痛法有五，或犯寒血滞，或血虚络痛，或血著不通，或肝火抑郁，或暴怒气逆，皆可致痛。"先生对络病的认识，亦并非局限于活血通络一法。《临症指南医案》中指出："内经肝痛不越三法，辛散以理肝，酸泄以疏肝，甘缓以益肝，宜辛甘润温之补，盖肝为刚脏，必柔以济之，自臻效验耳。"

案7

陆　春阳萌动，气火暗袭经络，痛在板胸，左右胁肋，皆血络空旷，气攻如痞胀之形，其实无物。热起左小指无名指间，手厥阴脉直到劳宫矣。养血难进滋腻，破气热燥非宜，议以辛甘润剂濡之。

柏子仁　桃仁　桂圆　茯神　山栀　橘红

《徐批叶天士晚年方案真本》

【赏析】

病起于春季阳气升发之时，春木内应肝胆也。本案胸胁疼痛，之所以判断为病在络脉者，以热起于右小指无名指间，属于手少阳经脉。先生认为左右胁肋空虚，气胀而热，非实热可比，乃郁热入于络脉。故以辛甘润养络法：以柏子仁养血润经，桃仁活血祛瘀，茯神安神，桂圆补血养心，并佐栀子清泻肝经郁热，橘红理气。肝血养，络脉通，自然郁热消散，而痛自止。

案8

陈（四四）　苦寒多用，胃阳久伤。右胁痛，呕酸浊，皆浊阴上干，用辛甘温中补虚痛减。病患述早上腹宽，暮夜气紧微硬，大便不爽，有单腹胀之忧。

人参　生白术　茯苓　肉桂　归身　益智　广皮　煨姜

《临证指南医案·卷三·肿胀》

【赏析】

本案为苦寒久用损伤胃阳之证。两胁为肝经所过，右胁疼痛，为肝气犯胃，气逆挟浊阴上干，则呕吐酸水。故用辛甘温中补虚痛减。处方参、苓、术益气温阳健脾，肉桂、煨姜补火助阳，陈皮理气健脾，益智仁温脾开胃。

《黄帝内经·灵枢·顺气一日分为四时》有云："一日分为四时，朝则为春，日中为夏，日入为秋，夜半为冬。朝则人气始生，病气衰，故旦慧；……夕则人气始衰，邪气始生，故加；……"，故患者有晨起阳盛则腹宽，暮夜阳伏阴盛则气紧微硬的现象。

《景岳全书·杂证谟》载："单腹胀者，名为鼓胀，以外虽坚满而中空无物，其象如鼓，故名鼓胀。又或以血气结聚，不可解散，其毒如蛊，亦名蛊胀。且肢体无恙，胀惟在腹，故又名单腹胀。此实脾胃病也。"患者有大便不爽，当亦有脾虚之证，阳虚邪实，气机不畅，气血凝滞，故有单腹胀之忧。方中加当归身，理由是一则脾胃多气多血，当归补血以利其生化，二则当归活血和血，防气血结聚而成单腹胀。此既病防变之理也。

案9

施　诊脉右虚，左小弦，面色黄，少华采，左胁肋痛，五六年未愈。凡久恙必入络，络主血，药不宜刚，病属内伤，勿事腻补。录：

仲景旋覆花汤加柏子仁、归须、桃仁。

又，初服旋覆花汤未应，另更医，谓是营虚，用参、归、熟地、桂、芍、炙草，服后大痛。医又转方，用金铃、半夏、桃仁、延胡、茯苓，服之大吐大痛。复延余治，余再议方，谓肝络久病，悬饮流入胃络，致痛不已。议太阳阳明开阖方法。

人参　茯苓　炙草　桂枝　煨姜　南枣

服苦药痛呕，可知胃虚。以参、苓阖阳明，用草、桂开太阳，并辛香入络，用姜、枣通营卫，生姜恐伐肝，故取煨以护元气而微开饮气也。

又，前方服之痛止。议丸方：

人参　半夏　川椒　茯苓　桂枝　煨姜　南枣汤丸

《临证指南医案·卷五·痰饮》

【赏析】

本案初诊见迁延日久胁痛，左弦为肝强，右虚为脾胃弱，先生以久病入络考虑，用旋覆花汤加柏子仁、归须、桃仁辛润通络。服药后未见效。患者另延他医，用圣愈汤，人参养营汤法，服后肋痛愈甚，又以泻肝理气活血之剂，更致呕吐，肋痛。复请先生再诊，根据前医用苦药后大吐，大痛之教训，诊断为肝络久病，悬饮流入胃络证，方用桂枝汤去芍药之滋腻，以开太阳。另仿苓桂术甘汤、《外台》茯苓饮、大半夏汤法，加人参、茯苓通补阳明，通阳化饮，而即所谓"阖阳明"。三诊痛止，改丸剂缓以图治。

案10

江　左胁中动跃未平，犹是肝风未熄，胃津内乏，无以拥护，此清养阳明最要，盖胃属腑，腑强不受木火来侵，病当自减，与客邪速攻，纯虚重补迥异。

酸枣仁汤去川芎，加人参。

又，诸恙向安，惟左胁中动跃多年，时有气升欲噎之状，肝阴不足，阳震不息，一时不能遽已，今谷食初加，乙癸同治姑缓。

人参　茯神　知母　炙草　朱砂染麦冬　调入金箔

又，鲜生地　麦冬朱砂拌　竹叶心　知母　冲冷参汤。

《临证指南医案·卷一·肝风》

【赏析】

本案为《临证指南医案》中为数不多的连续复诊病案，三诊的症状不同、病机发生转变，先生的用方发生了相应的变化。本案提出肝胃并病重治胃的观点。

肝属木，胃属土，木易克土即肝病容易影响到胃。肝风未熄，胃津内乏，从而导致肝胃阴虚。若胃强不受木火来侵，肝病当自减轻。故治疗以清胃热、养胃阴为主，清养并举，与纯攻、纯补有异。酸枣仁汤由酸枣仁、茯苓、知母、川芎、甘草等制成。去辛温走窜之川芎，加人参。人参与炙甘草相配补益脾胃，以土能培木也。酸枣仁养血补肝，宁心安神。茯苓降胃气，引阳下行。知母滋阴清热。二诊，诸症减轻，但并不能速已，故去掉酸枣仁，加麦冬以清养阳明为要。三诊仿竹叶石膏汤以善其后。

二、头痛

案1

陈（妪）　虚风麻痹，清窍阻塞。

天麻　钩藤　白蒺藜　甘菊　连翘　桑枝

《临证指南医案·卷一·肝风》

【赏析】

本案因肝肾阴虚，肝阳偏亢，肝风上扰清窍所致头部疼痛、眩晕。麻痹是指肢体或局部肌肤麻木，不知痛痒。《医学正传·麻木》："夫所谓不仁者，或周身或四肢唧唧然麻木不知痛痒，如绳扎缚初解之状，古方名为麻痹者是也。"此乃肝肾阴虚，筋脉失养，虚风内动之象。

以天麻、钩藤平肝熄风。白蒺藜味苦辛，性微温，能疏肝平肝，治疗肝经风热引起的头痛眩晕，并能祛风明目。明代李时珍《本草纲目》谓："甘菊，昔人谓其能除风热，益肝补阴，盖不知其尤多能益金、水二脏也，补水所以制火，益金所以平木，木平则风息，火降则热除，用治诸风头目，其旨深微。"连翘苦，微寒，归肺、心、小肠经，能疏风散热。桑枝味苦、微辛，性平，归肝、肺经，能清热祛风通络。

案2

郑（三九）　脉右弦，头胀耳鸣火升，此肝阳上郁，清窍失司。

细生地　夏枯草　石决明　川斛　茯神　桑叶

《临证指南医案·卷一·肝风》

【赏析】

本案因肝阳上郁化火，导致清窍失司，表现为头胀耳鸣。以方测证应有虚证。生地、石斛养阴清热，茯神安神，引阳下行。桑叶味苦、甘、性寒，归肺、肝经，有疏散风热，清肺润燥，平肝明目之功。夏枯草性寒，味甘、辛、微苦，具有清泄肝火、散结消肿、清热解毒的功效。石决明咸寒清热，质重潜阳，专入肝经，而有平肝阳、清肝热之功。

案3

孙（氏）　胃虚，肝风内震，呕痰咳逆，头痛眩晕，肢麻，汗出寒热。

二陈汤加天麻钩藤。

《临证指南医案·卷一·肝风》

【赏析】

本案因胃气虚弱，痰饮停聚，同时又有肝风内动之象。肝胃同病，脾胃不运，痰湿内蕴，故以二陈汤先燥湿化饮，加天麻、钩藤以平肝熄风。

本案症候繁杂，但病机紧扣风痰上扰，胃失和降，故以化痰熄风为主。

案 4

某 头痛累月，阳脉大，阴脉涩，此阴衰于下，阳亢于上，上盛下虚之候也。阳气居上，体本虚也，而浊气干之则实。阴气居下，体本实也，而气反上逆则虚。头为清阳之位，而受浊阴之邪，阴阳混乱，天地痞塞，而成病矣。

法用六味地黄汤，加青铅五钱。

《未刻本叶氏医案》

【赏析】

痞塞：阴阳不交，闭塞不通。痞，《易》卦名，乾上坤下，表示天地不交，上下隔阂，闭塞不通之象。本案主症为头痛累月，据脉判断病机为上盛下虚，阴虚阳亢，方用六味地黄丸补肾阴，加青铅重坠引虚阳下行。

本案病机分析详尽，选方用药精妙，值得思考和学习。

案 5

曹汉臣 厥阴头痛，舌干消渴，心下烦疼，无寐多躁。小腹胀满，小便滴沥，时时痉搐，最怕厥竭。

阿胶 鲜生地 鸡子黄 小黑豆皮 煎半盏，即以汤药送滋肾丸三钱。

《未刻本叶氏医案》

【赏析】

本案舌干消渴，心下烦疼，无寐多躁，应为心肾不交，水火既济失调，按常规可用黄连阿胶汤主之。考虑到有头痛、小腹胀满，小便滴沥，时时痉搐，说明又有水不涵木，虚风内动之象，故去黄芩、黄连，恐苦寒化燥伤阴。肝苦急急食甘以缓之，故用生地易白芍滋阴清热，阿胶养血，合以柔肝熄风；鸡子黄滋阴清心，交通心肾；黑豆皮为先生治疗血虚肝旺之要药。滋肾丸由黄柏（盐炒）、知母（盐炒）、肉桂组成，有滋肾清热，化气通关之功，用于热蕴膀胱，小腹胀满，尿闭不通。黄柏，苦寒微辛泻膀胱相火，补肾水不足，入肾经血分；知母，辛苦寒滑，上清肺金而降火，下润肾燥而滋阴，入肾经气分，故二药每相须而行，为补水之良剂。肉桂，辛热，假以反佐，为少阴引经，寒因热用也。

案6

杨　头中冷痛，食入不消，筋脉中常似掣痛，此皆阳微不主流行。痰饮日多，气隧日结，致四末时冷。先以微通胸中之阳。

干薤白　桂枝　半夏　茯苓　瓜蒌皮　姜汁

又，微通其阳已效，痰饮阻气，用茯苓去广皮，加姜汁。

《临证指南医案·卷五·痰饮》

【赏析】

本案头痛，食后心下（胃脘）不运，四末时冷。属痰饮久停，胸腔阳气不运。先以瓜蒌薤白半夏汤微通胸阳，一行气化痰，同时合用苓桂术姜汤去白术法，温阳化饮。二诊已效，阳气已通，改用《外台》茯苓饮加减以化痰消气为主。

案7

某　由头痛致目昏脘闷，属肝火怫郁，阳明气逆为病：

柴胡疏肝散

《未刻本叶氏医案》

【赏析】

肝喜条达而恶抑郁，其经脉布胁肋，循少腹。若情志失遂，木失条达，则肝郁血滞，经气不利，可见胁肋疼痛，胸脘胀闷。肝气升发太过，肝气上逆，则可见头痛目眩。属肝气郁滞之证，正是柴胡疏肝散对应证治。本方以柴胡疏解肝胆郁热，白芍酸苦泻肝，枳壳降气消胀，甘草益营补脾，川首乌、香附理气疏肝。

案8

马（三四） 肌肉丰溢，脉来沉缓，始发右季胁痛，汤饮下咽，汩汩有声，吐痰涎头痛。此皆脾胃阳微，寒湿滞聚。年方壮盛，不必介怀，温中佐其条达，运通为宜。

茅术　厚朴　半夏　茯苓　陈皮　淡姜渣　胡芦巴　炙草　姜汁泛丸

《临证指南医案·卷五·痰饮》

【赏析】

此案为阳虚寒痰湿饮内停，上扰清窍则头痛，蕴阻胸胁则胁痛。法用温阳散寒，燥湿化痰。方中苍术、厚朴燥湿理气，半夏、茯苓、陈皮化痰利湿，胡芦巴温阳补土，炙甘草补中和胃，生姜散饮和胃止呕。该案治法中尤重运通，盖气机得运，痰湿乃化也。

三、眩晕

案1

某　右关沉涩，左脉弦劲，此木火内亢，阳明络泣，脘痛嘈杂头旋。

桑叶　桃仁　黑芝麻　柏仁　红花　大淡菜

《未刻本叶氏医案》

【赏析】

本案为肝肾阴虚，肝气郁结，木火横逆，致使头晕，胃脘嘈杂。处方以黑芝麻补血，淡菜养阴补精，红花、桃仁润燥通络，柏子仁入络柔肝，桑叶疏风清热。

本案病机重点为肝阴不足，肝阳上亢，治疗特点是不用大剂滋阴重镇之品，而以润燥柔肝之剂，此点是读者需领悟之处。

案 2

金式兼　扫太阳经之膀胱俞，在脊骨间十九椎之旁，小便后从兹出汗，是太阳之气不固也。凡天将雨，则头眩目花，经云头眩，其过在巨阳，是清气之不升也。劳则梦寐不安而遗，饮食不适，意即作泻，是逆其志而运化失常，此泻在下焦，统属太阳病，诸阳不能保举，而生种种之疾。议茸珠丸、大安肾丸，理膀胱气，自必获效。

鹿茸　茯神　人参　苁蓉　萆薢　菟丝饼　秋石　柏仁　川斛　补骨脂　白蒺藜　桑螵蛸

《眉寿堂方案选存》

【赏析】

本案头目晕眩，脊背汗出，认为其病在太阳经脉，同时伴见劳则梦寐不安而遗，饮食不适作泻，先生谓其病在下焦足太阳膀胱经脉，因为阳气不能升而生诸症。但太阳经脉与督脉相通，虽病在太阳，治宜温补督脉入手。故以茸珠丸、大安肾丸类温补奇经督脉，膀胱太阳经阳气得复，自然获效。茸珠丸出自《医方类聚》，组成：鹿茸、鹿角胶、鹿角霜、阳起石、附子、当归、地黄、辰砂，肉苁蓉、酸枣仁、柏子仁、黄芪。酒煮糊力丸。功用：补元阳、益精血。大安肾丸出自《朱氏集验方·卷九》，组成为：磁石、石菖蒲、羌活。主治：虚弱耳聋。先生此案中，用人参温补阳明，鹿茸温养督脉，肉苁蓉、补骨脂、菟丝子、桑螵蛸补肾固精，柏子仁润燥通络，石斛清热养胃，萆薢利湿化浊，秋石入肾润燥，白蒺藜入经络搜风，茯神养心安神。

本案赏析要点在：十二正经与奇经八脉病理上互相联系，正经之病可以从治疗奇经入手。

案3

某 肝风上巅，头眩耳鸣，麻痹足寒，微呕便涩，经阻代年，久病治从血络中法。

茺蔚子 柏子仁 枸杞子 料豆皮 制首乌 甘菊

《叶氏医案存真·卷三》

【赏析】

此案头晕目眩耳鸣虽是肝阳上亢的寻常症状，但先生强调，既然有久病后经闭、肢体麻痹、足寒症状，亦属久病入络，常用的熄风潜阳法治此久病入络，并非能奏效。本案病机为肝肾亏虚，血虚风动，久病经脉痹阻。故以枸杞、何首乌、黑豆滋补肝肾阴血，柏子仁入络养血润燥，同时兼顾便秘；以茺蔚子通络熄风，菊花清热熄风。

案4

某 肝火夹痰上冒，头旋腿麻。

钩藤 茯苓 金石斛 桑叶 橘红 半夏曲

《未刻本叶氏医案》

【赏析】

本案肝火上炎，夹痰上冒清窍，故头昏肢麻，应有呕吐之症。治宜清热平肝，和胃降逆。方以钩藤清热平肝，熄风止痉；桑叶疏风清肝明目；橘红、半夏燥湿化痰、降逆止呕；茯苓健脾渗湿；石斛养胃生津。共奏清肝火、平肝阳、化痰浊、健脾胃之功。

案5

某 脉弦。头旋恶心。

　　人参　浓枳实　川黄连　橘红　茯苓　半夏　吴茱萸　石决明　竹沥

　　姜汁法丸

《未刻本叶氏医案》

【赏析】

　　本案头眩恶心，且脉弦，为肝阳上亢，肝气不疏，横逆犯胃，胃失和降所致。先生除用行气降逆止呕之药外，加人参和石决明。《本草汇言》："（人参）补气生血，助精养神之药也。"患者头旋，加人参补气生血，助精养神，以扶正气。石决明味微咸，性微温，为凉肝镇肝之要药，凉肝兼能镇肝，善治肝阳上亢之眩晕。

案6

　　某　经营不遂，情怀怫郁，少火化为壮火，风木挟阳上巅，眩晕不寐，是阳不入阴，非阴虚症也。如果纯虚，岂有由春及秋，仍能纳食驱驰。今忽然中脘噎阻，由药伤胃口，致胃阳上逆使然。温胆汤加减之。

　　陈皮　茯苓　丹皮　栀皮　半夏　枳实　桑叶　竹茹

《三家医案合刻·叶天士医案》

【赏析】

　　患者因经营不遂，情志不顺，肝郁化火化风，上扰清阳，故致眩晕；又因肝木太过乘克脾胃，胃阳不调，《素问·逆调论》云："胃不和则卧不安"，故致不寐。患者得病，由春及秋，但仍能纳食驱驰。先生曰，"知饥少纳，胃阴伤也"，"胃阴虚，不饥不纳"。由此可知，患者胃阴仍足，而非胃阴虚证。今忽中脘噎阻，乃服药不当，伤及胃之阳气，致胃阳上逆所致。故取温胆汤理气清热，而非滋阴之品过补其阴。以二陈行气降逆、健脾和胃，枳实下气消痞除满，竹茹清解胃热并助半夏降逆之功，再加茯苓宁心安神、甘淡和胃，丹皮清热凉血，栀皮清心导热，桑叶平抑肝阳。

案 7

陈（四五） 操持烦劳，五志阳气，挟内风上扰清空，头眩耳鸣，目珠痛，但身中阳化内风，非发散可解，非沉寒可清，与六气火风迥异，用辛甘化风方法，乃是补肝用意。

枸杞子 桂圆肉 归身 炙草 甘菊炭 女贞子

《临证指南医案·卷一·肝风》

【赏析】

烦劳伤阳，或由身心过动，或由情志郁滞均可致阳升风动，上扰巅顶。耳目乃清空之窍，风阳旋沸，斯眩晕作焉。肝胆乃风木之脏，相火内寄，其性主动主升，内风肆横，虚阳上升，非发散可解，非沉寒可清，与治六气风火大异。法宜辛甘化风法，即辛甘温益营化风法，辛以疏理，甘以缓急。

叶天士临床善用"辛甘化风"法治疗肝风肝火，其理论当源于《素问·至真要大论》："风淫于内，治以辛凉，佐以苦甘，以甘缓之，以辛散之。"因金能克木，辛为金之味，凉为金之气，故而治以辛凉。"佐以苦甘"者，因为味过于辛，反而有伤肝气的可能，苦为火之味，火克金，故而用苦味来防止辛味太过，同时，甘可以缓，甘能益气，以甘之味培土而实中宫，更有佐金以制木，以及防木克土之意。

本案用药方面，重点理解甘菊炭的用意。从目前所见古医案看，先生之前从未有人用过菊花炒炭，先生之后也仅在《张聿青医案》中出现过，而张聿青是善学先生者，也未解释其妙。华岫云在《临证指南医案·肝风门》中提到："菊微辛，从火炒变为苦味。"先生医案中涉及到炒菊花的医案都有肝肾阴虚于下，肝风肝火微犯于上，以菊花微辛，恐其未能透肝热外出反拔下元根蒂，以火炒变其性味，用心良苦，非善察者不能知。这也充分体现了先生尤能深刻理解中药炮制法对中药四气五味的影响。

辛甘化风，其义有二：其一，如本案为阴血不足，肝阳化风，头眩耳鸣，目珠疼痛,即先生认为"辛甘化风,乃是补肝用意"。常用枸杞子、桂圆肉(龙眼肉)、女贞子、生地、归身、阿胶、炙甘草等甘润药物,配合白蒺藜、冬桑叶等辛凉之品,以养血滋阴,平肝熄风,切忌"辛散乱进火升";其二,若阳气不充,风寒凝滞,胁胀腹满,寒疝冷痛,先生擅用鹿角、当归、桂枝、肉桂、小茴、川芎、生姜、炙草等辛甘温散之品,以温阳益气,散寒驱风。

案 8

王 阳挟内风上巅,目昏耳鸣不寐,肝经主病。

熟地炙 炙龟甲 萸肉 五味 磁石 茯苓 旱莲草 女贞子

《临证指南医案·卷一·肝风》

【赏析】

本案肝阳太过,化风上巅顶,风阳上扰而致"上实"证,主症有头昏、耳鸣、视物不清、不寐等。因本案阳亢较盛,应标本兼治,除用甘味养阴药外,还配以萸肉、五味以酸收,配以炙龟甲介类以潜阳熄风,甚者用磁石重镇熄风。方中熟地、萸肉、五味子酸甘之属滋养肝肾之阴。旱莲草、女贞子补益肝肾明目,凉血清热。龟甲滋阴潜阳,养血补心;茯苓安神,引阳下行;磁石色黑入肾,潜阳安神。

先生论肝风之形证,往往突出"上实"之象,然而论病机之根本,则又不忘肝肾精血亏虚之"下虚",并且体现于具体治疗之方法中。对肝风的治疗虽主以甘酸之属,但临证还需根据肝风之标本缓急不同,采用不同的方药。如先生提出:"凡肝阳有余,必须介类以潜之,柔静以摄之,味取酸收,或佐咸降,务清其营络之热,则升者伏矣。"

案 9

曹(三二) 辛寒清上,头目已清,则知火风由脏阴而起,刚药必不见效,缓肝之急以熄风,滋肾之液以驱热,治法大旨如此。

生地　阿胶　天冬　玄参　川斛　小黑豆皮

《临证指南医案·卷一·肝风》

【赏析】

本案病机为肝肾阴虚，虚火上炎导致头目不清之证，治法遵循急则治其标，缓则治其本。前诊辛寒清上为治标，再诊以甘寒、咸寒养阴清热为治本。生地、天冬、石斛、阿胶乃甘寒缓肝之急以熄风，玄参为甘寒、咸寒之品补肾水以清火即滋肾之液以驱热。小黑豆皮为先生治血虚肝旺之证常用之品。本案初起风火上扰，热象明显，病情缓解后虽以养阴为主，如生地、玄参，似还需配以清肝、凉肝之品，酸敛之品当慎用。

案 10

赵氏　呕吐眩晕，肝胃两经受病，阳气不交于阴，阳跷穴空，寐不肯寐：《灵枢》方半夏秫米汤主之

又，接用人参温胆汤。

《临证指南医案·卷六·不寐》

【赏析】

此案眩晕为肝阳挟痰上扰清窍。呕吐为饮邪犯胃。故用半夏秫米汤化痰降气。寤寐得安后，再用人参温胆汤益气和胃化痰，先生用半夏秫米汤两案，均为阳不潜藏挟痰饮上扰，所谓"胃不和则卧不安"。故以半夏和胃化痰降气止呕，配秫米甘缓，同时交通阴阳、调和表里，以达安眠之效。

案 11

张（氏）　肝阳虚风上巅，头目不清，阳明脉空，腰膝酸软，议养血熄风。

菊花炭　熟首乌　牛膝炭　枸杞子炭　黑稆豆　茯神

《临证指南医案·卷一·肝风》

【赏析】

本案病机为肝阴虚,虚阳夹风上巅,主要症状为头目不清,腰膝酸软,治以养血熄风法。方用首乌、枸杞子、黑稆豆补肝肾,养肝血。牛膝补肝肾,壮腰膝,同时引火下行。菊花疏散肝经风热,清肝明目。茯神安神,引阳下行。牛膝、枸杞子炒炭的目的应是为了加强补摄之力,且减黏腻之性。

案 12

吴　脉弦小数,形体日瘦,口舌糜碎,肩背掣痛,肢节麻木,肤腠瘙痒,目眩晕耳鸣,已有数年,此属操持积劳,阳升,内风旋动,烁筋损液,古谓壮火食气,皆阳气之化,先拟清血分中热,继当养血熄其内风,安静勿劳,不致痿厥。

生地　玄参　天冬　丹参　犀角　羚羊角　连翘　竹叶心丸方　何首乌
生白芍　黑芝麻　冬桑叶　天冬　女贞子　茯神　青盐

《临证指南医案·卷一·肝风》

【赏析】

本案病机为阴虚血热,烦劳阳升,肝风内动。治宜凉血滋阴熄风。以生地、玄参滋阴凉血,配以白芍酸甘化阴以缓急。天冬滋肾清肝,犀角、竹叶、连翘清心透热,羚羊角凉肝熄风。丸方主以补阴养血,方用首乌、黑芝麻补血,白芍敛阴,女贞子、天冬滋阴凉血。桑叶疏散风热,清肝明目。佐青盐凉血明目。茯神安神,并引阳下行。

案 13

某(妪)　脉右虚左数,营液内耗,肝阳内风震动,心悸,眩晕少寐。
生地　阿胶　麦冬　白芍　小麦　茯神　炙草

《临证指南医案·卷一·肝风》

【赏析】

本案心肝阴血不足,营阴受损,而致心悸、失眠、眩晕,正如先生所说:

"心主血属营","营分受热则血液受劫,心神不安,夜甚无寐,……"。眩晕乃肝阳化风之象。治疗以生地、麦冬清心营之热,养营阴;白芍、阿胶内护真阴而外捍亢阳。炙甘草补心养营。以茯神、小麦养心安神。

案 14

某肝火夹痰上冒,头旋腿麻。

钩藤　茯苓　金石斛　桑叶　橘红　半夏曲

《未刻本叶氏医案》

【赏析】

本案为肝火夹痰上攻头目所致,所以用药以肝清火,燥痰湿为主。方用钩藤、桑叶、石斛清热,茯苓通降胃气,半夏、橘红化痰理气。

本病案病机关键为风痰上扰,治以平肝化痰熄风为法。

案 15

梁　木火体质,复加郁勃,肝阴愈耗,厥阳升腾,头晕目眩心悸。养肝熄风,一定至理。近日知饥少纳,漾漾欲呕,胃逆不降故也。先当泄木安胃为主。

桑叶一钱　钩藤三钱　远志三分　石菖蒲三分　半夏曲一钱　广皮白一钱半金斛一钱半　茯苓三钱

又　左脉弦,气撑至咽,心中惯惯,不知何由。乃阴耗阳亢之象,议养肝之体,清肝之用。

九孔石决明一具　钩藤一两　橘红一钱　抱木茯神三钱　鲜生地三钱　羚羊角八分　桑叶一钱半　黄甘菊一钱

《临证指南医案·卷一·肝风》

【赏析】

本案患者木火体质,头晕目眩心悸,纳差欲吐,为肝木犯胃,故以半夏曲、广皮白、茯苓化痰和胃，降逆止呕。石斛味甘、性微寒，入胃、肺、肾经，生津益胃、清热养阴、润肺益肾。桑叶味甘、苦，性寒，归肺、肝经，有疏风清肝、益金平木之功。远志苦泄热而辛散郁，能通肾气，上达于心，强志益智；菖蒲辛味散肝而芳香舒脾，能开心孔而利九窍，去湿除痰。钩藤味甘苦、性微寒，归肝经、心经，能清热平肝熄风。二诊见阳亢明显，故加石决明潜阳清热，羚羊角凉肝熄风，生地滋阴凉血。菊花除风热，益肝补阴，益金、水二脏，补水所以制火，益金所以平木，木平则风息，火降则热除。

案 16

某　此木火夹痰上胃，清阳被其蒙昧，头旋呕恶，莫作虚阳治。

竹茹　半夏　橘红　枳实　茯苓　川连

《未刻本叶氏医案》

【赏析】

肝郁化火，脾失健运，痰浊中阻，痰火上扰清窍，脑中清阳不升，则眩晕、呕恶，乃实证之眩晕，非虚证之眩晕。治宜清热化痰，降逆止呕。方用黄连温胆汤加减。竹茹清胃止呕，黄连清热泻火，半夏、橘红化痰止呕，枳实行气通滞，茯苓健脾渗湿。肝火既平，脾胃得安，则脑复清明，呕恶自除。

案 17

王（四五）　肝病犯胃，呕逆，口吐清涎，头晕，乳房痛，肢麻痹。

人参二两　茯苓二两　桂枝木七钱, 生　川楝子一两, 蒸　川连盐水炒, 七钱　乌梅一两半　当归一两半　生白芍一两半

《临证指南医案·卷四·呕吐》

【赏析】

依剂量判断，本案当用丸剂，因方中人参用至二两，汤剂自不宜。肝病犯胃，胃气上逆作呕，脾胃阳虚，寒湿内生，故口吐清涎。肝阳上扰清窍则

头晕，肝气郁滞则乳房痛，肝血亏虚则四肢麻痹。治宜平肝行气，健脾补血。方中人参、茯苓补脾益气，桂枝温阳化饮，当归、白芍补血，白芍尚可柔肝止痛，乌梅酸涩敛肝，川楝子疏肝行气止痛，黄连泻火降逆。

案 18

某 肝风犯胃呕逆眩晕。苦降酸泄和阳，佐微辛以通胃。

川连 黄芩 乌梅 白芍 半夏 姜汁

《临证指南医案·卷四·呕吐》

【赏析】

肝风犯胃，肝阳上亢致眩晕，胃气上逆致呕逆。治宜平肝和胃。方用乌梅酸泻肝热，白芍酸苦敛阴柔肝；黄连、黄芩苦寒泄降除热；半夏、姜汁辛温降逆，止呕和胃。本方辛苦酸并用，以泄肝和胃。

本案方由《伤寒论》半夏泻心汤加减化裁而来，半夏泻心汤组成：半夏半升（洗），黄芩、干姜、人参、甘草（炙）各三两，黄连一两，大枣十二枚（擘）。主治寒热错杂之痞证。生姜泻心汤即半夏泻心汤减干姜二两，加生姜四两而成。方中重用生姜，取其和胃降逆，宣散水气而消痞满，配合辛开苦降、补益脾胃之品，故能用治水热互结于中焦，脾胃升降失常所致的痞证。甘草泻心汤即半夏泻心汤加重炙甘草用量而成，方中重用炙甘草调中补虚，配合辛开苦降之品，故能用治胃气虚弱，寒热错杂所致的痞证。黄连汤即半夏泻心汤加黄连二两，并以黄芩易桂枝而成。本方证为上热下寒，上热则欲呕，下寒则腹痛，故用黄连清上热，干姜、桂枝温下寒，配合半夏和胃降逆，参、草、枣补虚缓急。全方温清并用，补泻兼施，使寒散热清，上下调和，升降复常，则腹痛呕吐自愈。综上诸方，或一二味之差，或药量有异，虽辛开苦降，寒热并调之旨不变，而其主治却各有侧重。正如王旭高所说："半夏泻心汤治寒热交结之痞，故苦辛平等；生姜泻心汤治水与热结之痞，故重用生姜以散水气；甘草泻心汤治胃虚气结之痞，故加重甘草以补中气而痞自除。"

余曾诊一女患者，36 岁。腹痛，里急后重，大便脓血 10 天，经西医抗炎治疗无效。余查其尚有下腹坠胀，形寒怕冷，不思饮食，精神疲倦，舌质红，苔白腻微黄，脉沉稍弦数。其证虚实互见，寒热夹杂。治宜寒热并投，虚实兼顾。予半夏泻心汤加味：半夏 12g，黄芩 10g，黄连 10g，厚朴 10g，党参 9g，干姜 9g，大枣 6 枚，肉桂 6g，木香 6g，炙甘草 6g。服 2 剂后痢止，续服 3 剂即愈。

案 19

某　左脉弦数，头重味酸肢冷，病后至此，乃脾阳困顿，木火顺乘，阳明少降使然。东垣谓补脾胃必先远肝木，良有以也。

人参　茯苓　黄连　新会皮　青皮　白术　半曲　白芍　生干姜

《未刻本叶氏医案》

【赏析】

病后复见左脉弦数、头重、味酸、肢冷，为脾阳不振，肝木乘土，胃浊不降，寒饮中阻所致。治宜平肝柔肝，健脾益胃，温中降逆。方以六君子汤（人参、白术、茯苓、甘草、陈皮、半夏）去甘草之壅滞，益气健脾，燥湿化痰，降逆止呕；干姜温中回阳；白芍平肝潜阳，柔肝止痛；青皮疏肝下气；黄连清肝降逆。

四、中风

案 1

程　脉濡无热，厥后右肢偏痿，口歪舌歪，声音不出，此阴风湿晦中于脾络，加以寒滞汤药，蔽其清阳，致清气无由展舒。法宗古人星附六君子汤益气，仍能攻风祛痰。若曰风中廉泉，乃任脉为病，于太阴脾络有间矣。（风湿中脾络）

人参　茯苓　新会皮　香附汁　南星姜汁炒　竹节白附子姜汁炒

《临证指南医案·卷一·中风》

【赏析】

诊脉濡无热，为中气虚衰，兼以前医过用寒凉之属，更伤阳气，脾阳虚衰失运，寒湿痰浊内聚，痰随气升，阻于肢体经络，经络失养，故肢体痿软，口舌歪斜，言语不出。即为"脾阳虚衰化生内风"，治痰必求于本，以补脾为要，其治法是温阳健脾，燥湿化痰，用六君子汤，方药偏于甘热，体现先生"甘味熄风"之法，培土生金以制风木，为治本；加香附、南星、白附子行气豁痰通络，为治标。

案2

唐（六六）　男子右属气虚，麻木一年。入春口眼歪斜，乃虚风内动。老年力衰，当时令之发泄，忌投风药，宜以固卫益气。

人参　黄芪　白术　炙草　广皮　归身　天麻　煨姜　南枣

《临证指南医案·卷一·中风》

【赏析】

东垣主张中风病以虚为病机，《医学发明·中风有三》中："《内经》曰人之气，以天地之疾风名之。故中风者，非外来风邪，乃本气病也。凡人年愈四旬，气衰者，多有此疾，壮岁之际，无有也"；东垣立论，因元气不足，则邪凑之，令人僵仆猝倒如风状。本患年老力衰，元气不足，虚风内动，治宜固卫益气。张景岳曰："若全无表邪寒热，而中气亏甚者，则升、柴大非所宜。盖升、柴之味兼苦寒，升、柴之性兼疏散，惟有邪者可因升而散之，若无邪大虚者，即纯用培补犹恐不及，再兼疏散，安望成功。"

故于补中益气中减去升麻柴胡二味；留益气固卫之功，为治根本；加天麻，甘辛，熄风止痉，平肝潜阳，祛风通络，为治标。治本为主，标本兼顾，病情可缓。

案3

陈（五九）　中络舌暗不言，痛自足起渐上，麻木腫胀，已属痼疾。参苓益气，兼养血络，仅堪保久。

人参　茯苓　白术　枸杞　当归　白芍　天麻　桑叶

《临证指南医案·卷一·中风》

【赏析】

《金匮要略·中风历节病脉证并治》："邪在于络，肌肤不仁；邪在于经，即重不胜；邪入于府，即不识人；邪入于脏，舌即难言，口吐涎。"患者初中络，现症见舌暗不语，足痛渐向上延，肢体麻木，腹胀，为络病日久，邪入经腑之象，如《灵枢·经始》云："久痛者，邪气入深"。故已经属于痼疾。

先生弟子华岫云按曰："先生发明内风，乃身中阳气之变动，肝为风脏，因精血衰耗。水不涵木，木少滋荣，故肝阳偏亢，内风时起。"归纳先生在内风证治疗上采取"滋液熄风、濡养营络、补阴潜阳"诸法。若病机由阴阳并损，则以温柔濡润之通补。本案正是选用益气养营，滋阴潜阳之方，本方用人参、茯苓、白术益气；当归、白芍滋养血络；枸杞滋水涵木；天麻、桑叶清肝熄风。

案4

包　老年隆冬暴中，乃阴阳失交本病。脉左大右濡，内风掀越，中阳已虚。第五日已更衣，神惫欲寐。宗王先生议，阳明厥阴主治法以候裁。

人参　茯苓　白蒺藜　炒半夏　炒杞子　甘菊

《临证指南医案·卷一·中风》

【赏析】

患者年老，寒冬突发中风，诊脉左大右濡。左手脉大，为肝风妄动之象；右手脉濡，为脾气虚衰之象。第五日，于大便后，现神倦欲寐，为中气虚而下陷之象。

先生认为：肝阳的潜藏，肝风的宁谧，"全靠肾水以涵之，血液以濡之，肺金清肃下降之令以平之，中宫敦阜之气以培之，则刚劲之质得为柔和之体，遂其条达畅茂之性。"本案患者肝旺脾虚，即"风木过动，中土受戕，不能御其所胜"。治宜健脾培中，养血濡肝，以制肝亢，平息肝风。

方用人参、茯苓、半夏三药合用健脾益气，燥湿化痰；枸杞养阴生血以养肝体；白蒺藜配甘菊清肝火、平肝阳、熄肝风。

案5

某 烦劳气泄，阳升巅顶，瞳神必胀，容色夺，目眶变，呼吸似乎下陷，若热气升，舌本必麻，即痰气阻咽。天暖风和必逸，乃血气因劳致虚。有藉乎天气之煦涵，《内经》云：劳者温之。取味甘气平，以补其阴阳血气。然痰气宿恙，勿以腻浊为准。

人参 白术 当归 枸杞子 茯苓 甘草 白芍 天麻 嫩钩藤 菊花炭 桂圆汁丸，午后服三钱。另早服虎潜丸四钱。

《三家医案合刻·叶天士医案》

【赏析】

先生云："热则真气泄越，虚则内风再旋。"烦劳易伤肝胃而动阳，阳动则内风起矣。肝失制约，肺失清肃，则见目胀、面赤、呼吸下陷不足以息；本有宿痰，肝风挟痰上犯舌咽，阻滞经络，则见舌本麻。每于春暖风逸之时，风阳开泄，再加劳力，则气血更虚，而"气血俱乏，内风泛越"，患者发为气虚风动挟痰之证。

先生选方用甘平之品，益气养血，达到培补中气，以制阳亢之用。方中人参、白术、茯苓、甘草补益脾胃，生化气血；当归、白芍补血柔肝；枸杞养阴涵阳；茯苓兼行水道，引阳下行；上药合用培土滋水，涵养肝阳，为治本；加天麻、钩藤、菊花清肝熄风，为治标；标本兼顾，则阴平阳秘。

另服虎潜丸，以方推测，患者当属年老肾亏之人，用虎潜丸育阴潜阳，配钩藤、菊花以"清上实下"。与前方配合，滋补肝肾，益气培中，以滋水涵木，培土荣木。

案6

某　内风，乃身中阳气之动变，甘酸之属宜之。

生地　阿胶　牡蛎　炙草　萸肉炭

《临证指南医案·卷一·肝风》

【赏析】

先生宗《内经》之旨，参以诸家之说，创立了"阳化内风"的著名理论。有关中风的病机认识，唐宋以前主要以"外风"学说为主，多以"内虚邪中"立论。至金元时期，李东垣认为"正气自虚"，刘河间主"心火暴盛"，朱丹溪主张"湿痰生热"。三家立论不同，但都偏于内因。其后明代医家张景岳又倡"非风"之说，提出"内伤积损"的论点。至清代，先生综合前人的观点，继承了"内风"的理论，又有自己的见解，创立了"阳化内风"说，提出肝风的病机为"身中阳气之动变"。

先生认为，虽然中风的病机演变与肝关系密切，但肝阳的潜藏，肝风的宁谧，"全靠肾水以涵之，血液以濡之，肺金清肃下降之令以平之，中宫敦阜之气以培之，则刚劲之质得为柔和之体，遂其条达畅茂之性"。一旦肾虚失荣，血虚失濡，肺失清肃，中土失培，皆可致肝失濡养，肝阳上亢，肝风内动。阳化内风的病因病机复杂多样，但总不离乎于肝。因肝为风木之脏，相火内寄，体阴用阳，其性刚，主动主升。故肝肾阴虚是其本，风阳上亢是其标，肝肾阴虚、阳化内风是中风的主要病机。临床上可见眩晕、震颤、抽搐、惊厥、肢麻、手足蠕动、口眼㖞斜、半身不遂或突然昏仆等症状。

先生治疗肝风的基本方法就是酸甘化阴。所谓酸甘化阴，就是以五味子、木瓜、芍药、乌梅、山萸肉等味之酸，生地、玄参、麦冬、沙参、石斛、阿胶、甘草、枸杞子等味之甘，来滋养肝肾之阴液，从而使阳和风熄。先生认为"以酸能柔阴"，"甘以缓其急"，"肝为刚脏，非柔润不能调和也"，此与《内经》"酸生肝"，"肝苦急，急食甘以缓之"是一脉相承的。牡蛎乃介类体沉味咸，配之以潜阳熄风。

叶案中经常用"六炭"，即血余炭、熟地黄炭、牛膝炭、枸杞子炭、菊花炭、山茱萸炭。其目的大致有三点：①加强补摄之力；②取止血之功；③减黏腻之性。本案用山萸肉炭应为①、③之意。

案7

章 形壮脉弦，肢麻，胸背气不和，头巅忽然刺痛，是情志内郁，气热烦蒸，肝胆木火变风，烁筋袭巅。若暴怒劳烦，有跌仆痱中之累。

人参 茯苓 半夏曲 木瓜 刺蒺藜 新会皮

《叶天士晚年方案真本》

【赏析】

形壮而脉弦、肢麻，是阴虚阳亢，肝阳化风之象。阳亢化热、化火，耗伤肝之精血，使筋不得濡养，故而肢体麻木。情志所伤，肝气郁结，气机不运，水液内停，郁久化火，炼液为痰，痰饮一旦形成，可随气流窜全身，外而经络、肌肤、筋骨，内而脏腑，全身各处，无处不到，从而产生各种不同的病变。《杂病源流犀烛·痰饮源流》说："其为物则流动不测，故其为害，上至巅顶，下至涌泉，随气升降，周身内外皆到，五脏六腑俱有。"痰湿阻滞气机，致气滞血瘀，故可出现胸背气不和，头巅忽然刺痛等症状。暴怒劳烦，可导致肝气升发太过，血随气逆，则有跌仆痱中的危险，《素问·生气通天论》说："阳气者，大怒则形气绝，而血菀于上，使人薄厥。"本案用治中法以补益胃气，运行中气，降逆泄浊。

处方中，人参补益胃气、茯苓通降胃气，真半曲辛开散结，化痰消痞，以陈皮理气。木瓜甘温入脾，能化湿和胃；味酸入肝，舒筋活络而缓挛急。

配伍刺蒺藜味苦降泄，主入肝经，平肝舒肝。

案8

朱（氏）上冬用温通奇经，带止经转，两月间，纳谷神安。今二月初二日，偶涉嗔忿，即麻痹、干呕、耳聋，随即昏迷如厥。诊脉寸强尺弱，食减少，口味淡，微汗。此厥阴之阳化风，乘阳明上犯，蒙昧清空，法当和阳益胃治之。

人参一钱　茯苓三钱　炒半夏一钱半　生白芍一钱　乌梅七分（肉）　小川连二分　淡生姜二分　广皮白一钱

此厥阴阳明药也。胃腑以通为补，故主之以大半夏汤。热拥于上，故少佐姜连以泻心。肝为刚脏，参入白芍、乌梅以柔之也。

又，三月初五日，经水不止，腹中微痛，右胁蠕蠕而动，皆阳明脉络空虚，冲任无贮，当与通补入络。

人参一钱　当归二钱　茺蔚子二钱　香附醋炒，一钱　茯苓三钱　小茴一钱　生杜仲二钱

又，照方去茺蔚、杜仲，加白芍、官桂。

《临证指南医案·卷三·木乘土》

【赏析】

本案三诊，说理明晰。初诊，患者因嗔怒致病，肝风内扰，乘犯脾胃，痰浊上蒙清窍，出现中风证候，治宜平肝和胃。方中乌梅、白芍酸泻肝火，柔肝止痛；黄连苦寒清热降逆；半夏、陈皮燥湿化痰，降逆止呕；生姜和胃；人参补气；茯苓健脾渗湿。辛、苦、酸、甘，平肝和胃健脾。二诊患者阳明血脉空虚，冲任血少，经水不能如期而至，寒凝血瘀腹中微痛，肝气强右胁掣痛，治宜清肝补血通络。方中人参、茯苓健脾补气；当归补血、活血；杜仲补肝肾；小茴香散寒止腹痛；香附、茺蔚子疏肝清肝，活血调经止痛。三诊方中，人参、茯苓、当归、白芍补气血，官桂、小茴香、香附散寒温经

止痛。

案 9

凌　交节病变，总是虚证，目泛舌强，脊背不舒，溲淋便涩，皆肾液不营，肝风乃张，当宗河间浊药轻服，名曰饮子。

熟地五钱　咸苁蓉八钱　炒杞子三钱　麦冬二钱　云苓一钱半　川石斛三钱
生沙苑一钱　石菖蒲一钱　远志肉四分　饮子煎法。

《临证指南医案·卷一·肝风》

【赏析】

季节交替之时原有症状加重乃为交节病变。先生认为交节病变乃脏腑虚弱，不耐天气升降所致。目泛舌强，脊背不舒，溲淋便涩，乃肝肾阴亏，筋骨诸窍失养所致。因肝藏血主筋，开窍于目；肾藏精主骨，司二便开合。肝肾居下焦，当以重浊滋腻以填之，又恐脾胃虚弱不耐滋补，故采取煎好以后作茶饮之法，少量频服。方宗刘河间地黄饮子化裁。熟地、肉苁蓉、枸杞子、石斛、沙苑子滋补肝肾，石斛与麦冬相配养胃阴清虚热。枸杞子、石斛、沙苑子明目，石斛还可益筋。茯苓健脾渗湿，安神，引阳下行；石菖蒲、远志化痰通络安神。

案 10

包（妪）右太阳痛甚，牙关紧闭，环口牵动，咽喉如有物阻，乃阳升化风，肝病上犯阳络，大便欲闭，议用：

龙荟丸，每服二钱。

又，肝风阻窍，脉象模糊，有外脱之危，今牙关紧，咽痹不纳汤水，虽有方药，难以通关，当刮指甲末，略以温汤调灌，倘得关开，再议他法，另以苏合香擦牙。

《临证指南医案·卷一·肝风》

【赏析】

本案因肝阳化风，上犯阳络导致右太阳痛甚，牙关紧闭，环口牵动，咽喉如有物阻，当属实证，治宜清泻肝火。又因大便闭故需通便。

《中国药典》记载，当归龙荟丸由当归（酒炒）100g、龙胆（酒炒）100g、芦荟50g、青黛50g、栀子100g、黄连（酒炒）100g、黄芩（酒炒）100g、黄柏（盐炒）100g、大黄（酒炒）50g、木香25g、麝香5g共十一味组成。除麝香外，将其余十味粉碎成细粉，将麝香研细，与上述粉末配研，过筛，混匀，用水泛丸，低温干燥，即得，有泻火通便之功，可用于肝胆火旺，心烦不宁，头晕目眩，耳鸣耳聋，胁肋疼痛，脘腹胀痛，大便秘结诸症。刚好与本案合拍。

二诊，肝风阻窍，有内闭外脱之虑，先生以指甲刮末作为引经药配合苏合香丸以通心开窍。因指甲为筋之余，入肝经，有疏肝熄风之效。

案11

陈　夏季阳气暴升，烦劳扰动，致内风上阻清窍，口歪舌强，呵欠，机窍阻痹不灵，脉数，舌胎。忌投温散，乃司气所致，非表邪为病也。

犀角　羚羊角　郁金　菖蒲　胆星　钩藤　连翘　橘红　竹沥　姜汁

又，清络得效，火风无疑，忌投刚燥。

犀角　羚羊　郁金　菖蒲　连翘　生地　玄参　广皮　竹沥　姜汁

又，脉数面赤，肝风尚动，宜和阳熄风。

鲜生地　玄参　羚羊角　连翘　菖蒲根　鲜银花　麦冬

《临证指南医案·卷一·肝风》

【赏析】

夏季阳气浮盛于外，并向上升，加上"阳气者，烦劳则张"导致内风上阻清窍，此即所谓"乃司气所致，非表邪为病也"。口喎舌强，呵欠，机窍阻痹不灵，脉数，舌上厚胎，乃痰热阻络所致。钩藤、羚羊角凉肝熄风，连翘、犀角清心凉血，郁金、菖蒲、胆星、橘红、竹沥、姜汁，清热祛痰通络。二诊见效，火风无疑，忌投刚燥，故减去胆南星、钩藤，加生地、玄参阴柔之品以滋阴降火。三诊面赤脉数是火盛，故加银花、麦冬清心滋阴泻火。

案 12

汪　如寐舌喑，面赤亮，汗出，未病前一日，顿食面颇多，病来仓猝，乃少阴肾脏阴阳不续，厥阴肝风突起，以致精神冒昧，今七八日来，声音不出，乃机窍不灵，治法以固护正气为主，宣利上焦痰热佐之，若地冬养阴，阴未骤生，徒使壅滞在脘，急则治标，古有诸矣，挨过十四十五日，冀有转机。

人参　半夏　茯苓　石菖蒲　竹沥　姜汁

《临证指南医案·卷一·肝风》

【赏析】

本案因一餐食面颇多，次日中风，出现神昏不语、面赤亮、汗出，当为痰热阻窍。先生认为治若单纯用生地、麦冬养阴，阴未骤生，徒使壅滞在脘，故急则治标，治以宣利上焦痰热，同时以人参顾护正气。方中茯苓、半夏化痰通降胃气，石菖蒲、竹沥、姜汁清热、豁痰开窍。生姜汁辛散，善豁痰利窍通神明，还可与竹沥起协同作用，加强消痰利窍之力。

案 13

赵明远　张石顽治春榜赵明远，平时六脉微弱，己酉九月，患类中风，经岁不瘥。邀石顽诊之，其左手三部弦大而坚，知为肾脏阴伤，壮火食气之候，且人迎斜内向寸，又为三阳经满溢，入阳维之脉，是不能无巅仆不仁之虞。右手三部浮缓，而气口以上微滑，乃痰沫壅塞于膈之象。以清阳之位，而为痰气占据，未免侵溃心主，是以神识不清，语言错误也。或者以其神识不清，语言错误，口角常有微涎，目睛恒不易转，以为邪滞经络，而用祛风导痰之药，殊不知此本肾气不能上通于心，心脏虚热生风之症，良非燥药所宜，或者以其小便清利倍常，以为肾虚，而用八味壮水之剂，殊不知此症虽虚，而虚阳伏于肝脏，所以阳事易举，饮食易饥，又非益火消阴药所宜。或者以其向患休息久痢，大便后常有淡红渍沫，而用补中益气，殊不知脾气陷于下焦者可用升举之法，此阴血久利之余疾，有何清气在下可升发乎？若用升柴，升动肝肾虚阳，鼓激膈上痰饮，能保其不为喘胀逆满之患乎？是升举药，不宜轻服也。今举河间地黄饮子助其肾，通其心，一举而两得之，但不能薄滋味，远房室，则药虽应病，终无益于治疗也。惟智者善为调摄为第一义。

熟地　巴戟天　苁蓉　山萸肉　茯苓　薄荷　淡熟川附　肉桂　五味子麦冬　川石斛　远志　鲜石菖蒲

《未刻本叶氏医案》

【赏析】

张石顽，清初医学家。名璐，字路玉，号石顽老人。长洲（今江苏吴县）人。张氏是清初三大家之一，业医六十余年，堪称一代宗师，临床经验极其丰富。所著《张氏医通》记述了石顽论治疾病的丰富经验及其医学理论上的造诣，虽卷帙浩繁，而叙述条理清晰，系统具体，为医家案头必备之工具书。先生曾师从张璐，此案应为侍诊记录。

本案患者平素六脉微弱，知为阳虚体质，中风后左脉弦大而紧，应为"肾阳虚"、"虚阳伏于肝脏"；右手三部浮缓，而气口以上微滑，痰沫壅塞于膈、侵渍心主。总由肾气不能上通于心，心脏虚热生风所致。症见：神识不清，语言错误，口角常有微涎，目睛恒不易转，小便清利倍常，阳事易举，饮食易饥，向患休息久痢，大便后常有淡红渍沫。治疗方面：一不可祛风导痰：此本肾气不能上通于心，心脏虚热生风之证，良非燥药所宜；二不可以为肾虚，而用八味壮水之剂：此证虽虚，而虚阳伏于肝脏，非益火消阴药所宜；三不可补中益气：此阴血不足之久利便中带血，无清气在下可升发，若用升柴，升动肝肾虚阳，鼓激膈上痰饮，可为喘胀逆满之患。是以升举药，不宜轻服也；四只宜河间地黄饮子助其肾，通其心，一举而两得之，同时需禁油腻厚味，远房室，善为调摄为第一义。

方中熟地补水，麦冬补肺生水；附子宣通心阳，肉桂通阳化饮；巴戟天、肉苁蓉温肾而不燥烈；石菖蒲、远志交通心肾，化痰开窍；石斛清热滋阴，山萸肉、五味子补肝泻肝；茯苓引阳下行；薄荷清热散风兼疏肝。

本案病机分析透彻，治疗分析条理清晰，说理详尽，治疗上有"三不可"，同时指出八味丸、补中益气汤与地黄饮子适应证之异同，值得深思和学习者用心揣摩。

五、厥病

案1

沈　冲气左升，当镇肝摄肾。

地黄　阿胶　萸肉　淡菜　茯苓

《临证指南医案·卷一·肝风》

【赏析】

《素问·刺禁论》："肝生于左，肺藏于右。"肝属木主生发，肺属金主肃降。二者一升一降，共同调节着气机的运行。王冰原注说："肝象木，主于春，春阳发生，故生于左也；肺象金，主于秋，秋阴收杀，故藏于右也。"肝司冲脉，肝肾阴血不足，致冲气由左侧上升，故以地黄、阿胶、山萸肉酸甘化阴补肝肾，养阴敛阳。淡菜也叫壳菜、青口或海虹，是贻贝科动物的贝肉，味咸、性温，无毒，入肝、肾经，可补肾益精、调肝养血以熄风。茯苓为淡渗之味引阳下行。

案2

丁（四三）　因萦思扰动五志之阳,阳化内风，变幻不已，夫阳动莫制，皆脏阴少藏，自觉上实下虚，法当介以潜之，酸以收之，味厚以填之，偏寒偏热，乌能治情志中病。

熟地　萸肉　五味　磁石　茯神　青盐　鳖甲胶　龟板胶　即溶胶为丸

《临证指南医案·卷一·肝风》

【赏析】

本案乃内伤七情导致阳动莫制，且肝火不著。所谓上实，即指风阳上扰巅顶，证见头痛、眩晕、耳鸣、升火、目痛、急躁易怒、甚则晕厥等；所谓下虚，即下焦肝肾精血亏虚，多表现为"肢痿乏力步趋"、"腰膝酸软"、"骨中刺痛"或血虚肝风窜络而见肢麻、偏枯、手足蠕动、瘛疭等象。治疗不外乎介以潜之，酸以收之，味厚以填之。熟地、萸肉、五味子酸甘化阴，滋阴敛阳；鳖甲、龟板血肉有情之品，厚味填精，滋阴潜阳；磁石收摄浮阳；茯神安神，引阳下行；青盐是指青海产的盐，性味咸寒，能凉血明目，且咸入肾，有引药归经，入下元之功。溶胶为丸，以缓图之。

先生"介以潜之"之法当源于《素问·至真要大论》："热淫于内，治以咸寒，佐以甘苦，以酸收之，以苦发之。"热属火之气，肝风肝阳亦为火之化，胜火当以水之气味，故治以咸寒，咸为水之味，寒为水之气。同时佐以土味之甘防咸之太过，佐苦味给热邪以出路，君臣佐使，环环相扣。

案 3

王（氏）　神呆不语，心热烦躁，因惊而后，经水即下，肉膜刺痛，时微痞，头即摇。肝风内动，变痉厥之象。

小川连　黄芩　阿胶　牡蛎　秦皮

《临证指南医案·卷一·肝风》

【赏析】

神呆不语，心热烦躁，肉膜刺痛，时微痞，头即摇是痉厥之先兆，由肝阳升腾所致。《素问·举痛论》："惊则气乱……惊则心无所倚，神无所归，虑无所定，故气乱矣。"因惊而后，经水即下故血去，血去则阳升。钱仲阳云："肝有风……，得心热则搐。"治疗既要滋养阴血而熄风，又要清心热。黄连、黄芩苦寒，能清心、肝胆之热。阿胶滋阴补血，牡蛎滋阴潜阳。秦皮性味苦寒，色青，性涩，归肝、胆、大肠经，因苦寒而能清肝明目，性涩能补肝胆而益肾。

案4

曹（氏）离愁菀结，都系情志中自病。恰逢冬温，阳气不潜，初交春令，阳已勃然，变化内风，游行扰络，阳但上冒，阴不下吸，清窍为蒙，状如中厥，舌喑不言。刘河间谓：将息失宜，火盛水衰，风自内起，其实阴虚阳亢为病也。既不按法论病设治，至惊蛰雷鸣，身即汗泄，春分气暖，而昼夜寤不肯寐，甚至焦烦，迥异于平时，何一非阳气独激使然耶？夫肝风内扰，阳明最当其冲犯，病中暴食，以内风消烁，求助于食。今胃脉不复，气愈不振，不司束筋骨以利机关，致鼻准光亮，肌肉浮肿。考古人虚风，首推候氏黑散，务以填实肠胃空隙，庶几内风可息。奈何医者，不曰清火豁痰，即曰腻补，或杂风药。内因之恙，岂有形质可攻？偏寒偏热，皆非至理。

生牡蛎　生白芍　炒生地　菊花炭　炙甘草　南枣肉

《临证指南医案·卷一·肝风》

【赏析】

本案因情志内因致病，加之恰逢冬春之交，气候温暖，阳亢不潜，化为内风，以致肝阳化风扰胃。因反复失治、误治，导致阳明大虚。治宜虚则补之，不可偏寒、偏热以攻之。牡蛎体沉味咸，佐以白芍之酸，水生木也；地黄微苦，菊微辛，从火炒变为苦味，肺金清肃下降之令以平之；益以甘草、大枣之甘，充养阳明，土培木也。

案5

肝阳化风为厥，肾液下衰，水不生木，而藏纳失职，此壮盛年岁，已有下虚上实之象。大意养肾主以温润，治肝须得清凉，乃仿复方之法。

大熟地　茯苓　远志　苁蓉　鹿茸　柏子仁　补骨脂　怀牛膝　黄柏
天冬

精羊肉煮烂捣为丸。

《临证指南医案·卷一·肝风》

【赏析】

养肾主以温润：温润与温燥相对，叶案中多见甘咸甘寒养阴之中伍用甘温，如肉苁蓉、枸杞子、巴戟、虎骨、羊肉、鹿胶、沙苑、菟丝子等。其用意大致如下：①肾藏龙火，少佐温药以导龙入海，复其水火相济。②阴阳并补，或阳中求阴。因阴虚阳动，多见于中老年人。③温下以益中，助中焦生化，补而不滞。因身心过用，相火妄动，壮火食气，温煦阳和之气几绝，需温养以栽培。④阴阳比和、阴升阳降。"阴中百脉之气，自足至巅，起自涌泉，以少阴之脉始此"，非温通肾阳，阴中百脉之气何以升滋？且必得中焦清阳为之旋转，此升降之中务使阳和就阴。今之医徒以滋阴重镇，非万全之法。

治肝须得清凉：因肝体阴而用阳，肝体宜滋，就内风而言，先生主用甘寒、酸甘以滋其体，如归、芍、二地、二冬、阿胶、龟板、黑芝麻、石斛、女贞、旱莲、小麦等；肝用宜泄，就内风而言，急则治标时宜宣泄、凉泄，或少佐介类重镇且忌重镇刚燥之品，疏泄、辛泄、苦泄少用或基本不单独使用。酸泄，如乌梅、白芍、木瓜等；宣泄如桑叶、钩藤、菊花、刺蒺藜、荷叶等；凉泄，如羚羊角、丹皮、玄参、犀角等；镇泄，如牡蛎、天麻、黑豆皮、磁石等，总以"凉"和其体用，复其条达之性、平其刚劲变乱为准则。

本案为肾虚水不生木而致肝阳化风为厥，从用药看有鹿茸、羊肉等血肉有情之品，说明本案非一般肾阴不足，而应有精亏之象。

第五节 肾系病

一、癃闭

尾闾尻骨先痛，继以溲溺淋闭，兼有瘀血。夫督脉部位，隶于太阳脉络，气坠频溺，点滴不爽，分利清热愈痛。古贤每以柔剂温药，升任督之气。按经旨以治病，谅无误矣。

鹿茸　当归头　淡苁蓉　巴戟　枸杞　沙蒺藜

《三家医案合刻·叶天士医案》

【赏析】

患者尾闾尻骨先痛，并发展至小便淋漓不畅，瘀血夹杂于中。先生认为，既然督任二脉与太阳膀胱经脉相通，病见气坠尿频可用升举督任，柔润温阳法，方中鹿茸温补督、任两经，肉苁蓉、巴戟天补益肝肾，当归养血，枸杞子、沙蒺藜补血升阳。以方测症，患者脉沉或涩，形寒舌暗淡可见。

二、遗精

案1

惊自外触，恐自内起。《内经》论惊必伤肝、恐则伤肾。丹溪谓上升之气多从肝出，谓厥阳暴升莫制，则气塞于上。阴不上承，即天地不能交泰，而为痞塞。至于梦扰筋缩，乃精气不能护神，神无所依。用药当镇其怯，益其虚，渐引道以致二气之交合。是为医之能事。

妙香散

《三家医案合刻·叶天士医案》

【赏析】

先生云："下元水亏，风木内震。肝肾虚，多惊恐，非实热痰火可攻劫者。"《内经》论惊必伤肝，致肝气暴升无制，则相火妄动；恐则伤肾，致肾精不固，亏损于下。暴升之肝气郁滞于上，气道不通，阴精无法上承，不能相交于心之君火，则见精不养神，神无所依之梦扰筋缩之象。选方养阴涩精，镇惊安神之品，以交通心肾，引相归元。方用妙香散。

《医方集解》论述妙香散："此手足少阴药也。心，君火也，君火一动，相火随之，相火寄于肝肾。肾之阴虚，则精不藏。肝之阳强则气不固，故精脱而成梦矣。山药益阴清热，兼能涩精，故以为君；人参、黄芪所以固其气，远志、二茯所以宁其神，神宁气固，则精自守其位矣，且茯苓下行利水，又以泄肾中之邪火也；桔梗清肺散滞；木香疏肝和脾；丹砂镇心安神，麝香通窍解郁，二药又能辟邪，亦所以治其邪感也；加甘草者，用于交和于中也。是方不用固涩之剂，但安神正气，使精与神气相依而自固矣。以安神利气，故亦治惊悸郁结。"

案2

任脉、督脉分行乎身之前后，自觉热蒸，不梦自遗，皆奇经虚也。辛温药颇效，六味加五味子不应，方药仅仅达下，未能约束奇经，议用聚精固摄之法。

桑螵蛸　龟板　芡实　沙蒺藜　线鱼胶　胡连　龙骨　金樱子　覆盆子

《三家医案合刻·叶天士医案》

【赏析】

患者骨蒸潮热，无梦遗精，先生认为属奇经亏虚，用温补肾经药有效，但因未用收涩固本药，故仅能振奋阳气，走而不守，故疗效不显。先生仍守温补奇经，收涩固本法。处方：桑螵蛸、金樱子、沙蒺藜、覆盆子、鱼胶、芡实收摄固肾，鱼胶、龙骨滋阴潜阳，佐胡黄连清透虚热。

案3

赵（二十三岁）　当年厥症，用填精固摄乃愈。知少壮情念内萌，阴火突起，乱其神明。今夏热，食减厥发，继而淋浊，热入阴伤，苟不绝欲，未必见效。

人参　茯苓　扁豆　炙草　炒麦冬　川石斛

《叶天士晚年方案真本》

【赏析】

对于本病的病机，巢元方《诸病源候论·虚劳溢精见闻精出候》载："肾气虚弱，故精溢也。见闻感触，则动肾气。肾藏精，今虚弱不能制精，故因见闻而精溢也。"肝肾内寄相火，相火因肾精的涵育而守位听命，其系上属于心。少年气盛，情动于中，或心有恋慕，所欲不随，皆令心动神摇，君相火旺，本案原来即有下元亏损之厥症，相火妄动则易于发病。当下因为夏热损耗脾胃气阴，湿热内生，下扰精室，引起淋浊，明·王肯堂《证治准绳·淋浊·遗精门》云"淋病之因……大纲有二：曰湿，曰热。……淋病必由热甚生湿，湿生则水液混浊，凝结而为淋"所指的就是这种情况。因胃为"水谷气血之海"，脾胃化生的精微物质转输于肾，则可充养肾所藏的先天之精，故治疗上先生以治中法补益胃气，则肾阴自可得以充养健旺，厥阴木火自熄。

人参补益胃气，茯苓渗湿泄浊、通降阳明，扁豆补胃健脾、化湿和中，石斛、麦冬益胃生津，炙草补中益气，调和诸药。又精之藏制虽在肾，但精之主宰则在心，心为君主之官，主神明，性欲之萌动，精液之蓄泄，无不听命于心。清·尤怡《金匮翼·梦遗滑精》也说："动于心者，神摇于上，则遗精于下也"，故先生又说"苟不绝欲，未必见效"。

案4

程舜文令郎　男子思念未遂，阴火内燔，五液日夺，但孤阳升腾，熏蒸上窍，已失交泰之义，此非外来之症。凡阴精残惫，务在胃旺，纳谷生阴。今咽喉耳鼻诸窍，久遭阴火之逼，寒凉清解，仅调六气中之火，而脏真阴火，乃闪电迅速莫遏，清凉必不却病。良由精血内空，草木药饵，不能生精充液耳。

猪脊髓　阿胶　川斛　天冬　生地

《叶氏医案存真》

【赏析】

本案因男子思念未遂导致肾阴不足、相火妄动的水火既济失调之证，虚火上炎，导致咽喉耳鼻诸窍不适。疑有反复遗精，导致肾精亏虚。治疗宜填补真阴为主，不可一派清凉，应务在胃旺，纳谷生阴。方中猪脊髓、阿胶乃血肉有情之品，能补肝血、填肾；川斛、天冬、生地甘寒能滋阴清热。本案禁用苦寒，恐苦寒败胃，且化燥伤阴。

案5

脉数多遗，脊痠腰坠，此督任失固，非通不能入脉，非涩无以填精，色苍形瘦，不宜温补。

熟地　牡蛎　远志　五花龙骨　五味　茯苓　芡实　山药　羊肾脊髓

《叶氏医案存真》

【赏析】

本案与上案相比，病机相似，因其具有脊酸腰坠，故为阴虚精亏已累及奇经，督任失固，且虚火上炎之症不明显。治宜通、涩兼顾。羊肾、羊脊髓为血肉有情之品，补肾填精益髓，熟地补肾益精，五味子、芡实、山药涩精止遗。远志交通心肾，牡蛎、龙骨镇冲摄遗，茯苓安神、引阳下行。

先生对奇经理论研究颇有心得，开拓了奇经论治的新领域：①理论上阐明奇经和脏腑关系密切：奇经在生理上有收摄精气，调节正经气血，维续、护卫、包举形骸的作用；在病理上，凡肝肾脾胃等脏腑之病，久虚不复，精血亏损，都必然影响奇经。②辨治奇经病证，应分清虚实。③在治法上提出，无论补虚治实，均采用"通因"一法。他说："奇经为病，通因一法，为古圣贤之定例。"④治疗遗精，以协调冲任，通摄相济为法。先生认为遗精与奇脉不和、冲任受损密切相关。冲任为病，不单指妇科，与男性疾病亦紧密相关，冲任不和，固摄失司，亦可发生遗泄。如《叶案存真》中指出："任主一身之阴，任脉不固，可成遗精，任脉为病，男子七疝，女子带下。"在《临证指南医案》中谓："血海者，即冲脉也，男子藏精，女子系胞。"

案6

许（常熟）　奔驰劳动摇精，精腐溺浊，继出血筋，真阴大泄于下，胸痞不知饥，腹中鸣响攻动，乃清阳结闭于上。此皆不知阴阳虚实（精实），但以淡渗凉降，反伤胃中之阳。

茯苓　炙甘草　煨熟广木香　人参　茯神　益智仁　生谷芽　新会皮

《叶天士晚年方案真本》

【赏析】

本案过劳伤阴，阴虚于下，相火偏亢，阴虚阳冒，扰动精室、阴血，故"精腐溺浊，继出血筋"，急当救阴，但因误用淡渗凉降之品，反而导致胃阳大伤。胃阳亏虚，运化无力，降纳腐熟失职，饮食不化，故胸痞不知饥；胃阳亏虚，阴寒内生，与饮食物相混，阻碍中焦气机，致清阳结闭于上，寒湿混杂于肠道，故腹中鸣响攻动。补阴既然不可，用温阳药物又使阴液更伤，遂改用治中法补益胃气为主，胃居中焦，以降为和，与脾同为中焦气机升降之枢纽，胃气运行，自然阳升阴降，血淋可愈。

方用人参补益胃气，茯苓渗湿、通降胃气，益智仁温复中阳，炙甘草善入中焦，补脾胃之气，木香煨用，可行气、实肠，谷芽消食和中，陈皮理气泄浊。真阴亏于下，不能上济心火，可致心神不安、心悸、失眠等，故又加茯神宁心安神。

三、耳聋

胡　久病耳聋，微呛，喉中不甚清爽，是阴不上承，阳挟内风，得以上侮清空诸窍。大凡肝肾宜润宜凉，龙相宁，则水源生矣。

人参一钱，秋石一分化水拌烘干同煎　鲜生地三钱　阿胶一钱　淡菜三钱　白芍一钱　茯神一钱半

又，阴虚液耗，风动阳升，虽诸恙皆减，两旬外大便不通，断勿欲速，惟静药补润为宜，照前方去白芍，加柏子仁。

又，大便两次颇逸，全赖静药益阴之力，第纳食未旺，议与胃药。

人参　茯神　炒麦冬　炙甘草　生谷芽　南枣

又，缓肝益胃。

人参　茯神　生谷芽　炙甘草　木瓜　南枣

《临证指南医案·卷一·肝风》

【赏析】

久病及肾，肾精亏虚，耳窍失养故耳聋；病人时有微呛，先生认为是阴不上承，阳挟内风，上侮清空诸窍，少阴咽喉不利所致。人参补气健脾；生地取鲜品以滋阴生津、凉血而不滋腻碍胃，配以白芍酸甘化阴；阿胶、淡菜血肉有情之品可补肾益精、调肝养血以熄风；茯神安神并引阳下行。

二诊诸症减轻，但大便不通已久，不可急下猛攻，恐劫夺津液，宜润肠通便，去白芍之酸敛，加柏子仁以润肠安神。

三诊大便已通，但胃纳欠佳，故减去阴柔之品，加谷芽消食开胃，又加甘草、大枣以健中，麦冬养胃阴以润燥。

四诊再加木瓜酸甘化阴以缓肝益胃，去麦冬以防滋腻碍胃。

本案因挟内风，欲用参以补之，又恐其燥热之性难治，故用秋石咸温之性以制人参。《本草通玄》中记载："愚谓肺家本经有火，右手独见实脉者，不可骤用。即不得已用之，必须咸水焙过，秋石更良。"可为佐证。

四、滑精

徐（二十六岁）　少年读书久坐，心阳亢坠，皆令肾伤。医药乱治，胃

伤虚里，胀闷吐水，而滑精未已，乃无形交损。

人参　抱木茯神　远志　茯苓　益智仁　砂仁壳　青花龙骨　炙草

《叶天士晚年方案真本》

【赏析】

少年读书久坐，劳思太过，则心阳独亢，心阴被灼，心火不能下交于肾，肾水不能上济于心，心肾不交，水亏火旺，扰动精室，且久坐伤气，肾气虚损，不能藏精，故而滑精。庸医误治，本症未愈，复伤脾胃，运化失职，致胀闷吐水。本案也用治中法补益胃气，中气运行，水火既济，心肾可交，诸症可愈。

人参补气滋阴，茯神、远志宁心安神、交通心肾，茯苓通降胃气，砂仁壳、益智仁温中化湿、行气开胃，龙骨益肾潜阳、收敛固涩，甘草补气，兼可调和诸药。

五、阳痿

朱（四一）久泻无有不伤肾者，食减不化，阳不用事。八味肾气乃从阴引阳，宜乎少效，议与升阳。

鹿茸　人参　阳起石　茯苓　炮附子　淡干姜

又　久泻必从脾肾主治，但痛利必有黏积，小溲短缩不爽。温补不应，议通腑气。

厚朴　广皮　茯苓　猪苓　泽泻　川连　煨木香　炒山楂　炒神曲

《临证指南医案·卷六·泄泻》

【赏析】

本案因久泻导致食减不化，阳不用事。"阳不用事"应指阳痿，这类病人不但久泻不止，还有阳痿的表现，显然为脾肾阳虚。脾主运化水湿，脾健则体内的水湿得以制约，不致水湿下泄而为腹泻。"肾阳虚衰，则脾不得温煦"。前医治以金匮肾气丸，效果不是很明显，故先生予以补奇经升阳。所谓升阳即指补肾中择其升阳者。常见的有鹿茸、附子、茴香、菟丝子等。方中人参、茯苓、炮附子、干姜补虚回阳，温中散寒。鹿茸、阳起石温补肾阳以起痿。

二诊温补无效，且有腹痛泻利夹黏积，小溲短缩不爽之症，乃知误用辛热药物后导致湿滞热伏，且夹积滞，故改用通腑气之法，即祛湿清热，消食导滞。以厚朴、陈皮、木香理气除湿，茯苓、猪苓、泽泻淡渗利湿，黄连苦寒清热燥湿解毒，山楂、神曲消积化滞。

六、水肿

案1

顾　脾肾瘕泄，腹膨肢肿，久病大虚。议通补中下之阳。

人参　川熟附　茯苓　泽泻　炒黄干姜

《未刻本叶氏医案》

【赏析】

脾为后天之本，肾为先天之本，在病理上相互影响。肾阳不足，不能温煦脾阳，使脾阳不振，或脾阳久虚，进而损及肾阳，引起肾阳亦虚，二者最终均可导致脾肾阳虚。若脾肾阳虚，脾失健运，则水反为湿，谷反为滞，水谷不化，而生泄泻；若脾虚不能制水而反克，肾虚水无所主而妄行，则水液潴留，泛滥为患，出现水肿、小便不利等。此案腹胀、肢肿为阳气大虚，水液潴留、泛滥所致。人参、附子、干姜为四逆汤去甘草而成，干姜、附子大辛大热回阳，因阴寒特盛，阳气大虚，故不用甘缓之甘草，以免缓和姜、附的作用；茯苓、泽泻利水消肿。

案2

某　左脉弦大空虚，右脉虚软涩滞，能食不能运，便溏跗肿，此系积劳伤阳。壮岁经年不复，当作虚症，宜补脾肾治。

人参　于术　茯苓　煨益智　淡附子　白芍　甘草　干姜　胡芦巴

《叶氏医案存真·卷三》

【赏析】

本案能食不运，便溏跗肿，左右脉虚软而涩。虽在壮年应作脾肾阳虚论治。方以附子理中汤温补脾肾，四君子汤健脾益气，佐以益智仁，胡芦巴温肾壮阳化湿。脉大虚软，阴血略有不充，以白芍养阴和营。

案3

杨　脉沉小弦，中年已后，阳气不足，痰饮水寒，皆令逆趋，致运纳失和，渐有胀满浮肿。法以辛温宣通，以本病属脾胃耳。

人参一钱　茯苓三钱　白芍一钱半　淡附子一钱　姜汁三分调

《临证指南医案·卷三·肿胀》

【赏析】

本案症见腹满浮肿，脉沉小弦。察舌应有舌淡苔白之见症，此脾肾阳气不足而导致的水湿泛溢证，方用真武汤去白术之壅滞，加人参助真武汤温阳利水，并通补胃气。

案4

某　脉微而迟，色衰萎黄。凡阳气不足，久利久泻，穷必伤肾。今浮肿渐起，目下是水失火而败。若非暖下，徒见泄泻有红，为脾胃湿热，必至中满败坏。

熟地炭　淡附子　茯苓　车前子　生茅术　干姜

《三家医案合刻·叶天士医案》

【赏析】

本案为久泄脾损及肾。浮肿为脾肾阳虚；久泄且便血，为湿热损及肠络，显见阳损及阴。方中以附子、干姜回阳散寒，苍术化湿，熟地补阴养血，茯苓、车前子健脾利水消肿。归、地、姜、附并用为张景岳之法，此法为脾肾阴阳双补之法，后世多效仿。

第六节　外感热病

一、风温

案1

吴　冬月伏邪，入春病自里发，里邪原无发散之理，更误于禁绝水谷，徒以芩、连、枳、朴，希图清火消食以退其热，殊不知胃汁受劫，肝风掀动，变幻痉厥危疴，视诊舌绛、鼻窍煤黑、肌肤甲错干燥、渴欲饮水、心中疼热，何一非肝肾阴液之尽，引水自救，凡阳内烁，躁乱如狂，皆缘医者未曾晓得温邪从阴，里热为病，清热必以存阴为务耳。今延及一月，五液告涸，病情未为稳当，所持童真，食谷多岁，钱氏谓幼科易虚易实，望其有生机而已。

阿胶　生地　天冬　川石斛　鸡子黄　元参心

又，咸润颇安，其热邪深入至阴之地，古云热深厥深，内涸若此，阴液何以上承，虑其疬融阻咽，故以解毒佐之。

元参心　真阿胶　真金汁　细生地　天冬　银花露

又，胃未得谷，风阳再炽，入暮烦躁，防其复厥。

生地　白芍　麦冬　金汁　阿胶　牡蛎　金银花露

又，神识略苏，常欲烦躁，皆是阴液受伤，肝风不息，议毓阴和阳。

生地　牡蛎　阿胶　麦冬　木瓜　生白芍

又，膻中热炽，神躁舌干，痰多咳呛，皆火刑肺金，宜用：

紫雪丹—钱

《临证指南医案·痉痿厥门》

【赏析】

此案病情迁延有时，从痰多咳呛等症状来看，似是风温病。因初治失法，病久阴液大伤，舌绛，肌肤甲错干燥为肝肾阴液耗尽，先生采用留人治病法，希望通过养阴制阳、扶正祛邪来挽救，是不得已之法。二诊病情稍缓，咸润法收到效果，继续使用。四诊曰神识略苏，说明养阴法有一定作用，但单用清泻肺火之治，究嫌不力，本案病机似属于外感风热，化火陷入心包，因此及病程至五诊而用紫雪丹，疾病仍处危险关头，仍需要应用育阴清心开窍法。

案2

宋（二一） 脉右浮数，风温干肺化燥，喉间痒咳不爽，用辛甘凉润剂。

桑叶 玉竹 大沙参 甜杏仁 生甘草 糯米汤煎

《临证指南医案·咳嗽门》

【赏析】

本案为风温客邪化热，劫烁胃肠阳汁，喉间燥痒呛咳，用清养肺胃，是土旺生金意。用金匮麦门冬汤加桑叶、杏仁。证之先生临床，阳气不充，卫外不固，则易感外邪，阴虚体质，感受温邪，则易从燥化。药误劫津，风温化燥，先生每用辛甘凉润以理上燥，此与治秋时温燥证同法。若表邪已解，胃汁被劫，则用麦门冬汤，侧重于养胃阴；若气分不充，则用戊己汤，侧重于益胃气，这固反映出先生治温病，重视存津液、养胃气之学术观，但属后一步治法。若风温初起，表证明显，外邪方袭，则玉竹、麦冬，未可骤入，以避免恋邪，病情迁延。

案3

某 外受风温郁遏，内因肝胆阳升莫制，斯皆肺失清肃，咳痰不解，经月来，犹觉气壅不降，进食颇少，大便不爽，津液已久乏上供，腑中之气亦不宣畅，议养胃阴以杜阳逆，不得泛泛治咳。

麦冬 沙参 玉竹 生白芍 扁豆 茯苓

《临证指南医案·咳嗽门》

【赏析】

本案属于外感风热，病情迁延有时：见咳嗽，纳差，大便不爽，此为肺阴受损，耗及胃阴，腑气不畅。用清养肺胃法。由是可知，风温化燥，其治与温燥原可互通。而风温之发，非独仅见于春时，陈平伯谓冬时亦有风温；若发于秋，即为温燥；先生变通仲景麦门冬汤，以沙参易人参，以生扁豆代替半夏、粳米、大枣，加玉竹、天花粉，组成了甘寒益胃生津的代表方，用于治疗温病肺胃阴伤证。沙参麦门冬汤之立法配伍，系化裁于桑杏汤与麦门冬汤。观其案分析，吴鞠通之沙参麦冬汤，即从类此叶案而出之。

沙参麦冬汤见于《温病条辨·上焦篇》秋燥第56条，组成为：沙参、麦冬、玉竹、生甘草、桑叶、生扁豆、天花粉。吴瑭称此方为"甘寒法"。其原条文谓："燥伤肺胃阴分，或热或咳者，沙参麦冬汤主之。"

以临床实际考察，本方证关键是舌诊，舌红少苔或舌红无苔是其特征性表现。辨方证要点：舌红少苔或无苔，咳嗽，或者咽干口渴，脉细数。

临床用于燥咳、小儿迁延性肺炎、慢性萎缩性胃炎、慢性咽炎、小儿咳喘、腰腿痛、肺癌、肺结核、银屑病、小儿口疮、糖尿病之肺肾阴虚证者等。亦用于治疗干燥综合征、呃逆诸病。

案4

董（二四）　风温湿上受，痹阻气分，上则咳呛不得卧息，下则溺少便溏，夫肺主一身之气化，邪壅则升降不得自如，仿经旨湿淫于内，主以淡渗，佐以苦温为治。

飞滑石　茯苓皮　白蔻仁　竹叶　厚朴　杏仁　芦根

《种福堂公选医案》

【赏析】

风温一病，冬春两季多发，四季可见。风温肺热，上郁肺气，咽喉阻塞，胸脘不通，故呻吟、呼吸不爽，上下交阻，逆而为厥，乃闭塞之甚，病在上焦，在幼科需消食发散，表里混治，久延必致慢惊莫救。风温有化燥者，亦有夹湿者，化燥则宜甘润以保津，夹湿则宜淡渗以分清。叶天士在《温热论》

论温邪上受说："夹风则加入薄荷、牛蒡之属；夹湿加芦根、滑石之流。或透风于热外，或渗湿于热下，不与热相搏，势必孤矣。"本案用芦根、滑石、茯苓之属，可与风温干肺化燥诸案治法相对照参考。

案5

僧二五　近日风温上受，寸口脉独大，肺受热灼，声出不扬，先予辛凉清上，当薄荷调养旬日。

牛蒡子　薄荷　象贝母　杏仁　冬桑叶　大沙参　南花粉　黑山栀皮

《临证指南医案·风温门》

【赏析】

本案为外感风热，上扰肺经。案例中所载为药法为正治法，但此为偏于邪在肺卫之治；若热郁胸膈，先生习用栀豉加郁金、蒌皮之类。陈光淞说："盖温邪为病，必有所夹，不外风与湿之两途：风，阳邪，宜表而出之，故曰透外。"透外以薄荷、牛蒡之属，先生已有明文。先生治温病，常用黄芩汤、白虎汤、麻杏甘石汤、栀豉汤、黄连阿胶汤等经方，但多有灵活之化裁，从经方应用中我们可以看出先生对仲景学说的继承和发扬。

案6

朱　风温不解，邪结在肺，鼻窍干焦，喘急腹满，声音不出，此属上痹，急病之险笃者，急急开其闭塞。

葶苈大枣合苇茎汤。

又　风温喘急，是肺痹险症，未及周岁，脏腑柔嫩，故温邪内陷易结，前用苇茎汤，两通太阴气血颇验，仍以轻药入肺，昼夜竖抱，勿令横卧为要，用泻白散法。

桑白皮　地骨皮　苡仁　冬瓜仁　芦根汁　竹沥

《临证指南医案·肺痹门》

【赏析】

苇茎汤，为先生治温病喘咳之要方，朱案为病重险，故首诊合葶苈大枣泻肺，复诊合泻白散清金定喘，此为实证治法，可作为处理小儿风温（肺炎）之借鉴。

《内经》虽有"肺病者，喘息鼻胀"之说，但清代之前医家之论喘，每按六经分证，特别对伤寒喘促，有"气喘唯有太阳阳明二证"之说。而李中梓论喘，亦重太阳阳明两经。其云："伤寒，太阳无汗而喘，太阳阳明膈满而喘，俱麻黄汤。邪气壅盛而喘，虽汗而喘不已，宜再发之，麻黄杏子石膏。误下太阳利不止，喘而有汗，脉促，葛根黄连黄芩汤。太阳汗后，饮多水停而喘，小青龙去麻黄加杏仁，小腹满加茯苓。太阳下之微喘，表未解也，用桂枝汤加厚朴、杏仁。水停心下，肾气乘心，为悸而喘，用五苓散"。唯景岳独重虚实之辨，不循六经常法，论多创见，于虚喘证治，尤多阐发，其论实证，对勘寒温，其责在肺，于后人亦颇具启迪。例如其云：实喘之证，以邪实在肺也。肺之实邪，非风寒则火邪耳。盖风寒之邪，必受自皮毛，所以入肺而为喘。火之炽盛，金必受伤，故亦以病肺而为喘。治风寒之实喘，宜以温散，治火热之实喘，宜以寒凉。又有痰喘之说，前人皆曰治痰，不知痰岂能喘，而必有所以生痰者，此当求其本而治之。先生受前代医家论喘之影响，对温病喘咳，从宣肺清肺、辛凉外解诸法入手，从辨证方法、治则药法等方面，在继承之基础上，都有所发扬和创新，故其治温病喘咳之法，对今日临床肺炎、支气管炎等急性发作时的治疗，有很好的指导作用和借鉴意义。

案7

王　脉虚数偁，寒热口渴思饮，营卫失和，阳明津损，初因必挟温邪，不受姜、桂辛温。有年衰体，宜保味口，攻伐非养老汤液也。

沙参　花粉　玉竹　甘草　桑叶　甜杏仁　元米

《徐批叶天士晚年方案真本》

【赏析】

温病初期，邪在营卫，多用姜、桂发散表邪。但姜、桂辛温，发汗太过，易耗伤阳气，损及津液。今患者不受姜、桂辛温，胃阴耗伤，胃阴不足，虚热内生，故口渴思饮，脉虚数。治疗当养胃滋阴，不宜攻伐太过。方中沙参、天花粉、玉竹养胃滋阴；桑叶润燥养阴；胃气宜降不升，方中用杏仁降胃气，润肠通便；加粳米养胃生津；甘草健脾和胃，调和诸药。

案8

顾　上年小产，下虚不复，冬月藏聚未固，春夏阳升，风温乘虚上受，清窍不利，耳失聪，鼻多塞，咽燥痰稠悉见，上焦不清，究竟下虚是本，议食后用清窍，早上用镇纳。

青菊叶三钱　羚羊骨一钱　黑栀皮一钱　连翘心半钱　元参心二钱　苦丁茶一钱
磁石六味丸加龟胶　北五味

《临证指南医案·产后门》

【赏析】

究耳聋失聪，虚实亦治，顾案属上实下虚，采用早上（食前）镇纳，食后清窍，服法大有巧思。中医诊疗模式中，如果应用六经辨证，必须分辨邪犯何经，审经论治，是中医十分重视的一种定位方法，若定位不清，施治便难中的。就伤寒六经之辨证法来说，查核仲景原文，很难证实手太阴经包括在足太阴经中，由于诸说歧义，遂至纷争不息，这反映了手太阴经在伤寒六经中定位不明之事实。先生有鉴于此，并从临床实际出发，强调手太阴经证要与足太阳经证及足太阴经证分清，为了使外感初起表证的定位明确可依，先生将手太阴经证与足太阳经证作对勘，并将手太阴经证与足太阴经证相比较，所以产生了寒伤太阳、温先犯肺、治上犯中等理论，从而丰富了中医辨证论治的内容，也发展了仲景的分经论治之辨证方法，这正是先生对外感热病学说所作之贡献。本案为外感风热，上扰肺经，咽燥痰稠悉见，为上焦肺热未清；但是下虚是本，所以先生进一步强调了肺病治上，勿犯中下的原则。

二、春温

案1

席　脉左数，右缓弱，阳根未固，阴液渐涸，舌赤微渴飞，喘促自利，溲数，晡刻自热，神烦呓语，夫温邪久伏少阴，古人立法，全以育阴祛热，但今见症，阴分固有伏邪，真阴亦不肯收纳，拟仿河间浊药轻投，不为上焦热阻，下焦根蒂自立，冀其烦躁热蒸渐缓。

熟地炭　茯苓　淡苁蓉　远志炭　川石斛　五味子　饮子煎法

又，晚诊，阴重伏邪，晡时而升，目赤羞明，舌绛而渴，与育阴清邪法。

生地炭　元参心　川石斛　炒麦冬　犀角　石菖蒲

又，脉左数右软，舌干苔白，小溲淋漓，吸气喘促，烦汗，肾阴不承，心神热灼蒙闭，议以三才汤，滋水制热。

三才加茯神、黄柏、金箔，晚进周少川牛黄清心丸一服。

又，昨黄昏后诊脉，较诸早上，左手数疾顿减，惟尺中垂而仍动，呓语不已，若有妄见，因思肾气承心，膻中微闭，神明为蒙，自属昏乱，随进周少川牛黄丸一服，俾迷漫无质之热，暂可泄降，服后颇安，辰刻诊脉濡小，形质大衰，舌边色淡，下利稀水，夫救阴是要旨，读仲景少阴下利篇，上下交征，关闸欲撤，必从堵塞阳明为治，以阳明司阖，有开无阖，下焦之阴，仍从走泄矣，议用桃花汤。

人参　赤石脂　炮姜　白粳米

又，晚服照方加茯苓。

又，脉左沉数，右小数，暮热微汗，时烦，辰刻神清，虚邪仍留阴分，议用清补。

人参　茯苓　川石斛　炙甘草　黑穞豆皮　糯稻根须

又，金匮麦门冬汤

《临证指南医案·暑门》

【赏析】

本案初诊见神烦呓语，舌赤微渴，喘促自利，溲数，辨为温邪久伏少阴，初用养阴方法无效果；二诊应用育阴清心开窍法；三诊喘促，神闭未减，加用牛黄清心丸，病情稍缓；五诊后以清补方法调理。本案为病甚重，这从四五两诊是一日两诊这一点也可得到反映，因为病重，所以前后诊时间很近，由此可见，首尾七诊，至多也不过 10 天时间。从治疗过程分析，三诊时病情尚未完全好转，遽然撤去犀角、玄参清邪之品，进以三才之补，遂至昏蒙更甚，由是而论，至少有两诊治方法可以讨论，可谓是重病而几经周折，从四诊开始，算是方证对应。叶案为临床之实录，大多未知治效，诚如金寿山说："叶天士不是神仙，治病不会个个都治好，甚至会治错。"因此，对其医案的研究，必须作客观的分析，亦如华岫云所言，如据症论药，合乎医理，便可宗法。

案 2

王，十八，夜热早凉，热退无汗，其热从阴而来，故能食、形瘦、脉数左盛。两月不解，治在血分。

生鳖甲　青蒿　细生地　知母　丹皮　竹叶

《临证指南医案·温热门》

【赏析】

本案症见夜热早凉，热退无汗，能食，形瘦，脉数左盛等，从"治在血分"分析，所谓"热从阴而来"是指热自血分而发，气属阳，血属阴，故曰热从阴分而来。血分阴津损伤，热伏难以透出为其病机的关键，方用生鳖甲领细生地凉血滋阴，青蒿领竹叶透热外出；知母、丹皮凉血泄热。从"两月不解，治在血分"分析，其证还应该有"舌绛"等营血分见症。先生常用青蒿鳖甲汤法治疗杂病，如虚劳骨蒸潮热案、经来腹痛。

本方是先生仿仲景麻黄附子细辛汤方意变通而出。麻黄附子细辛汤以附子温少阴真阳而驱陷入脏腑之寒；下焦青蒿鳖甲汤用生鳖甲、细生地滋少阴真阴而泄深入血分之热。麻黄附子细辛汤以麻黄辛温散寒外出；下焦青蒿鳖甲汤用青蒿、竹叶辛凉透热外达。亦有人认为本方从《卫生宝鉴》秦艽鳖甲汤化裁而来。

吴瑭根据此案，制定出青蒿鳖甲汤，见于《温病条辨·下焦篇》风温温热第12条，组成为：青蒿、鳖甲、细生地、知母、丹皮。吴鞠通称此方为"辛凉合甘寒法"。其原条文谓："夜热早凉，热退无汗，热自阴来者，青蒿鳖甲汤主之。"

青蒿鳖甲汤以鳖甲滋阴入络剔邪，青蒿芳香清透，两药配伍，组成了滋阴透邪的基本手法，犹如吴瑭所云："此方有先入后出之妙，青蒿不能直入阴分，有鳖甲领之入也；鳖甲不能独出阳分，有青蒿领之出也。"由于本方证的病机深在血分，因此，用生地、丹皮凉血散血，配合鳖甲滋阴凉血透络。知母苦寒，既能滋阴，又可清热泻火，与青蒿配合则清热透泄。全方凉血散血通络，滋阴清热泻火，透邪热从血分阴部外达而出。吴瑭对于本方的方义作了如下解释："邪气深伏阴分混处气血之中，不能纯用养阴，又非壮火，更不得任用苦燥。故以鳖甲……入肝经至阴分，既能养阴，又能入络搜邪；以青蒿芳香透络，从少阳领邪外出；细生地清阴络之热；丹皮泻血中之伏火；知母者，知病之母也，佐鳖甲、青蒿而成搜剔之功焉。"

辨方证要点：低热，夜热早凉，舌红少苔，脉细数。

凡是杂病长期发热，或阴虚血热而表现为本方证者，可用本方治疗。临床上常用青蒿鳖甲汤治疗低热，以及系统性红斑狼疮、干燥综合征、类风湿性关节炎等病表现为血分郁热者。

临床报道用青蒿鳖甲汤治疗杂病的案例有急性风湿性关节炎、变态反应性亚败血症、盗汗、手术后低热、小儿夜热、嗜酸粒细胞增多症、糖尿病、百合病、口腔溃疡、颈椎病眩晕、雀斑、疱疹性结膜炎等。扩展运用于癌性发热、术后发热、麻疹后肺炎、结核性盆腔炎等。

案 3

潘　不饥不食，假寐惊跳，心营热入，胃汁全亏，调摄十日可愈。

鲜生地　麦冬　知母　竹叶心　火麻仁　银花

《临证指南医案·卷四·不食》

【赏析】

本案为热入营血，热扰心神，故假寐惊跳；热邪煎津，胃阴不足，胃纳失权，致不饥不食。治当清热凉血解毒。方中生地、麦冬滋阴清热；知母清热泻火，生津润燥；竹叶心长于清心火，吴瑭谓其能"通窍清火"；火麻仁滋阴润肠；金银花清热解毒，兼透热转气。全方共奏清营凉血之功，调摄十日，患者便寐安食可。

案 4

金（女）　温邪深入营络，热止，膝骨痛甚，盖血液伤极，内风欲沸，所谓剧则瘛疭，痉厥至矣。总是消导苦寒，冀其热止，独不虑胃汁竭，肝风动乎，拟柔药缓络热熄风。

复脉汤去参、姜、麻仁，生鳖甲汤煎药。

《临证指南医案·卷一·肝风》

【赏析】

本案病机为温病后期余热已止，阴液大伤，虚风欲动。消导、苦寒之品有劫胃汁之虑，故宜柔药缓络热以熄风，以加减复脉汤主之。

三、秋燥

案 1

某　脉右数大，议清气分中燥热。

桑叶　杏仁　大沙参　象贝母　香豉　黑栀皮

《临证指南医案·燥门》

【赏析】

本案处方由栀子豉汤加味而成，从所加桑叶、杏仁、沙参、象贝母四药分析，其证除"脉右数大"外，当有肺燥咳嗽、发热等症。在脉的分布上左为气口，右为人迎，气口脉大主内伤，人迎脉大主外感。右脉为肺胃所主。脉右数大，伴身不甚热，干咳无痰，咽干口渴，舌红，苔薄白而燥为肺胃气分燥热。先生治燥之法，以桑叶轻宣燥热，杏仁宣降肺气；豆豉宣透胸中郁热，栀子皮轻，清上焦肺热；沙参、象贝生津润肺，止咳化痰。

吴瑭根据此案，在先生处方中加入梨皮，制定出桑杏汤方。

桑杏汤以栀子豉汤宣泄上焦郁热；桑叶助豆豉疏透燥气；杏仁、贝母宣肺化痰；沙参、梨皮滋肺生津润燥，共奏清宣肺燥，润肺止咳之效。方中黑栀皮可以用栀子代替。本方意在轻宣，用药量宜轻，不宜过重，即吴瑭谓"轻药不得重用"。

从桑杏汤方的组成分析，本方证应从三个方面把握：一是栀子豉汤证，如心烦急躁，或胃中嘈杂不舒等；二是桑、杏、贝、沙所主的肺燥失宣证，如咳嗽、少痰、咽干等；三是沙参、梨皮对应的燥伤津液证，如口舌干燥，鼻咽燥热，舌红苔薄而干等。

辨方证要点：发于秋令温燥气候，咳嗽，干咳无痰或少痰而黏，舌红少苔，口干咽燥，或心烦急躁。

本方药可用于杂病内伤燥热在肺，或郁火灼膈犯肺所致的心烦，干咳等。临床上常用桑杏汤治疗内伤咳嗽，具体用法有两个方面：

第一，治疗火郁咳嗽。凡咳嗽，同时见栀子豉汤证，表现为胸脘嘈杂不舒，或心烦急躁，咳嗽少痰，舌边尖红赤者，即用桑杏汤加减。

第二，治疗内生燥热所致的肺燥咳嗽。

案 2

某　燥火上郁，龈肿咽痛。当辛凉清上。

薄荷梗　连翘壳　生甘草　黑栀皮　桔梗　绿豆皮

《临证指南医案·燥门》

【赏析】

本案言简意赅："燥火"，为病因；"上郁"，言病机，关键是一个"郁"字；"龈肿咽痛"是症。方用栀子豉汤去辛温之豆豉，改用辛凉的薄荷梗，以宣散燥火之郁；另加甘草、桔梗利咽；连翘壳、绿豆皮清泄上焦燥热。关于本案的病机，叶案原为"燥火上郁"，吴鞠通改作"燥气化火"。"燥火"一词范围较广，既可指外感燥气化火，也可指内伤燥火；"燥气"则范围较窄，纯粹指外邪温燥。另外，从先生"燥火上郁"，以及药用栀子配薄荷分析，本方证还应包括心烦、心中懊侬等栀子豉汤证。

吴氏采集此案，拟定出翘荷汤方证。何廉臣《重订广温热论·验方》还载有加味翘荷汤，组成为：青连翘钱半，苏薄荷钱半，炒牛蒡子钱半，桔梗钱半，焦栀子钱半，绿豆皮二钱，生甘草六分，蝉蜕十只，苇茎一钱，老紫草钱半。作为辛凉开达，透营泄卫剂，用于伏邪从营分而发，欲转气而解之证。这是何氏对翘荷汤临床应用的重要发展，用翘荷汤原方辛凉轻苦透泄伏热，加牛蒡子、蝉蜕以增强辛凉透邪作用，兼以利咽；加苇茎清热生津；加紫草清营凉血。从而使该方具有了凉营透热转气的作用。临床上，用何氏加味翘荷汤治疗具有类似于伏气温病病机变化的杂病，如咽喉肿痛，皮肤发斑、发疹等病证，有良好的疗效。

翘荷汤用栀子皮不用栀子，取其轻清之性；薄荷用梗不用其叶，防其过散伤津。两药配合为变通栀子豉汤法，可轻清宣散上焦燥热郁火。生甘草、桔梗为甘桔汤清利咽喉。绿豆皮甘寒质轻，解热毒，散目翳，合连翘壳轻清以泄燥火。全方以轻见长且不用过辛、过寒与滋润药，是一首治疗燥热怫郁上焦头面孔窍的重要方剂。由于目前临床上已经很少用栀子皮、绿豆皮，因此，这两味药可以用栀子、夏枯草代替。

辨方证要点：心烦，耳鸣目赤，龈胀咽痛等头面孔窍燥热证。

由于内伤郁火也可以化燥伤津，怫郁上焦而表现为翘荷汤证，因此，本方可以用于治疗杂病郁火怫郁于头面的多种病证。

临床上常用翘荷汤治疗燥火上郁所致的耳鸣，目赤，龈肿，咽痛，鼻塞、喷嚏、流涕，头痛等病证，最基本的加减法为：咽喉不痛者，减桔梗、甘草；耳鸣明显者，加夏枯草、蝉蜕、僵蚕等；目干、目赤、目痒者，加菊花、密蒙花、蝉蜕、荆芥等；咽痛明显者，加僵蚕、蝉蜕、藏青果、玄参、射干等；过敏性鼻炎鼻塞流涕者，加谷精草、青葙子、密蒙花、辛夷、木贼等；头痛者，加蔓荆子、白蒺藜等；牙龈肿痛，或口唇起疱疹者，加升麻、生石膏，或大黄等。所加药物也遵循轻清疏散、"火郁发之"的原则，但求质地轻，不求重。

案3

卞　夏热秋燥致伤，都因阴分不足。

冬桑叶　玉竹　生甘草　白沙参　生扁豆　地骨皮　麦冬　花粉

《临证指南医案·卷五·燥》

【赏析】

夏季炎暑耗散津液以及秋季感燥热之邪，都可导致肺胃津液虚焦，症见咽干口渴，干咳痰少而黏，或发热，脉细数，舌红少苔者。治疗以玉竹、白沙参、麦冬、天花粉甘寒清热生津润燥；生甘草、生扁豆培土生金；用经霜桑叶，冀禀清肃之气，轻宣燥热；地骨皮凉血除蒸，清肺降火。此案之方后经吴鞠通定名为沙参麦冬汤。

四、暑湿

案1

龚，六十 暑必夹湿，二者皆伤气分，从鼻吸而受，必先犯肺，乃上焦病，治法以辛凉微苦，气分上焦廓清则愈，惜乎专以陶书六经看病，仍是与风寒先表后里之药，致邪之在上漫延，结锢四十余日不解，非初受六经，不须再辨其谬，经云，病自上受者，治其上，援引经义以论治病，非邪僻也，宗河间法。

杏仁 瓜蒌皮 半夏 姜汁 白蔻仁 石膏 知母 竹叶

秋露水煎。

《临证指南医案·暑门》

【赏析】

新感暑病，邪先犯肺，而医按六经分证法先解太阳之表，继清其里，因定位失误，肺邪无损，漫延日久，结锢不解，故先生详析病机，辨其讹误，改从清化热痰、理气宣肺法从治肺入手。此案析机颇明，惜述症过简，应该有胸闷、咳嗽、口渴、苔黄之症。

案2

顾（三十岁） 体质是阴虚，夏季时热，必伤胃口，不易饥，进食恶心，皆胃口不和，不宜荤浊。

炒扁豆 茯苓 广藿香 生谷芽 广皮 金石斛

《徐批叶天士晚年方案真本》

【赏析】

暑为阳邪，其性炎热，伤津耗气，且患者平素体质阴虚，于夏季暑热之时更易耗伤津液；暑多挟湿，湿性阻滞气机，胃气不降反升，故不易饥、进食恶心。治疗当滋阴养胃，理气除湿为法。方中扁豆、茯苓健脾利湿；谷芽消食健脾；广皮健脾理气；石斛滋阴养胃；加用藿香解表化湿和胃。藿香为夏令时感要药，《珍珠囊》曰其能："补卫气，益胃气，进饮食"，《本草图经》称："治脾胃吐逆，为最要之药"。暑季炎热，多挟湿邪，其饮食宜清淡为主，不宜进食肥甘厚味。

案3

顾　暑湿必伤脾胃，二邪皆阴，不必苦寒清热，调气分利水，此邪可去。中年病伤气弱，以强中醒后天。

人参　炒扁豆　木瓜　茯苓　炙草　广皮

《叶天士晚年方案真本》

【赏析】

暑季气候炎热，且常多雨而潮湿，热蒸湿动，水汽弥漫，故暑邪致病，多挟湿邪为患。湿为阴邪，易伤人体阳气。脾主运化水液，性喜燥恶湿，故外感湿邪，常易困脾，致脾阳不振，运化失职，从而使水湿内停。暑本阳邪，但既然为湿邪挟裹，进而损伤脾胃阳气，则暑湿表现为阴湿性质，故曰"二邪皆阴"。暑湿病邪为阴阳合邪，暑湿相合，如油入面，蕴郁胶结，其治法当为调气理气，分利水湿，使湿去热孤，则热邪可散，病即可愈，而暑邪伤气，治必以补益胃气方法，庶几湿邪可去而暑邪可散。

方用人参补脾胃之气，扁豆健脾和中，渗湿消暑，木瓜清热益胃，茯苓渗湿泄浊，陈皮理气，炙甘草调和诸药。

案4

某　暑热阻于中焦。

藿梗　橘白　厚朴　川连　半夏　茯苓

《未刻本叶氏医案》

【赏析】

本案为暑热蕴阻中焦，治疗以辛苦寒清化湿热为法，先生认为"暑必夹湿，伤在气分"，如果采用"消导、升举、温补"等法，必使"暑邪无有出路"。"法当苦寒泄热，苦辛香理气渗泄利湿，盖积滞有形，湿与热本无形质耳"。故以黄连清热，藿香芳香化湿，厚朴理气燥湿，半夏、茯苓通降胃气，橘白化痰开胃。药仅六味，处方严谨，方面俱到。

案 5

某 冒暑远行，热气由口鼻吸入，先犯上中，分走营卫，故为寒热疟疾。当淡泊饮食滋味，清疏胃气，投剂或以凉解芳香，或以甘寒生津，皆可疗治。奈何发散不效，复肆行滋补，致肺气壅闭，胃中凝滞，自上及下，一身气机不通，变成肿胀，矫其非而欲与攻逐。无如病久形消，又虑正气之垂寂，不得已用保和丸，缓疏中焦，渐渐升降得宣，六腑转达，腑气先痛，经脉之气无有不通者矣。

保和丸

《三家医案合刻·叶天士医案》

【赏析】

本案起因于感受暑热，发为疟疾，疟邪伏于半表半里，出入于营卫之间，邪正相搏则寒热发作；治疗当清热解表，和解祛邪，饮食宜易于消化，富于营养流质或半流质为主，前医误用发表，继误用滋补，致使肺气壅闭，胃脘窒塞，一身气机不通，变为肿胀。予保和丸者，消食，导滞，和胃。方中半夏、茯苓、陈皮、莱菔子苦辛淡味以通降上下，山楂、神曲、麦芽苦降酸泄、芳香开胃，连翘甘凉清热散邪，以求腑气通彻，然后经脉可通。诸药配伍，胃气得和，热清湿去，则诸症自除。

案 6

下利半月，脉涩，此阴暑伤中。

荜茇　厚朴　茯苓　丁香　益智　广皮

《叶氏医案存真·卷三》

【赏析】

本案为夏季下利，致脾胃运化功能失常，寒湿内蕴证。患者泄泻半月，阴液丢失而见脉涩。治疗上先生针对其下利之根源，以治本为主，温阳散寒，健脾化湿，故以厚朴、陈皮理气化湿，茯苓健脾、分利湿邪，荜茇温中散寒，下气止痛，丁香散寒止呕，益智仁温阳醒脾。

五、暑温

案1

李（二十八岁）　　酸梅泄气伤中，阳升失血，议养胃阴。

生白扁豆　肥白知母　生甘草　麦门冬　甜北沙参

《徐批叶天士晚年方案真本》

【赏析】

暑热天气易纳呆，酸能开胃运化，但过食又能泄气伤胃。天热阳升，"阳加于阴谓之汗"，汗为心之液，汗出阴耗，甚而阴虚内热。治疗当以滋养胃阴为则。方中沙参、麦冬滋阴清热；知母最能清胃热，滋胃阴；扁豆健脾和胃；生甘草益气补中，调和药性。

案2

某　脉右数大，烦渴舌绛，温邪气血两伤，与玉女煎。

生地　竹叶　石膏　知母　丹皮　甘草

《临证指南医案·温热门》

【赏析】

暑热邪伤，若在气分，则用黄芩、石膏、知母；若日多不解，渐入血分，则用地黄、犀、玄，对此也是已有明论。若气热正炽，并及血分，气血两燔，则用玉女煎法。如果邪伏少阴，阴气先伤，发自阳明，气热炽烈，先生于甘寒清气热中，一面存阴，一面透邪，故云法中有法。春温发自少阳，夏暑发自阳明，先生此观点均是根据五脏与四时相应之理论，结合春、夏伏温的发病特点而推断之说，应当活看。

案3

张（舡上，三十三岁）　烈日追呼，气伤热迫，保胃阴以养肺，益肾阴以固本。

生白扁豆　白玉竹　北沙参　甘草　麦冬肉　桑叶

《徐批叶天士晚年方案真本》

【赏析】

烈日炎炎，热为阳邪，易煎熬津液，则见咽干舌燥、口渴喜饮、小便短赤；热太盛，势必耗气过多，故《素问·阴阳应象大论》有"壮火食气"之说。加之热泄迫津外泄，气随津泄，使气耗伤，则见体倦乏力少气等。治当滋三焦之阴。方中扁豆、甘草滋脾胃之阴；玉竹养阴清热安神；桑叶散肺热；沙参养阴清肺，益胃生津；麦冬养阴生津，润肺清心；全方培土生金，金能生水，故脾肺肾三阴皆可得以滋养。

六、湿温

案1

某　湿邪阻于中焦，蒸热，脘闷腹膨。法宜苦辛开泄：

杏仁　藿香　白蔻　槟榔汁　厚朴　半夏　广皮白

《未刻本叶氏医案》

【赏析】

本案为时令病之湿热证，而以湿盛为主，蒸热因于湿邪壅闭，气机阻滞，故以苦辛理气宣散为要，湿邪消散则热邪自消。先生《温热论》对于湿热阻滞中焦而形成的湿热痞证，主张用苦泄之法，云"圣帝论病，本乎四气。其论药方，推气味，理必苦降辛通，斯热气痞结可开"。用杏仁、厚朴为代表药分消走泄以治疗湿热邪留中焦证，白豆蔻苦温、藿香辛微温、芳香化湿，厚朴辛香苦温燥湿、槟榔下气消胀，疗效自在其中。

案2

某　舌黄，妨食内热，湿热郁于中焦。

藿香　半夏　茯苓　川连　木瓜　橘白

《未刻本叶氏医案》

【赏析】

本案为湿热中阻，治疗上清热祛湿，但用药与上案稍有不同：舌黄妨食，内热较上案为著，故去辛燥耗液的厚朴，加川连清热，另加木瓜酸泄以化湿和胃。

案3

某　湿热下陷，腹痛泄泻。

藿梗　神曲　桔梗　广皮　川连　茯苓　米仁　泽泻

《未刻本叶氏医案》

【赏析】

本案先生针对湿热证中湿重于热的泄泻，通过分消开泄湿热法达到"开上"、"畅中"、"渗下"的目的。湿热郁蒸胃肠，传化失常而症见腹痛、泄泻，治疗以燥湿、调气、止痛为主，兼清热。处方以藿梗芳香化湿，黄连燥湿清热，陈皮理气消胀，薏苡仁、茯苓、泽泻健脾利水渗湿，神曲消食开胃。湿热泄泻多有黏滞不爽症状，故桔梗降气排脓。

案 4

某（二四）病后胃气不苏，不饥少纳，姑与清养。

鲜省头草三钱　白大麦仁五钱　新会皮一钱　陈半夏曲一钱　川斛三钱　乌梅五分

《临证指南医案·卷三·脾胃》

【赏析】

病后脾胃气虚，脾失健运，运化水湿无力而生湿；湿邪易阻滞气机，胃气失和而致不饥少纳；湿性黏滞，病程缠绵，只能清养。当以芳香化湿，健脾去痰为法。方中佩兰芳香化湿理脾，为君药；麦芽健脾化痰消食；陈皮、半夏行气健脾化痰；石斛性甘、乌梅性酸，二者合用则酸甘化阴，且胃气喜润恶燥；脾健运，湿邪息息下行也。

案 5

某　脾呆胃钝，湿热内蒸，小溲混浊，下溢白沃，当从中治。

焦术　川连　谷芽　荷叶蒂　神曲　广皮　木瓜　炙甘草

《未刻本叶氏医案》

【赏析】

本案湿热蕴蒸中焦证，治疗以辛苦寒清化湿热为法。本案小便白浊，湿热已经延及下焦，但因为脾胃运化功能呆钝不灵，湿热病因仍然在于脾胃，故曰"当从中治"。本方以白术、甘草甘以养胃，健脾安胃，黄连清热坚阴，谷芽、神曲开胃，陈皮理气，木瓜和胃泄热，荷叶蒂升清化湿。

案 6

某　脘痞不饥，脉沉弦，胃酸苦，疟后致此，宜苦辛开泄。

川连　人参　枳实　干姜　茯苓　半夏

《未刻本叶氏医案》

【赏析】

本案为湿热交结病证，病疟后湿热蕴郁中焦，痞满不食，其口味酸苦者，酸为湿热蕴蒸，苦为胆火内郁。治疗以辛开苦降开泄以消湿热痞结，方用治疗上热下寒、半表半里之厥阴病的半夏泻心汤加味。先生认为"湿热非苦辛寒不解"。用黄连之苦，姜夏之辛，加人参之甘三法配伍，先生称其为"苦辛开泄复甘法"，为加强开痞，仿枳术汤法加枳实，枳实微苦微寒，可助黄连降泄，辛香行气，可助姜夏开结。

七、湿阻

案1

陆（妪）　气滞为胀，湿郁为泻。主以分消。

炒厚朴　大腹皮　茯苓　泽泻　煨益智　广皮　炒楂肉

《临证指南医案·卷六·泄泻》

【赏析】

本案为湿郁气滞证，湿邪内盛，困阻脾胃使其枢机不利，中阳受困，脾气被遏，运化失司，故见泄泻；湿为阴邪，易于阻滞气机，遏抑阳气，形成腹胀等。腹胀腹泻总是湿邪为患，治疗原则无非分消湿邪，"治湿不利小便非其治也"，故此案着眼点主要在治湿方法上。故以厚朴理气燥湿，茯苓，泽泻淡渗利湿通窍，大腹皮、陈皮理气消胀，益智仁温阳化湿，山楂和胃。

案2

某（氏）雨湿凉气，乘于脾胃。泄泻之后，腹膨减食。宜健中运湿。（寒湿）

焦白术炭　厚朴　广皮　生谷芽　炒扁豆　木瓜　茯苓　泽泻

《临证指南医案·卷六·泄泻》

【赏析】

本案为湿聚伤阳证，外感寒湿之邪后脾阳虚弱，导致泄泻，腹胀减食。治疗上以辛甘温阳健脾法为要，方用白术厚朴方。白术炒焦以免甘腻，又能温补脾胃，厚朴、陈皮燥湿理气，茯苓、泽泻利湿，木瓜酸甘和胃，炒扁豆甘淡健脾不腻，谷芽开胃进食。

案3

程（女）　湿郁脾阳，腹满，肢冷泄泻。
四苓散加厚朴、广皮。

《临证指南医案·卷六·泄泻》

【赏析】

本案为寒湿困阻脾阳病证，寒湿内盛，中阳受困，脾气被遏，运化失司，故见腹胀，寒湿困遏阳气，失于温化，流注下焦则肢冷泄泻；治疗以利水渗湿为主，方用四苓散，其由茯苓、猪苓、泽泻、白术（炒）组成，加厚朴、陈皮理气化湿，共奏利水渗湿、理气消痞之功。

案4

邹（妪）　湿伤泄泻，小便全少，腹满欲胀，舌白不饥，病在足太阴脾。宜温中佐以分利。
生茅术　厚朴　草果　广皮　茯苓　猪苓　泽泻　炒砂仁
又　早服真武丸，姜汤送二钱五分，一两。
夜服针砂丸，开水送一钱五分，六钱。
又　人参　附子　枳实　茯苓　干姜　生白芍

《临证指南医案·卷六·泄泻》

【赏析】

本案症见泄泻，小便不利、腹部胀满，此为湿久郁于下焦气分，闭塞不通之象；患者湿邪蕴阻于脾，脾阳运化功能不足，故舌白不饥。先生治泻，重视理气利湿，"大旨中宜运通，下宜分利，必得小溲自利，腑气开阔，始有转机。"湿盛宜分利，分利太阴脾、阳明大肠之湿热，以疏利太阳膀胱小便不利之症状，首诊以燥湿治标为主，故用胃苓汤加味祛湿和胃、行气利水。方用苍术、厚朴、陈皮燥湿理气，草果温脾化湿，茯苓、猪苓、泽泻淡渗利湿，砂仁开胃化湿。二诊以健脾治本为主，用益气温阳利水，方用真武汤温阳化气，而于早上用姜汤送服真武汤是借天之力调补阳气；又晚上用针砂丸散结化湿，重镇潜阳。《本草纲目》卷八记载，针砂丸功效"助脾去湿"。三诊湿邪已化，改用外台茯苓饮加味以消痰气，令能食，人参补气护里阳，枳实利气消痞，茯苓健脾利湿，以生姜易干姜，再加附子通阳，白芍和阴，以为善后。

案5

某（氏）　脉沉缓，肌肉丰盛，是水土禀质。阳气少于运行。水谷聚湿，布及经络，下焦每有重着筋痛。食稍不运，便易泄泻，经水色淡，水湿交混。总以太阴脾脏调理，若不中綮，恐防胀病。

人参　茯苓　白术　炙草　广皮　羌活　独活　防风　泽泻

《临证指南医案·卷六·泄泻》

【赏析】

本案为脾虚阳气下陷而湿郁病证，患者素体肥胖湿盛，为脾胃虚弱之质。脾失健运，则饮食不化；阳气不举则泄泻；气血生化不足则脉沉缓；水湿下注则下焦重着疼痛。先生以辛甘温升阳除湿为法，治以补益脾胃，兼以渗湿。方用异功散加味，再加羌活、独活、防风升阳除湿，泽泻利湿。诸药合用，补其中气，渗其湿浊，行其气滞，恢复脾胃受纳与健运之职，则诸症自除。

案6

倪（六七）　阳伤湿聚，便溏足肿。

粗桂枝　生白术　木防己　茯苓　泽泻

又　脉紧，足肿便溏。阳微湿聚，气不流畅，怕成单胀。

照前方加茵陈。

又　晨泄肢肿。

生白术　桂枝木　淡附子　茯苓　泽泻

《临证指南医案·卷六·泄泻》

【赏析】

本案为脾阳虚弱的寒湿证，因寒湿而便溏足肿，治疗此类病证先生不离芳化湿浊，理气和中之法。从初诊文字记载可知，由于阳虚导致湿聚，故以苓桂术甘汤温阳化气，减甘草以防助满，加泽泻、防己以利湿，二诊见脉紧，是有阳气下陷趋势，再加茵陈以利尿，且助升发。原方之法不因一味茵陈加味而改变，此案用茵陈亦取其芳香化湿之用，非取其清热之性。这是因为茵陈得早春生发之气最旺。三诊以晨泻为主，是阳虚不能升举，加附子以温阳。

案7

薛（十三）水谷湿邪内著，脾气不和。腹膨不饥，便溏，四肢痿痹。

厚朴　茯苓皮　大腹皮　防己　广皮　泽泻　苡仁　桂枝木

又　肢痿，腹膨便溏。

木防己　生白术　苡仁　木瓜　桂枝木　泽泻

《临证指南医案·卷六·泄泻》

【赏析】

本案为饮食不和，内生寒湿之证。少年而腹膨不知饥乃"水谷湿邪内著"，影响脾胃运化功能；脾主四肢肌肉，脾失健运，寒湿内生则易致四肢痿痹。治疗当理气利水，健脾化湿。本方以厚朴、陈皮理气化湿，大腹皮理气消胀，薏苡仁、泽泻、茯苓皮利湿，薏苡仁又有通降作用，以桂枝、防己温阳通经。二诊脾胃运化功能进一步恢复，纳呆症状改善，去大腹皮、陈皮、厚朴、茯苓者，用生白术健脾化湿，木瓜利湿和胃。

案8

苏　周岁幼小，强食腥面，身不大热，神气呆钝，上吐下泻，最防变出慢惊，此乃食伤脾胃，为有余，因吐泻多，扰动正气致伤耳。

广皮厚朴　茯苓　广藿香　生益智　木瓜

《临证指南医案·卷六·泄泻》

【赏析】

本案由于婴幼儿脾胃稚嫩，加之过食，出现食伤脾胃证，而上吐下泻，易致气血不足，肝盛脾虚之变证，即慢惊风。治疗以化湿理气为法，辅温脾以扶土抑木。此方为先生治疗湿胜泄泻之要方，广皮、厚朴理气化湿，茯苓分利渗湿、健脾，藿香芳香避秽化湿，木瓜补阴敛肝，益智仁温阳化湿。

案9

某　湿积脾困，便溏腹痛。

厚朴　陈皮　砂仁壳　茯苓　麦芽　陈神曲

《未刻本叶氏医案》

【赏析】

本案为湿困脾土证，湿积内盛，困阻脾胃使其枢机不利。湿邪内盛，中阳受困，脾气被遏，运化失司，故见便溏；湿为阴邪，易于阻滞气机，遏抑阳气，见腹胀腹痛等；治疗以辛温燥湿、健脾消积为主，本方以厚朴理气燥湿为君，伍以陈皮理气，砂仁壳芳香化湿，用壳而不用仁者，重在化湿不欲沉降也，茯苓分利渗湿，麦芽、神曲消积。

案10

某　病后荤酒太早，脾阳受戕，湿伏成泄，湿胜则濡泄是也。

茆术炭　砂仁壳　广皮　厚朴　块茯苓　大腹皮　猪苓　泽泻

利止，腹痛未减，大便不爽。

大茯苓　山楂炭　青皮　淮麦芽　广橘红　桂心

《未刻本叶氏医案》

【赏析】

本案泄泻为湿邪内蕴证，为病后脾胃功能未复，过早肥甘厚味致使脾胃阳气运化乏力，肠胃不固，土虚不能制湿，湿盛伤脾所致。《内经》云："湿胜则濡泄。…夫脾为五脏之至阴，其性恶寒湿。今寒湿之气内客于脾，故不能助胃气，腐熟水谷，致清浊不分，水入肠间，虚莫能制，故洞泄如水，随气而下，谓之濡泄。法当除湿利小便也。对金饮子主之。"对金饮子即胃苓汤，先生针对湿邪内蕴证侧重安胃利水止泻，方用胃苓汤（苍术、陈皮、厚朴、甘草、泽泻、猪苓、赤茯苓、白术、肉桂），去甘草之甘滞，去肉桂之辛热，加砂仁壳芳香化湿、温脾止泻，大腹皮下气宽中、行水消肿。

二诊患者部分湿去，利止。然湿遏阳气，气机郁滞，脾胃运化乏力，故腹痛不减，大便不爽，先生治疗以茯苓健脾降胃，山楂、麦芽消积助胃气来复，桂心温通主脾阳运化，青皮、橘红理气降气。

案 11

某　病后食物不节，下利。

益智仁　广皮　大腹皮　砂仁壳　茯苓　广藿香

《未刻本叶氏医案》

【赏析】

本案为湿邪蕴阻中焦之泄泻。患者病后脾胃虚弱，饮食不节，脾胃运化功能失司导致泄泻。治疗以侧重温化水湿为法，故以益智仁温阳止泻，藿香化湿，砂仁温脾，陈皮、大腹皮理气消胀，茯苓分利湿邪。

案 12

某　湿邪内郁，腹痛便溏。

广皮　茯苓　藿香梗　厚朴　香附　砂仁壳

《未刻本叶氏医案》

【赏析】

本案为水湿内蕴证，脾胃运化水湿功能失司，使水湿内停，而有湿困脾胃症状。湿为阴邪，易于阻滞气机，遏抑阳气，形成腹胀腹痛等；水湿不化流注肠中，故大便溏薄。先生拟用芳香化湿法同健脾化湿、理气止痛等治法配合使用。故以陈皮、茯苓健脾理气渗湿；藿香芳香化湿；厚朴、香附理气、散湿止痛；砂仁壳化湿开胃，温脾止泻。

案 13

某　湿阻，下利腹痛。

厚朴　广皮　香附　藿香　茯苓

《未刻本叶氏医案》

【赏析】

本案为湿泻，湿阻气机，遏抑阳气，形成腹胀腹痛症状明显，泄泻较便溏症状大便性状更清稀，以湿邪致病之标证较上案更显，故治疗以辛温燥湿、理气止痛为要，加强祛湿效果，故去砂仁壳。《中国医学大辞典》："功用与砂仁同，而较为平和。"另以藿香易藿香梗，乃加强芳化湿邪的作用。以厚朴理气燥湿为君；陈皮、香附与藿香同奏芳香化湿之功，亦能行气止痛；佐以茯苓健脾渗湿。

案 14

某　湿阻泄泻。

藿梗　苓皮　腹皮　麦芽　广皮　泽泻　猪苓

《叶氏医案存真·卷三》

【赏析】

本案辨为湿邪致病。先生云："当用正气散法"。此散指藿香正气散，该方解表化湿，理气和中，既有湿阻，必兼尿短、腹胀症状，故以厚朴、霍梗、陈皮理气化湿，大腹皮理气消胀，麦芽消积，茯苓、猪苓、泽泻分利渗湿。

八、伏暑

案1

张　舌白罩灰黑，胸脘痞闷，潮热呕恶，烦渴汗出，自利，伏暑内发，三焦均受，然清理上中为要。

杏仁　滑石　黄芩　半夏　厚朴　橘红　黄连　郁金　通草

《临证指南医案·暑门》

【赏析】

本案为伏暑内发，"暑必夹湿"是先生治暑的一个重要观点，但究之叶案，有清而兼透者，有清而兼渗者，亦有清而兼滋者。不能概以湿热视，但确以湿热相兼案为多，本案亦属。吴鞠通继承了这一论点，故有"伏暑必夹火与湿，不能单顾一边"之说，鞠通以本案为蓝本，而演为中焦篇四二条，命方为杏仁滑石汤，谓"热处湿中，湿蕴生热，湿热交混，非偏寒偏热可治，故以杏仁、滑石、通草，先宣肺气，由肺而达膀胱以利湿，厚朴苦温以泻湿满，芩、连清里而止湿热之利，郁金芳香走窍而开闭结，橘、半强胃而宣湿化痰，以止呕逆，俾三焦混处之邪，各得分解矣"。较之治湿名方三仁汤，本案少蔻仁、薏仁、竹叶而多芩、连、橘红、郁金。可知本案是以芩、连、滑石之清，以朴、夏、通草之渗为组方之主体，而杏、橘、郁金，宣肺理气，作为佐使法，既利于气化之趋常，亦便于伏气之外透。

案2

程 伏暑深秋而发，病从里出，始如疟状，热气逼迫营分，经事不当期而来，舌光如镜，面黯青晦，而胸痞隐痛，正气大虚，热气内闭，况乎周身皆痛，卫阳失和极矣，先拟育阴驱热，肝风不旋，不致痉厥，五日中不兴风波，可望向安。

生地 阿胶 大冬 麦冬 麻仁 生牡蛎

《临证指南医案·卷一·肝风》

【赏析】

本案为夏月感受暑热之邪，至深秋而发，气分郁热波及营、血分。从症状来看，阴液已大伤，以阴虚为本，故先拟育阴驱热，防止肝风内动。生地、阿胶入血分，滋阴养血凉血，辅以天冬、麦冬滋阴清热；胡麻仁补血，牡蛎重镇潜阳。忌用苦寒，恐化燥伤阴。

案3

叶（五七） 平素操持积劳，五志之火易燃，上则鼻窍堵塞，下有肛痔肠红。冬春温邪，是阳气发越，邪气乘虚内伏。夫所伏之邪，非比暴感发散可解，况兼劳倦内伤之体。病经九十日来，足跗日肿，大便日行五六次，其形粘腻，其色黄赤紫滞，小便不利，必随大便而稍通。此肾关枢机已废，二肠阳腑失司。所进水谷，脾胃不主运行，酿湿坠下，转为瘀腐之形。正当土旺入夏，脾胃主气，此湿热内淫，由乎脾肾日伤。不得明理之医，一误再误，必致变现腹满矣。夫左脉之缓涩，是久病阴阳之损，是合理也。而右脉弦大，岂是有余形质之滞？即仲景所云弦为胃减，大则病进。亦由阳明脉络渐弛，肿自下日上之义。守中治中，有妨食滋满之弊。大旨中宜运通，下宜分利。必得小溲自利，腑气开阖，始有转机。若再延绵月余，夏至阴生，便难力挽矣。

四苓加椒目、厚朴、益智、广皮白。

又，服分消方法五日，泻减溺通，足跗浮肿未消。要知脾胃久困，湿热滞浊，无以运行，所进水谷，其气蒸变为湿，湿胜多成五泻。欲使湿去，必利小便。然渗利太过，望六年岁之人，又当虑及下焦。久病入夏，正脾胃司令时候。脾脏宜补则健，胃腑宜疏自清。扶正气，驱湿热，乃消补兼施治法。晚服资生丸，炒米汤送下。（暑湿热）早服：

人参　广皮　防己　厚朴　茯苓　生术　泽泻　神曲　黄连　吴萸

《临证指南医案·卷六·泄泻》

【赏析】

本案为暑湿内伏而致伏暑之证，症见久泻便黏、腹胀、足肿、溺短等。先生强调此等久泻之证单纯补中或渗利均非良法，顾护脾阳为要务，脾阳复自可健脾化湿，清热诸法调治。初诊湿阻于气，治宜先开腑气，以通利二便为急，先生先予治标，故以四苓汤加味温通利气，以分消水湿，因水湿为阴邪，必温通乃去，其中椒目利水，厚朴、陈皮理气燥湿，益智仁温阳化湿。二诊泻减溺通，再与扶正气，驱湿热，消补兼施，早用人参防己方，晚服资生丸。人参防己汤以化湿清热，并能益气健胃。资生丸即参苓白术散去砂仁，加陈皮、白豆蔻、山楂、麦芽、黄连、藿香叶、泽泻、芡实组成，有渗湿理气，消食和胃之功，较参苓白术散尤胜。《古今名医方论》载："既无参苓白术散之滞，又无香砂枳术丸之燥，能补能运，臻于至和，……名之资生，信不虚矣。"

全方消补兼施，颇得要领，人参、白术、茯苓健脾，黄连、吴茱萸辛开苦降助脾之运化，广皮、厚朴理气，防己、泽泻、茯苓利湿。

九、痢疾

案1

张　下痢泄泻之后，诊脉右弦大，胃虚少纳。阳弱不司运化，法当通腑之阳。

　　人参　益智仁　炒菟丝饼　炒砂仁末　茯苓　广皮白

《临证指南医案·卷七·痢》

【赏析】

　　患者久泻久痢，损及胃腑，致胃阳虚衰则寒，降纳失职，可见饮食不化，胃脘胀痛，呕吐清涎等症；《临症指南医案·脾胃》："胃阳受伤，腑病以通为补，与守中必致壅逆。"胃为腑属阳，所谓泻而不藏者也，胃职司传导，胃气以降为和，治当温阳益气补其体，通降而顺其用。用益智仁、炒菟丝温阳；人参益气；茯苓、陈皮、砂仁行气通阳。

案2

　　某　痢后大便不实，食不健运，色脉俱是虚象，此清阳失旷于中，阴气先走泄于下，先理中焦，再当摄阴。

　　人参　白术　茯苓　炙草　广皮　炮姜　益智

《临证指南医案·卷七·痢》

【赏析】

　　患者便溏，纳差，色脉俱虚，先生云："此清阳失旷于中，阴气先走泄于下"。推测患者寒湿痢疾日久伤阳，或过用寒凉药物伐阳，致中阳虚弱，清阳不升，《素问·阴阳应象大论篇》曰："清气在下，则生飧泄"，"理中者，理中焦也"。选用理中汤，温中健脾，佐以茯苓健脾益气，淡渗止泻，陈皮理气和中；再佐以益智辛温固摄之品来摄阴。全方标本兼顾，中阳虚象自消，大便自实。

案3

　　某　痢经五十日来，小愈再发，独见后重下坠，此为气陷，则门户不藏，亦胃弱内风乘袭。议陷者举之：

人参 归身 白芍 炙草 升麻 荷叶

《临证指南医案·卷七·痢》

【赏析】

患者素体正气亏虚，或失治误治，致使痢疾长期不愈，转为慢性。患者独见后重下坠，且以方测症，患者当为气虚下陷之证。《痢疾论》："至于久痢，元气衰惫，下痢不止，肢体浮肿，脉来虚微，补中益气。"然则"胃弱内风乘袭"，乃脾土不足，致肝木乘。症见：纳呆，倦怠乏力，便溏，胸胁胀闷，脉弦缓而弱等。其因主责之于脾，即"土虚木乘"。治以补脾为要，调肝为辅。即"扶土抑木"之法。

故以补中益气汤，去白术之壅滞；去黄芪、陈皮辛温升散之品，以免助长肝之克伐之气；加白芍配当归，酸甘化阴，柔肝敛肝；少佐荷叶清轻升散之品，既助升麻升举中气，又不至于助肝之戾气。

案4

矫 初起无寒热，即泻痢呕恶不食，乃噤口痢重病。夫暑邪之伤，由口鼻吸气而入，邪与水谷交混，睁变湿热，酿为积滞脓血，肠胃气窒。欲解不能通爽，遂致里急后重。香连苦辛，理气导湿清热，初用颇是。皆缘劳碌之人，非膏粱温养之质，淡薄积劳，中气易伤，四十日来，积少痛缓，医称病解，而食不下咽，不知饥饱。诊得脉弦，行衰，舌白，不渴饮水，日泻数行，全属胃倒气夺，中宫损极，下关不摄，谷不能咽，焉能承受汤药？药味气劣，胃衰必恶。久痢久泻，务在能食。古人非醒脾胃，即安肾摄纳。再询粉浆下咽，或呛或噎，议以上脘宜通其清阳，下焦当固摄其滑脱。仿古方中参苓白术散末。当以米饮日服二次，间以不腻滑之物，食些少勿多，以示胃之所喜为补，必得胃气渐醒，方有转危为安。

人参二钱 焦术一钱半 茯苓一钱半 炙草五分 炒扁豆二钱 苡仁一钱半 桔梗一钱 砂仁七分,炒 炮姜炭一钱 肉豆蔻一钱上药研细，称准分两，每次用香粳米汤调服一钱五分。

上药须日进三次。

《临证指南医案·卷七·痢》

【赏析】

患者初起泻痢，兼呕恶不能食，为噤口痢。系外感暑热，蕴结肠腑，气血壅滞，传导失司，则见泻痢；热毒上攻，胃失和降，则见呕恶不能食；患者当兼有胸闷、口臭、渴饮、舌红苔黄腻，脉滑数之象。辨为湿热蕴结证。

初诊，可用香连之属，理气导湿清热。然而，本患者为劳力之人，气虚之体，中气易伤，过用苦寒之品，劫伤胃气，以致食不下咽，不知饥饱。中气虚衰，下元不摄则见泄泻，一日数行；中气不足，气血不生，形神失养，则见肢体衰惫、舌体淡白，脉弦；中焦气机升降失常，则食不下咽、或呛或噎；不渴饮水，为无热伤津之象。先生云："上脘宜通其清阳，下焦当固摄其滑脱。"治宜益气健脾，升清降浊。

吴达《医学求是·血证求源论》："中气旺，则脾升而胃降，四象得以轮旋。中气败，则脾郁而胃逆，四象失其运行矣。"方用参苓白术散，不用汤剂，以免药味气重，诱发呕吐。方中人参、白术、茯苓、甘草健脾补中；扁豆、砂仁渗湿止泻；桔梗、薏苡仁通达上下升清降浊；加肉豆蔻温阳止泻，下气止呕；炮姜炭温阳止血。

案5

某　正弱滞下，法宜和之。

厚朴　茯苓　广皮　人参　炮姜　木瓜

《叶氏医案存真·卷三》

【赏析】

正弱为脾胃气虚，滞下即痢疾。寒湿阻滞，金不制木，肝木郁陷，发为斯疾。本案为脾虚阳气虚弱的寒湿证，治疗上当以辛甘温阳健脾化湿为法。

方以人参益气升阳，炮姜散寒，茯苓、陈皮理气渗湿，木瓜敛肝。

十、疟疾

案 1

孙　长夏热伤，为疟为痢，都是脾胃受伤，老年气衰，不肯自复，清阳不肯转旋，脘中不得容纳，口味痰吐不清。脉弦右濡涩，下焦便不通调。九窍不和，都胃病也。此刚补不安，阳土不耐辛热矣。议宣通补方，如大半夏汤之类。

大半夏汤加川连姜汁。

又：小温中丸

《临证指南医案·卷三·脾胃》

【赏析】

长夏之气通于脾，长夏暑热易伤脾胃，而致疟病、痢疾，患者年事已高，阴阳不调，正气虚弱不抗邪，而致脾阳不振，故脘中不纳食，湿聚生痰，口中吐痰不爽。胃气不降，下焦便不通调，九窍不和。脾胃本伤于阳邪，不宜用辛燥大补之品，宜通降胃气，轻宣脾阳。大半夏汤由人参，半夏，白蜜组成，以人参补中益气，半夏化痰降气，白蜜润燥通便，加川连苦降胃气，又可佐制人参燥烈之性，姜汁温中通阳。

前方以通降胃气为主，大便通调，复诊则以健脾理气为主，《丹溪心法·卷三·疸三十七》云："小温中丸治疸，又能去食积。苍术 川芎 香附 神曲 针砂（醋炒红）春，加芎；夏，加苦参或黄连；冬，加吴茱萸或干姜"，苍术健脾祛湿，川芎、香附行气，神曲健脾消食和胃，针砂即铁砂，《本经逢原》："治湿热脾劳黄病，消脾胃坚积黄肿"，除脾胃湿热积滞。

案 2

林（三十五岁）　此夏受湿邪成疟，气分受病，脾胃未醒，过秋分天降露霜，此气整肃。

生白术　宣木瓜　茯苓　益智仁　新会陈皮

《叶天士晚年方案真本》

【赏析】

本案夏季感受湿邪，成为疟证，疟邪久留，屡发不已，反复寒热，损耗脾气，待至秋分，天气肃降，脾胃之气难以恢复。脾升胃降为人体之常，天气肃降不利于脾阳之升，故治疗上以补脾升阳为主。

本案以白术补益脾气，又以益智仁温阳化湿，木瓜补阴化湿和胃，茯苓通降胃气，陈皮理气健脾。本案立法意在补脾升阳，与治中法之补益胃气同时泄浊并不相同。先生治疗疟疾强调扶正，在临床上疟疾治疗过程中，根据证情变化可配合使用增强机体机能的补气药，此为疟疾治疗的一种新思路。

案 3

某疟伤脾阳，脘闷少运，脉细。法宜温理中焦。

焦术　神曲　广皮　茯苓　谷芽　煨姜

《未刻本叶氏医案》

【赏析】

脾之健运，有赖于脾阳的温煦、推动，脾阳受损，脾气不利，脾转输水谷精微及运化水液的功能失司，饮食水谷滞于中焦，阻碍气机运行，故脘闷少运。《素问·脉要精微论》曰："脉者，血之府也。"脉容纳血液，是血液运行的通道，脾虚失运，气血生化乏源，脉道不充，故而脉细。综上所述，脾阳虚弱为本案病机之根本，治宜温理中焦。

方用白术健脾，炒焦兼有苦香气味以免壅滞，神曲、谷芽健脾开胃，消食和中，陈皮理气，茯苓健脾渗湿，通降阳明，煨姜温中散寒。

十一、霍乱

案1

某霍乱后，中气未和，大便如溏如结，苦药不宜。

人参 谷芽 木瓜 茯苓 煨姜 陈皮

《未刻本叶氏医案》

【赏析】

吐则伤胃，泄则伤脾，霍乱吐泻之余，虽湿邪未尽，但脾胃之气势必大衰，寒自内生，运化失司，湿走肠间，大便如溏如结。大吐大泻无不伤阴，温燥之品更伤脾胃气阴，故可摒弃燥湿止泻之剂，故曰"苦药不宜"，此时本虚为急，当以甘淡之品补益脾胃为治。

方中人参温补脾胃之气，兼能生津。谷芽健脾开胃，木瓜化湿和胃养阴，茯苓健脾渗湿而止泻，煨姜温中散寒，陈皮理气健脾，善疏理气机，使补而不滞，调畅中焦，使之升降有序，《名医别录》谓陈皮"主脾不能消谷，气冲胸中，吐逆霍乱，止泄"。

案2

王 霍乱后痛泻已缓，心中空洞，肢节痿弱。此阳明脉虚，内风闪烁，盖虚象也。

异功去参术，加乌梅、木瓜、白芍。

又，上吐下泻之后，中气大虚，身痛肢浮，虚风内动，以补中为法：

异功散加木瓜、姜、枣。

《临证指南医案·卷六·泄泻》

【赏析】

霍乱愈后虽吐泻已经缓和，但是感觉胃脘空虚、肢体软弱，是因为胃经气血亏虚，虚风内动，是虚证之象。药用茯苓、甘草、陈皮、乌梅、木瓜、白芍。茯苓、甘草健脾益气，白芍养血柔肝止痛，木瓜舒筋活络、化湿和胃，乌梅涩肠止泻。再诊，上吐下泻之后，中气大亏，脾虚湿盛，以补中为主。异功散（人参、白术、茯苓、炙甘草、陈皮）健脾益气和胃；木瓜舒筋活络、化湿和胃。与补益药同用，生姜能和胃调中，大枣补脾益气，合用能调补脾胃，增加食欲，促进药力吸收，可提高滋补效能。

异功散由人参、白术、茯苓、炙甘草、陈皮组成。此方在四君子汤的基础上加陈皮，意在补气健脾，行气化滞，有补而不滞的优点。

余曾诊一患儿，男，5岁。三月前因过食生冷油腻后出现上吐下泻，经补液抗炎后病愈。但此后出现大便次数增多，每日3次以上，质稀，进食则泻，纳差，体渐瘦。证属久病脾虚，中阳不振。治以健脾益气，温中止泻。方用五味异功散加味：党参、炒白术、茯苓、炙甘草、煨葛根各9g，炒山药、炒扁豆各10g，陈皮、干姜各6g。服2剂大便次数减少，继服3剂大便质稠，续服7剂病愈。

案3

邹（三九）　深秋霍乱转筋，必有暴冷伤及脾胃。病机一十九条，河间皆谓热，亦属偏见。愈泻愈胀，岂是实症！夫酒客之湿，皆脾胃阳微不运，致湿邪凝聚，气壅成胀。见胀满彻投攻下，不究致病之因，故曰难调之症。

生白术　草果　熟附子　厚朴　广皮　茯苓

《临证指南医案·卷三·肿胀》

【赏析】

愈泻愈胀，知为脾虚。酒客湿泻证，其致病之因，无非是脾胃阳虚不运。本案处方以真武汤合冷香饮子化裁，其中熟附子、生白术、茯苓为简化真武汤以温阳逐湿；草果子合附子、白术为冷香饮子去甘草生姜法以温燥寒湿。案中有关"病机19条河间皆谓热，亦属偏见"文，对此句理解是：先生既为温病大家，对外邪入里，是否化热，总是结合体质是阳虚、阴盛，以及是否从化来作个体分析，不能一概而论。

第七节 虫病

案1

王 厥阴吐蛔，寒热干呕，心胸格据，舌黑，渴不欲饮，极重之症。

乌梅肉一钱半 桂枝木一钱 炒黑川椒四分 白芍一钱 小川连三分 黄芩一钱 生淡干姜一钱

《临证指南医案·卷四·吐蛔》

【赏析】

蛔虫窜扰，寒热错杂，为厥阴病证，肝经湿热甚则舌黑、渴不欲饮。方以乌梅丸化裁。方中乌梅味酸，既可安蛔，又能止痛；蛔动因于脏寒，故以干姜、川椒、桂枝温肾暖脾，以除脏寒，三药皆辛，辛可制蛔；黄连、黄芩苦寒清热燥湿，兼制辛热诸药，以杜绝伤阴动火之弊，且味苦兼能下蛔；白芍柔肝止痛。

乌梅丸是《伤寒论》厥阴篇的主方，由乌梅、附子、干姜、花椒、桂枝、细辛、人参、当归、黄连、黄柏组成，是寒热并用之剂，主治寒热错杂、蛔虫窜扰所致的蛔厥、久痢、厥阴头痛。

余诊一女患者，22岁。胃痛1年余，进食后更甚，伴有嗳气，头顶痛，月经前小腹冷痛，脉弦按之无力，舌暗红，苔白。此为肝阳虚馁，脾胃壅滞之证。治宜温补肝阳，和胃止痛。方用乌梅丸加减：乌梅6g，炮附子10g（先煎），桂枝9g，干姜4g，花椒4g，细辛4g，党参12g，当归12g，黄连9g，吴茱萸6g，石菖蒲8g，陈皮9g，半夏10g，每日1剂，水煎服。服药10剂，诸症消失。随访1年胃痛未发作。

案 2

某 仲景论上升吐蛔，下坠狐蜃，都从胃虚起见，风木相侮，阳土日困，食减便溏有诸。由惊忧偏逆致病，因病失治，延虚最难奏效。用药不过生化克制之理，培其受侮，平其冲扰，补阳明以宣腑，泄厥阴以平逆，如是而已。至于拔病根，在乎居恒颐养，当医药外求之。

人参 干姜 川椒 川楝子 茯苓 桂枝 白芍 乌梅

《三家医案合刻·叶天士医案》

【赏析】

本案患者因惊扰致病，久病成虚，致成蛔厥之证，上则吐蛔，下则泄泻，脾胃虚，肝木乘。治宜泄木培土。方用人参、茯苓补脾益气，川椒辛温驱蛔，干姜、桂枝温脏祛寒，乌梅味酸制蛔，川楝子疏肝下气，白芍柔肝止痛。共奏泻肝培土驱蛔之功。至于去除病根，则需调养情志，起居有节，非医药所能为也，"不治已病治未病"，强调了预防疾病的重要性。

案 3

杨 因惊而泻，腹痛欲呕，是为蛔厥，当用酸苦，忌进甜物。

川椒 乌梅肉 川连 淡干姜 金铃子 延胡索 桂枝木 生白芍

《临证指南医案·卷六·泄泻》

【赏析】

因惊致病，腹痛呕泻，病在厥阴，胃热肠寒，正与《伤寒论》蛔厥证同，故以乌梅丸加减。方中乌梅是用其味酸能制蛔，先安其动扰；川椒味辛能驱蛔，性温可以温脏祛寒；黄连苦能下蛔，寒能清上热；干姜、桂枝共奏温脏以祛下寒之功。金铃子、延胡索即金铃子散行气疏肝，活血止痛，另以白芍柔肝止痛。全方辛苦酸并用，能温脏安蛔。正如清代医家柯琴《伤寒来苏集》所谓："蛔得酸则静，得辛则伏，得苦则下。"

第八节 其他

一、内伤发热

案 1

某　高年水亏，肝阳升逆无制，两胁漐漐如热，则火升面赤，遇烦劳为甚，宜养肝阴和阳为法。

九蒸何首乌四两　九蒸冬桑叶三两　徽州黑芝麻三两　小黑稆豆皮三两　巨胜子二两，即胡麻　浸淡天冬去心，一两　真北沙参二两　柏子仁一两半，去油　云茯神二两　女贞实二两

上为末，青果汁泛丸，早服三钱，开水送。

《临证指南医案·卷一·肝风》

【赏析】

肝脏体阴而用阳，其性喜条达而恶抑郁。肝肾阴亏，肝失所养，疏泄失常，肝气不舒，郁而化热，故两胁漐漐如热。火升面赤，遇烦劳为甚说明肝火明显。本案为肝火血热证，以养肝血，平肝阳为法。方以何首乌、黑芝麻、胡麻为君药以补肝体，育阴而涵阳，佐以北沙参、天冬、女贞子甘寒养阴，清热凉血。柏子仁性平味甘，具养心安神、润肠通便的功效，茯神安神，引阳下行。桑叶味苦甘，性寒，有散风除热、清肝明目之功效。黑稆豆皮为先生治血虚肝旺证常用之品。恐当归、枸杞子甘温助热故去之。

案 2

吴　肝血久空，阳明胃脉亦虚，肌肉肤胀，气聚热流着，自觉热炽，不可作实热治。通经脉之壅，仍佐和血熄风，使内风稍宁，望其稍逸。

杞子　白蒺藜　虎骨　牛膝　天冬　生地　归身　柏子仁

《徐批叶天士晚年方案真本》

【赏析】

此案主症为肌肤自觉肿胀，烘热感。先生诊为肝血不足，络脉之间虚热内郁，内风上扰，以方测症，应有烘热汗出，肢麻，脉弦细滑诸症，先生仍以甘润通脉着手，佐以和血熄风。方中以生地养阴，柏子仁养血，天冬滋阴清热，枸杞补血，当归养血润肝，白蒺藜疏风，牛膝引热下行，虎骨补肾。此案示络病诸症，有实有虚，久痛入络，多瘀多滞，络脉空虚则多肝血不充之证。

案3

某潮热耳聋，有似阳邪。诊得脉空大，自利不渴，舌上粉苔，形苦色槁，岂是实证。议以劳倦夹湿，从脾胃病治。

人参　广白皮　茯苓　炮姜　生益智仁　泽泻

《眉寿堂方案选存》

【赏析】

脉空大、潮热耳聋说明是胃气空虚，浮热不能潜降；苔如积粉、自利不渴为湿浊聚于中焦，阻碍脾胃气机运行之征。本案虚实夹杂，而以胃气虚弱为主。治疗当以以治中法补益胃气，兼以泄浊。

方用人参补益胃气，茯苓渗湿泄浊，陈皮理气化湿，炮姜、益智仁温阳化湿，泽泻利湿兼能潜阳。

二、虚病

案1

胡　缓肝润血熄风。

制首乌　杞子　归身　冬桑叶　三角胡麻　柏子仁　茯神　天冬　黑穞豆皮　蜜丸

《临证指南医案·卷一·肝风》

【赏析】

本案无症状、病机描述，以法测证，从治法、用药及剂型为蜜丸看，知本案为肝阴不足，虚阳上浮，扰动心神之证，治以甘缓养血熄风法。何首乌、当归、枸杞子、胡麻仁养血补肝。柏子仁性平味甘，具养心安神、润肠通便的功效，茯神安神，引阳下行。天冬性寒味甘微苦，具有养阴清热，润肺滋肾之功。桑叶性味苦、甘、寒，有散风除热、清肝明目之功效。黑穞豆皮为先生治血虚肝旺之证常用之品。全方一派甘缓，既养血补肝，又凉肝熄风。

案 2

倪（枫桥，二十三岁） 劳伤营卫，不任烦冗，元气不足，兼后天生真不旺。古人必以甘温气味，从中调之。

建中法加人参、桂心、当归。

《徐批叶天士晚年方案真本》

【赏析】

案中未列出症状，但虚劳诸症如心悸、气短，不耐劳作，舌淡苔白，脉弱可见。此脾胃不足，元气不充，营卫气弱。先生用甘温补中法，建中汤加人参、桂枝、当归益气养血，温通中阳。

案 3

王（氏） 痛从腿肢筋骨，上及腰腹，贯于心胸，若平日经来带下，其症亦至，此素禀阴亏，冲任奇脉空旷，凡春交，地中阳气升举，虚人气动随升，络血失养，诸气横逆，面赤如赭，饥不欲食，耳失聪，瘕不成寐，阳浮，脉络交空显然，先和阳治络。

细生地 生白芍 生鳖甲 生龟甲 生虎骨 糯稻根 煎药送滋肾丸一钱半

又，前用滋肾丸，痛缓，面浮跗肿，血气俱乏，内风泛越，经言风胜则动，湿胜则肿，阴虚多热之质，议先用虎潜丸，每服四钱，四服。

《临证指南医案·卷一·肝风》

【赏析】

本案腿肢筋骨、腰腹、心胸疼痛与经来带下相伴而发，并伴虚烦不寐、面红、耳失聪，总由阴虚所致，又值春季，阳气升浮，肝肾阴虚，血络空虚，筋骨失养。初诊以生地、白芍滋阴，鳖甲、龟甲滋阴潜阳，和络熄风。虎骨味甘、辛，性温，归肝、肾经，有固肾益精、强筋健骨，舒筋活血、通血脉之功。糯稻根体轻，气微，味淡，归肝经，能养阴除热。煎药送滋肾丸以清阴分伏热。二诊，痛缓，并见面浮跗肿诸症，改服虎潜丸以滋阴降火，强壮筋骨，因慢性虚劳，宜丸剂缓图。

案4

某正当生旺之年，须苍色变。

按：人身发属心火而炎上，眉主肝木而曲直，侧生须应肾水。内不足而色不向荣，且脉象弱苀，男子精气衰薄，不为生育之征。法当宁心神以处静，寡欲养精，妙选无病瘦弱女质，经调怡悦，无拘虑愁烦，遵三十时辰两日半之旨，庶几望其毓麟耳。

肉从蓉　蛇床子　覆盆子　线鱼胶　补骨脂　舶茴香　五味子　菟丝子
家韭子　沙蒺藜

《叶氏医案存真》

【赏析】

本案论及孕育之法，遵三十时辰两日半之旨：即指遵择时种子之法。明万全《广嗣纪要》种子歌云："三十时中两日半，二十八九君须算。落红满地是佳期，金水过时空撩乱。撩乱之时枉费功，树头树底觅残红。但解花开能结子，何愁丹桂不成丛？"毓麟：生育。

关于"发属心"的记载，最早见于南朝梁·刘孝标的《类苑》，该书虽已亡佚，但明·李时珍的《本草纲目·人之一·乱发》对此作了记载："（《类苑》云）发属心，禀火气而上生。"《小儿卫生总微方论·五气论》云："眉属肝，肝气不荣，故眉久不生也，何以知眉属肝，且五脏皆有毛，其发属心，心为火，火性炎上，故发生上枪也，须属肾，肾为水，水性润下，故须生下顺也。"

中医学认为，发为血之余，心主血脉，肺主皮毛，肝藏血，脾为气血生化之源，肾藏精，且精血同源，说明人体毛发的枯荣与心、肝、脾、肺、肾均有着密不可分的联系。先生通过观察该男性患者"正当生旺之年，须苍色变"而推知有"内不足"，结合切脉见"脉象弱芤"，诊断为"精气衰薄，不为生育"。治法为宁心神以处静，寡欲养精，内服补肾填精之品。同时需选择身体壮健时期女性，经调怡悦，无拘虑愁烦，择时种子，才有可能生育。方中肉苁蓉温肾补血，家韭子、蛇床子温肾壮阳，补骨脂、菟丝子、覆盆子、沙蒺藜、线鱼胶补肾益精。先生谓："韭子、菟丝子就少阴，以升气固精。"线鱼胶是指被切成线条的鱼鳔即俗称鱼泡，性味甘平，入肾，血肉有情之品，能补肾益精。五味子因皮肉甘酸，核中辛苦，都有咸味，五味俱全故名之，有滋肾涩精，宁心安神之功。舶茴香（即进口茴香）温补奇经。

本案可以看出先生重视调治形体神。先生尝谓："凡论病先论体质、形色、脉象，以病乃外加于身也。"先生处方用药灵动活泼，温润而不燥烈，也不滋腻碍胃。其一般处方小，本案用药达十味实不多见。

案5

某　初春脉动而不鼓，亦收藏之司浅矣。壮年未育，晨吐黑痰，皆水亏火炎，精气不充之象，胃旺能纳谷，当专理下焦，不必以痰为虑。

牛骨髓　羊骨髓　海参胶　线鱼胶　龟鹿胶　芡实　菟丝粉　金樱子粉

五味子　家韭子　大熟地　远志肉　建莲肉　淡菜胶　熟首乌　覆盆子

　　　　　　　　　　　　　　　　　　　　　　　《叶氏医案存真·卷三》

【赏析】

本案为水亏火炎，精气不充，症见初春脉动而不充盈，壮年未育，晨吐黑痰。因胃旺能纳谷，不必以痰病为虑。治疗当专理下焦。方用牛骨髓、羊骨髓、海参胶、线鱼胶、龟鹿胶、淡菜胶等血肉有情之物补养肾精、填补奇经，菟丝粉、家韭子、大熟地、熟首乌温润养肾精，芡实、金樱子粉、五味子、建莲肉、覆盆子补肾固精。远志散郁，并能通肾气，上达于心，强志益智。因未列剂量，从病证分析，本方当为膏剂方。

本案主抓"胃旺能纳谷"为着眼点，进行识证、立法、处方用药，因胃旺能纳谷说明脾胃纳运正常，晨吐黑痰并非脾胃虚弱所化之痰，应系下焦所生，故应直接填补下焦，且下焦最能耐受滋补。本案用药还体现了先生补益肝肾法的学术思想和用药特色：一是用五胶三髓等血肉有情之物补养肾精、填补奇经。五胶是指阿胶、淡菜胶、海参胶、龟甲胶、鹿角胶。三髓是指牛骨髓、羊骨髓、猪骨髓。体现了先生遵"精不足者补之以味"的治疗原则。二是对肾精外泄，或肾阳不藏者，抓住肾主静主藏的特点，多兼用敛补之品，如芡实、山药、五味子、建莲肉、覆盆子等。三是因肾为水火之脏，以肾恶燥，纯刚恐伤阴液，先生则用温润之品补阴益阳。如苁蓉、菟丝子、沙苑子、杜仲、枸杞子、熟地等，形成了补肾益精的独特治疗用药。

案6

赵（三七）　气分本虚，卫少外护，畏风怯冷。冬天大气主藏，夏季气泄外越，此天热烦倦一因也。是气分属阳，故桂附理阳颇投，考八味古称肾气，有通摄下焦之功，能使水液不致泛溢，其中阴药味厚为君，乃阴中之阳药，施于气虚，未为中窾。历举益气法，无出东垣范围。俾清阳旋转，脾胃自强。偏寒偏热，总有太过不及之弊。

补中益气汤加麦冬、北味。

又，间服四君子汤。

《临证指南医案·卷三·脾胃》

【赏析】

患者冬不耐冷，夏不耐热。东垣认为"盖人受水谷之气以生，所谓清气、荣气、卫气、春升之气，皆胃气之别称也"。患者胃气虚弱，卫外不足，发为畏风怯冷，每于严冬之时，阳气主封藏，卫阳更虚；则症状明显；而酷夏之时，阳气主开泄，虚阳无根外越则烦热。然虽为卫阳虚弱之证，温阳之桂附八味肾气丸，桂枝、附子辛温大燥之品，熟地滋腻阻滞之品，施之太过之弊。

择用东垣之补中益气汤，以补中益气，升举阳气，方中补气药与升提药配伍，以补气为主，以升提为辅，补中寓升，补益药中配伍少量行气药物，既可调气机之升降，又可补而不滞。气机疏利，清阳自升，脾胃自强，气血生化有源，卫气得充，则不耐寒热诸症可减。方中加入麦冬配五味子，酸甘化阴，守阴所以留阳，阳留则烦热自消。气虚已补，清阳得升，则间服平补中气之四君子汤，以资后天生化之源。

案 7

某　脉虚，知饥恶食，宜益营分。

当归　茯苓　炙甘草　煨姜　陈皮　大南枣

《未刻本叶氏医案》

【赏析】

患者脉虚弱，知饥恶食，为有饥饿之感但不欲进食之意，是胃可受纳但脾不健运之证。仍以甘缓补中益营法。方中炙甘草、大枣补益脾气益营，生姜温阳散寒，茯苓、陈皮理气利湿，理气并通阳气，另以当归补血和营。

案 8

某　气弱神倦，妨食，耳鸣。

人参　当归　炙甘草　煨姜　茯苓　半夏　生谷芽　大枣

《未刻本叶氏医案》

【赏析】

本案神疲体倦、纳差、耳鸣，以症测舌脉者，应有舌淡苔白、脉弱之象。先生诊为营气虚损，用甘缓益气补脾法。案中因使用茯苓、半夏，亦应有脾虚湿困之表现。

本案之耳鸣，应与肾精不充或少阳郁热上扰证鉴别，不可一见耳鸣即谓肾亏之象。

案9

钱　胃虚少纳，土不生金，音低气馁，当与清补。

麦冬　生扁豆　玉竹　生甘草　桑叶　大沙参

《临证指南医案·卷三·脾胃》

【赏析】

脾胃为后天之本，属土，土生金。脾胃虚弱，后天失养，土不生金，肺司呼吸，金无所生，故音低气馁。因"脾喜燥恶湿，胃喜润宜降"，故以清补为治。该方为吴鞠通所制沙参麦冬汤为原型，方中去天花粉加桑叶。沙参、麦冬均归肺、胃经，均有养阴润肺、益胃生津之效；扁豆归脾、胃经，有健脾、化湿之效；生甘草补脾清热；玉竹归肺、胃经，养阴润燥、生津止渴；方中所用桑叶性苦、甘、寒，归肺、肝经，具有疏散风热，清肝明目之效；全方共奏滋胃阴，降胃气，脾土生肺金，开后世脾胃治疗一大法门也。

案10

王（五十）　素有痰饮，阳气已微，再加悒郁伤脾，脾胃运纳之阳愈惫，致食不下化，食已欲泻。夫脾胃为病，最详东垣，当升降法中求之。

人参　白术　羌活　防风　生益智　广皮　炙草　木瓜

《临证指南医案·卷三·脾胃》

【赏析】

饮为阴邪，易伤阳气，患者素有痰饮，以致阳气衰微，复以忧郁多思，脾气郁结，脾失升清，则见饮食入胃失去运化，食后泄泻。

经云："清气在下，则生飧泄；浊气在上，则生䐜胀"。脾胃是人体气机之枢纽，先生在治疗脾胃病时着重从调理脾胃升降入手，效东垣升降脾胃之法。人参、白术、炙草益脾胃补益中气；羌活、防风、益智仁三者辛温入脾肾二脏，温肾暖脾，升阳止泻；陈皮理气和胃降浊；稍佐木瓜酸敛之品以防升发太过。诸药合用，则"脾气升则健，胃气降则和"。

案 11

洪（妪）　脉虚涩弱，面乏淖泽，鼻冷肢冷，肌腠麻木，时如寒凛微热，欲溺，大便有不化之形，谷食不纳。此阳气大衰，理进温补，用：

附子理中汤

《临证指南医案·卷三·脾胃》

【赏析】

本案阳气大衰，寒湿内盛，升降失常，故水谷不运，清浊不分，则纳少，便溏；头面肌腠失之温煦，则面色少华，鼻冷肢冷，肌腠麻木，时如寒凛；虚阳浮越，则肌肤时有微热；气化失司，则小便频数；《伤寒论》云："自利不渴者，属太阴，以其脏有寒故也。当温之，宜服四逆辈。""轻者，如下利清稀，腹痛不甚等可用理中汤温中祛寒，重者，如下利清谷，恶寒蜷卧，脉沉微细等则用四逆汤补火生土。"此处选用理中汤温中健脾，培补中土，以"四肢逆冷者，加附子"，因附子能振奋脾肾之阳，是先后天并补之法。

案 12

某　气弱，右目昏花眶垂，宜益其虚。

参须　黄芪　柴胡　当归身　蕤仁　白芍　升麻　炙草

《叶氏医案存真·卷三》

【赏析】

《内经》曰："诸脉者，皆属于目，目得血而能视。"东垣曰："夫十二经脉，三百六十五络，其血气皆上走于面而走空窍，其清阳气上散于目而为精……夫五脏六腑之精气，皆禀受于脾，上贯于目。脾者，诸阴之首也；目者，血脉之宗也。故脾虚则五脏之精气皆失所司，不能归明于目矣。"脾气虚弱，气血不能上荣于头目，目胞失养，则眼睑下垂，视物昏谵；患者当兼具倦怠肢软，少气懒言，眩晕耳鸣，纳差便溏，舌质淡，苔薄白等症。宜补中益气汤健脾益气，升举阳气，方中去辛燥耗血之白术、陈皮，入甘润之玉竹和白芍，配伍当归养阴生血，全方益气生血，上贯于目，胞得血养，目得血濡，则症状自除。

案13

三益号　劳倦吸入冷气，营卫不行，则形寒战慄，今中焦未醒，宜和脾胃。

当归　白芍　桂枝　炙草　大枣　煨姜

《叶氏医案存真·卷二》

【赏析】

患者主诉是形寒战慄，必兼有脾胃虚弱，舌淡、苔薄、脉弱诸症。先生诊为脾胃营弱气虚，于是投之以当归建中汤。形寒战慄类似太阳伤寒证，本案虽未明言形色脉，但先生云病机为"中焦未醒"，却是建中汤适应证，故仍以病机为据，立法处方。

案14

某　胃阳受伤，腑病以通为补，与守中必致壅逆：

人参　粳米　益智仁　茯苓　广皮　炒荷叶

《临证指南医案·卷三·脾胃》

【赏析】

本案先生指出治疗胃阳虚损，当温胃同时，通降胃腑，"以通为用"，切勿纯补，以免壅窒胃气，而致胃气上逆，且因胃喜湿恶燥，用药不宜过于辛燥，故其以人参、粳米补益胃气；益智仁温脾止泻；茯苓健脾渗湿；陈皮理气和中；荷叶芳香升清，诸药合用，则气机得以通降，运化得以进行，胃阳得以恢复。

案 15

张　脉虚缓，不食不饥，形寒浮肿。

人参　益智仁　广皮　半夏曲　茯苓　生白芍　煨姜

《临证指南医案·卷四·不食》

【赏析】

不食是指食欲减退，不思饮食或饥不能食，食后难化之症。本症在很多疾病中都可出现，很少单独作为主症。先生认为不食症的病机与胃、命门的关系密切：胃为水谷之海，主受纳腐熟水谷，以降为和；命门乃元阳之火，温煦推动脾胃受纳运化水谷。本案胃阳虚损，虚寒内生，水湿运化乏权，故形寒浮肿；阳虚则寒凝气滞，受纳失司，故不能食；阳虚不能鼓动气血运行故脉虚缓。

先生曰："胃阳受伤，腑病以通为补，与守中必致壅逆"，强调通补兼施，方能温胃阳、散浊阴，故在治疗上以"薄味调和"，从而达到"气通浊泄"、"健阳佐运"之目的。本案以甘、微温之人参养胃生津、扶中益气为主药，使扶气而不致温燥，养阴而不致凉滞。益智仁温阳培土，开胃摄唾。加入茯苓渗利下焦，通降阳明；半夏辛通，降胃化痰。人参配伍茯苓、半夏，通补胃阳。先生自注："胃虚益气而用人参，非半夏之辛，茯苓之淡，非通剂矣。"意思是胃虚用人参补益胃气时，只有加入半夏、茯苓，才能变守补为通补。

又以陈皮理气化痰，煨姜温补脾阳，白芍益营泻肝，又可防半夏、煨姜温热伤阴。

案16

某 深秋曾诊，拟议此病为里湿，更伤瓜果，辛甘寒分利脾阳，又受辛寒之累，致浊气聚形，频遭食复，阳屡被戕。凡身中脾阳宜动，动则运；肾阴宜藏，藏则固。斯为病根，《局方》大健脾丸、仲淳资生丸，多以补虚、通滞、芳香合用者，取其气通浊泄，人参补正之力得矣。

人参　茯苓　益智仁　煨木香　厚朴　新会皮

《叶氏医案存真·卷一》

【赏析】

本案患者体内有湿，湿为阴邪，阳气必虚，又食瓜果等生冷之品，更伤脾阳。脾之健运，有赖于阳气的温煦和推动，脾阳损伤，脾气不利，脾转输水谷精微及运化水液的功能失司，终致浊气聚形。后又频遭食复，阳屡被戕，无异于雪上加霜。先生认为："大凡脾阳宜动则运"，"通阳则浊阴不聚，守补恐中焦易钝"。《局方》无大健脾丸，应该是大温脾丸之误。《局方》大温脾丸的方剂组成为：吴茱萸、大麦蘖、肉桂（去粗皮）各五两，炙甘草、桔梗、人参、炮干姜各三两，炮附子、细辛（去苗）各二两，神蘖三两一钱，枳实一分半。资生丸的组成是：人参三两，茯苓二两，白术三两，山药二两，薏苡仁二两半，莲肉二两，芡实两半，甘草一两，陈皮二两，麦蘖二两，神曲二两，白豆蔻八钱，桔梗一两，藿香一两，川黄连四钱，砂仁两半，白扁豆两半，山楂两半。这两首方剂的组成与功效，先生已经点明，都是甘补与辛通芳香宣化并行。

本案处方中，先生用人参补益脾胃，配伍益智仁辛香温阳，善温脾开胃，茯苓健脾渗湿，通降阳明，木香辛香宣通肝气，厚朴辛温行气，陈皮苦香理气，用药六味，其中五味皆为辛甘温或气味芳香之品，以通滞之方，收补虚之效。

案 17

某 病伤久不肯复，食入不运，脾胃之阳日困，与治中法。

煨益智 茯苓 于术 广皮 白芍 煨姜 南枣

《叶氏医案存真·卷三》

【赏析】

久病失治，脾胃受损，运化失职，食入不运，水湿不化。湿为阴邪，损伤脾胃阳气，故湿愈盛，脾胃之阳日困。治疗以温阳健脾为主。

益智仁温脾开胃，茯苓健脾渗湿，通降阳明，白术健脾益气，陈皮理气，使补而不滞，白芍补益脾阴，姜、枣散寒温阳，健脾和胃，补益营卫。

案 18

李（三十） 农人，入夏必烦倦；饮酒者，脾胃必弱。建中益气法。

熟于术 益智仁 茯苓 木瓜 广皮 生白扁豆

《叶天士医案·叶天士先生方案真本》

【赏析】

酒为饮品，但易酿生湿热，长期饮酒者，常有湿热内蕴，伤及脾胃，以致脾胃虚弱，又农民辛苦劳碌，夏季烦劳汗出，气阴更耗，必然倦怠。病机为脾胃虚弱，治疗应以薄味补益脾胃为主，故用治中法。

方用白术燥湿健脾补气，益智仁温阳开胃，茯苓通降胃气，木瓜清热益胃，陈皮理气，扁豆健脾和中，渗湿消暑。胃主受纳腐熟，为"水谷气血之海"，以降为和；脾主运化津液精微，以升为健。脾胃得健，运化得复，饮食水谷化生气血，中焦气机恢复运行，湿运热散，诸症好转。

案 19

杨（氏） 胃伤恶食，络虚风动浮肿。先与荷米煎：

人参　新会皮　檀香泥　炒粳米　炒荷叶蒂

《临证指南医案·卷四·不食》

【赏析】

先生在《黄帝内经》、《难经》等有关思想的启发下提出了"久病入络"的观点，并指出："医不明治络之法，则愈治愈穷矣"，"初为气结在经，久则血伤入络"，"其初在经在气，其久入络入血"，"病久入络"，"病入血络"等；指出了疾病久延不愈，由经及络，由浅入深，由气及血的发展过程。施治的总则是通补兼施，寓通于补。

胃主受纳腐熟水谷，胃伤则恶食；病久入络，络虚风动，虚风扰动则颜面浮肿。治当补气滋阴，理气通络。方中人参为补气要药，大补元气，补脾生津；陈皮理气开胃；胃喜润恶燥，粳米性甘味平，能益脾胃，除烦渴；荷叶蒂性苦涩平，炒用升发清阳，兼能理气；檀香泥，乃檀香心中所含脂垢，不易得，色如尘土，故以泥名，《纲目拾遗》："治胃气滞痛，肝郁不舒。"纵观全方补气滋阴，理气通络。正如先生曾强调"大凡络虚，通补最宜"，主张"气虚则补中以行气，血衰则养营以通络"。

案20

某（二四）　病后胃气不苏，不饥少纳，姑与清养。

鲜省头草三钱　白大麦仁五钱　新会皮一钱　陈半夏曲一钱　川斛三钱　乌梅五分

《眉寿堂方案选存》

【赏析】

该例案为久病脾胃虚弱，胃阴虚兼湿郁中焦，纳呆不饥，故治疗方法为滋阴养胃。方用省头草即佩兰，芳香化湿，醒脾开胃；麦芽性味甘，微温，《医学启源》："补脾胃虚，宽肠胃。"陈皮、半夏理气健胃。石斛性味甘，微寒，入胃、肾经，具有滋阴清热、润肺养胃、强筋健骨之效；乌梅味酸，性平，具有泄热和胃之效。全方共奏滋阴养胃，理气健脾之功。用于大病脾胃虚弱之证颇有良效。

本方亦适用于暑天因贪食冷饮而致脾胃虚弱之证。曾有一患者，夏日倦怠纳呆，舌淡苔白脉细。处方：陈皮、半夏各15g，佩兰20g、麦芽10g、石斛10g、乌梅2枚，7付，患者痊愈。

三、痿病

案1

席（五七） 脉来弦动而虚，望六年岁，阳明脉衰，厥阴内风暗旋不熄，遂致胃脉不主束筋骨，以利机关，肝阳直上巅顶，汗从阳气泄越，春月病发，劳力病甚，此气愈伤，阳愈动矣，法当甘温益气。攻病驱风，皆劫气伤阳，是为戒律。

人参　黄芪　当归　炙草　冬桑叶　麦冬　地骨皮　花粉

《临证指南医案·卷一·肝风》

【赏析】

本案因胃气虚导致肺气虚，肝风暗旋不熄，主要证候为四肢痿软无力，自汗，劳力则甚，脉弦而虚，且春月发病。治疗应以清养阳明为要。人参、黄芪、炙草补益脾胃，当归补血。麦冬、天花粉，清肺胃之热，兼养阴生津。冬桑叶味甘、苦，性寒，归肺、肝经，有清肝、益金平木之功。地骨皮性寒，味甘，能凉血除蒸，清肺降火。有关地骨皮功效的论述，王好古云其能"泻肾火，降肺中伏火，去胞中火，退热，补正气"。

案2

某 下体痿，先有遗泄、湿疡，频进渗利，阴阳更伤，虽有参、芪、术养脾肺以益气，末能救下。即如长冷阳微，饭后吐食，乃胃阳顿衰，应乎卫外失职。但下焦之病，都属精血受伤，两投温通柔剂，以肾恶燥，久病宜通任督。通摄兼施，亦与古贤四斤、健步诸法互参。至于胃药，必须另用。夫胃腑主乎气，气得下行为顺，东垣有升阳益胃之条，似乎相悖。然芩、连非苦降之气乎。凡吐后一二日，停止下焦血分，药即用扶阳理胃。二日俾中下两固，经旨谓阳明之脉束筋骨以流利机关，本病即有合矣。

鹿茸　归身　柏子霜　茯苓　苁蓉　巴戟　补骨脂　川石斛

牛膝　枸杞子

吐后间服大半夏汤，加干姜、姜汁。

再诊，长夏湿热，经脉流行气钝，兼以下元络脉已虚，痿弱不耐步趋，常似酸楚。大便或滞，都属肝肾为病，然益下必佐宣通脉络，乃正治之法。恐夏季后湿热还扰，预为防理。

鹿角霜　生茅术　茯苓　苁蓉　归身　熟地　桑椹子　巴戟

远志　茴香酒蒸　金毛狗脊　水熬膏

三诊，痿在下，肝肾居多，但素饮必有湿热，热瘀湿滞，气血不行，筋缩，肌肉不仁，质重着不移，无非湿邪之深沉也。若论阳虚不该大发疮痏，但病久非可速攻，莫计效迟。

细生地　归身　黄柏　萆薢　苁蓉　川斛　牛膝　蒺藜

四诊，寝食如常，脉沉而缓，独两腿内外肉脱麻木，年逾五旬，阳脉渐衰，跻维不为用事，非三气杂感也。温通以佐脉络之流畅，仿古圣四斤、金刚之属。

苁蓉　牛膝　茯苓　萆薢　木瓜　枸杞子　蒺藜　金毛狗脊

膏丸

《三家医案合刻·叶天士医案》

【赏析】

本案痿病，起于遗精，泄泻，以致肝肾阴阳不足，复患湿证，频服渗湿之剂，多有阴伤，渐至阴阳两伤，畏寒、呕吐，虽间用参芪、四君、建中类，但病重药轻，渐至下焦精血虚损，而转为痿证。

初诊时，除肝肾虚外，呕吐之余，胃气受伤，补益肝肾必须同时兼顾胃气，用温补奇经和胃法：方中以鹿茸、淡苁蓉温肾固本，补骨脂、巴戟天补肾强骨，当归、枸杞子养血柔肝，川石斛滋阴生津，柏子仁、茯苓补益心脾。全方温中有通，摄中有疏，非一味蛮补。此方以金刚丸（萆薢、杜仲、肉苁蓉、菟丝子）中悟出，而更胜于金刚丸。另外，间服大半夏汤，加干姜、姜汁补气温阳化痰。

二诊时值长夏湿热之前，正是乘少阳阳升之际温补之时，温润填补膏剂较适宜，所以仍用补益奇经兼宣通经脉法，再加熟地补阴，狗脊补益经脉，小茴香温肝宣通络脉，膏剂缓图。

三诊时值长夏季节，为肝肾亏虚，湿热侵袭。仍以滋补奇经佐以清热化湿。方中黄柏、萆薢清利湿热，石斛、牛膝清热养血，强筋壮骨；白蒺藜疏风通络，肉苁蓉补血强筋，当归、生地补益肾精。

四诊湿热风邪已经消散，改四斤丸法补益肝肾，佐以化湿通络。方中肉苁蓉、牛膝、木瓜、枸杞子、金毛狗脊温补肝肾以强筋，茯苓、萆薢利湿，白蒺藜通络。

四斤丸出自《局方》，组成：木瓜、牛膝、天麻、苁蓉、附子、虎骨。其主治"肾经不足，下攻腰脚，腿膝肿痹，不能屈伸，脚少力，不能踏地，脚心隐痛，行步喘气，筋脉拘痹，腰膝不利，及风寒湿痹"。功效是"补虚除湿，大壮筋骨"。先生治痿，以肺、胃、肝、肾四经为着眼点。周学海曾评点说："凡痿须辨是湿是燥，湿则跗肿，燥则枯痿，热则纵驰，寒则拘急。"对痿证用治疗奇经八脉之法，先生说："久病宜通任督，通摄兼施"、"温通以佐脉络之流畅"、"议以通纳之法，专事涵养生真"，他反对一味蛮补，推崇金刚丸、四斤丸组方法则，以通补兼施。一方面先生以熟地、杜仲、补骨脂等草木类补肾药，更喜用鹿茸、鹿角霜、羊肾、紫河车等血肉有情类补肾药。《医案存真》亦云："由劳伤其肾，耗夺肾阴，当以内养为主，非草木之药所能挽回也。"在补益肝肾八脉的同时，他亦加用疏通之药如牛膝、茯苓、萆薢、小茴香等，这些药物都有宣通脉络或宣通气机之功。

四、汗证

案1

梅（四三） 案牍积劳，神困食减，五心汗出。非因实热，乃火与元气势不两立。气泄为热为汗，当治在无形，以实火宜清，虚热宜补耳。

议用生脉四君子汤。

《临证指南医案·卷三·汗》

【赏析】

《素问·举痛论》："劳则气耗"，患者案牍积劳，耗伤元气，脾胃受损，运化失常，则神倦，食少；脾胃虚弱，清气下陷，阴火失戢而上冲，则发热，汗出；汗多伤津，则见阴伤之象，如五心烦热；辨为气阴两伤证。"火与元气不两立，一胜则一负"，治宜大补脾胃之气以降阴火。可用甘温之剂四君子汤补虚而扶正，中气立则脾胃得健，清阳得升，阴火戢降，其热自平矣；合生脉散益气生津，敛阴止汗。

案2

方 茹素恶腥，阳明胃弱，致厥阴来乘，当丑时溅然汗出，少寐多梦。

人参 龙骨 茯神 枣仁 炒白芍 炙草 煎药吞送蒸熟五味子三十粒。

又，镇摄汗止，火升咳嗽，仍属阴虚难得充复。育阴滋液为治。

熟地炭 人参 炒麦冬 五味 炒萸肉 川斛 茯神 女贞子 接服琼玉膏方。

《临证指南医案·卷三·汗》

【赏析】

患者茹素恶腥，可见脾胃阳虚，运化乏力，日久自然阴血亏虚。阴虚火旺，扰及心神，故夜间阴虚盗汗，失眠多梦。治宜补气养血、宁心安神，佐以收涩敛汗。方用人参、茯神、炙草补益脾气，龙骨平肝潜阳、镇静安神、收敛固摄止汗，枣仁养心安神敛汗，白芍养血敛阴、柔肝平肝，五味子生津敛汗、宁心安神。复诊，阴虚火旺，火升咳嗽。用生脉散（人参、麦冬、五味子）补气阴，熟地、山萸肉、石斛、女贞子补益肝肾、滋阴清热。最后续服琼玉膏（人参、生地、茯苓、白蜜）滋阴润肺、益气补脾固本。

案 3

某（三二）　脉濡自汗，口淡无味，胃阳惫矣。

人参　淡附子　淡干姜　茯苓　南枣

《临证指南医案·卷三·脾胃》

【赏析】

本案所用之方为四逆汤化裁，以方测证，患者必胃阳大虚，阳气不固，则玄府失而自汗，胃阳虚胃气不荣于口，则口淡而无味。患者脉濡，《濒湖脉学》云："濡主血虚之病，又为伤湿"，又湿邪困于中焦，胃阳虚弱无以化湿，此为胃阳惫矣。因此本案治则为温补中阳，处方用人参益气，附子、干姜温养胃阳，茯苓淡渗利水，因湿邪困于内，脾脏喜燥恶湿，故佐南枣以益脾气。

五、痛风

患痛风，发热神昏，妄言见鬼，手足瘈疭，大便不行，此少阴肾气受伤也。肾既受伤，病累及肝，肝旺火炽，神明内乱，木合火邪，内入则便闭，外攻则身痛，法当滋其内，则火自熄，风自除，痛自止。

生首乌　蒌仁　桂枝　秦艽　桔梗　黄连　知母　枳壳

服一剂，症渐减，但心神不安，身体如在舟车，此肾气虚，而肝肺为之不治。正《内经》子虚母亦虚也，母病子亦病也。夫肝藏魂，肺藏魄。二脏不治，故魂魄为之失守耳。

人参　甘草　生地　麦冬　远志　枣仁　羚羊角　川贝　橘红　茯神

【赏析】

本案因发热神昏，妄言见鬼，手足瘛疭，关节痛，大便不行，为肝肾阴虚，水不涵木，虚火上扰心神，故初诊滋阴降火立法，以生首乌补肝肾，润肠通便；瓜蒌仁润肠通便；黄连、知母清心肝之火；秦艽辛、苦，微寒，归胃经、肝经、胆经，能祛风湿，舒筋络，清虚热，用于风湿痹痛，筋脉拘挛，骨节酸痛等；佐以桂枝通阳，温通血脉；桔梗能利肺，且载药上行；枳壳下气。

二诊热退而心神不安，眩晕，为肾气虚，子虚母亦虚也，母病子亦病也。夫肝藏魂，肺藏魄。二脏不治，故魂魄为之失守耳。治以滋养肝肾，养心安神，故以人参、甘草补心益脾，生地滋阴，麦冬润肺清热，贝母化痰散结；酸枣仁养血宁心安神，以摄纳魂魄；远志交通心肾；羚羊角凉肝熄风；橘红化痰理气；茯神宁心安神。

六、痹病

案1

脉弦滑。痰饮内阻。左肢麻木。疟后致此，由伏湿未净。升降之机失司，是以酿为浊邪耳。

生于术　半夏　橘红　白蒺藜　枳实　茯苓

《未刻本叶氏医案》

【赏析】

《濒湖脉学》记载："疟脉自弦"，《金匮要略心典·疟病脉证并治第四》："疟者少阳之邪，弦者少阳之脉，有是邪，则有是脉也，……疟之舍，固在半表半里之间……"，疟病正邪相争，风湿相搏，病后在表之风邪未尽，闭阻经络，则肢体麻木；在里之湿邪未净，中焦气虚，升降之机失司，是以酿为浊邪，痰饮内阻。故半夏、橘红、枳实化痰降气，茯苓、白术健脾益气化湿；

白蒺藜辛、苦，微温，归肝经，《本草求真》云其"宣散肝经风邪"，可解左肢麻木之症。

案2

许（五十）　劳倦伤阳、失血，庸医以凉药，再伤气分之阳，指麻身痛，法当甘温。

人参当归建中汤，去姜。

《徐批叶天士晚年方案真本》

【赏析】

此案许某年已半百，劳倦伤阳，又患血证，前医用寒凉之药养阴血，恐复伤阳气，以致阳气推动乏力，见身痛指麻诸症。先生认为，治当甘温，以人参当归建中汤，去姜。徐灵胎评论曰："血证能用阳药，已是老气无敌。其妙在辨证明确，不似今人之动辄滋阴也。然于伤阳失血之证，再经凉药，更伤其阳，则建中更无虑其动血矣。"

七、消渴

案1

张　脉数虚，舌红口渴，上腭干涸，腹热不饥。此津液被劫，阴不上承，心下温温液液。用炙甘草汤。

炙甘草　阿胶　生地　麦冬　人参　麻仁

《未刻本叶氏医案》

【赏析】

本案脉数虚、舌红口渴、上腭干涸为肝肾精血亏虚之候，用药共六味，其中以炙甘草、人参补益化生气血之源的中气，兼生津止渴；生地黄、麦冬、阿胶补益肝肾之阴，麻仁润燥。诸药合用以滋填肝肾精血。因肾主五液，若肾水不虚，不易病燥，故燥病属于下焦者，先生多以炙甘草汤加减主之。因生姜、桂枝，味辛发散，性温伤阴，故而先生在应用炙甘草汤治疗阴伤类疾病时，往往去除这二味药。吴鞠通在《温病条辨》中将先生此类加减方，命名为加减复脉汤。

案2

某（氏）心中烦热，正值经来而热渴不已。若清肺气大谬，用复脉法。

炙甘草　生地　阿胶　麦冬　枣仁　蔗浆

《未刻本叶氏医案》

【赏析】

本案主症有心中烦热、热渴不已，说明阴虚有热，故用复脉法。因恐辛温之品耗阴助热，故用复脉汤减去人参、桂枝、生姜；心中烦热故加酸枣仁养血安神、清心除烦；阴液大虚，口渴不已，故加甘蔗汁能消痰止渴。用复脉去人参、桂枝、生姜，加甘蔗汁是针对邪入厥阴，热盛伤阴，正气虚极而用，复脉汤去人参、桂枝、生姜，并以甘蔗汁代水煎，而非张仲景复脉汤之清酒煎服，即可避免其辛温耗灼阴液之弊，又可增强其滋阴之作用。

案3

某　阳津阴液重伤，余热淹留不解，临晚潮热，舌色若赭。频饮救亡阳焚燎，究未能解渴。形脉俱虚，难投白虎。议以仲景复脉一法，为邪少虚多，使少阴、厥阴二脏之阴少苏，冀得胃关复振。因左关尺空数不藏，非久延所宜耳。

人参　生地　阿胶　麦冬　炙草　桂枝　生姜　大枣

《未刻本叶氏医案》

【赏析】

本案阳津阴液重伤，余热淹留不解，形脉俱虚，为邪少虚多之证。舌色若赭，频饮救亢阳焚燎，究未能解渴，左关尺空数不藏，以阴虚为主，符合复脉汤应用的指征，即为：一是阴液不足为主，或伴有阳气不足；二是邪少虚多，即在阴液不足或阴阳并虚的同时，伴有少量病邪，病邪性质一般为热邪。用仲景复脉一法，治在滋补肝肾之阴，恢复脾胃运化之功能，药用人参、生地、阿胶、麦门冬、炙甘草、桂枝、生姜、大枣，观其药物组成，为复脉汤去麻仁，实为张仲景复脉汤之具体应用。

八、杂病

案 1

某　郁气不宣，胸闷隐气。

郁金　枇杷叶　半曲　枳壳　广橘红　茯苓

《未刻本叶氏医案》

【赏析】

本案以胸闷嗳气为主症，病在肺气失宣，金不制木。方中枇杷叶降肺气，郁金理气通络，半夏、茯苓、橘红、枳壳通降阳明，理气化痰。此案是肝气横逆的又一种治法。

案 2

某　仲景论上升吐蛔，下坠狐惑，都从胃虚起见，风木相侮，阳土日困，食减便溏有诸。由惊忧偏逆致病，因病失治，延虚最难奏效。用药不过生化克制之理，培其受侮，平其冲扰，补阳明以宣腑，泄厥阴以平逆，如是而已。至于拔病根，在乎居恒颐养，当医药外求之。

人参　干姜　川椒　川楝子　茯苓　桂枝　白芍　乌梅

《三家医案合刻·叶天士医案》

【赏析】

因惊恐致病，久病成虚，纳差便溏病在肝郁，故以木酸苦辛法，乌梅丸加减。人参补阳明之气，川椒温中下气，白芍酸苦泄肝，乌梅酸泄厥阴，干姜辛开，桂枝通阳，茯苓通降胃气，川楝子理气清热。

案3

某　左脉弦数，肝阴不足。切勿动怒，他日恐有失血之患。近今妨食恶心，暂和肝胃而已。

生谷芽　茯苓　半曲　宣木瓜　白芍　陈皮

《未刻本叶氏医案》

【赏析】

左脉弦数是肝阴不足而阴虚内热的表现，迁延日久，可导致脾气亏虚，脾不统血，血溢脉外，所以说"他日恐有失血之患"。应该补益阴血，但是最近既然有恶心症状，是饮食不慎，食滞于中，难以甘味填补，所以用甘酸和胃法。方中茯苓降胃气，木瓜补胃阴，白芍补脾阴，半夏曲宽胸化痰，陈皮开胃理气，谷芽消积开胃。

案4

某　究属肾病，肾为胃关，是以食少形倦，自宜温纳下焦为主，但右脉弦而有力，虚之实，未必无是理也。先宜疏胃益脾。

人参　广皮　谷芽　半曲　厚朴　姜渣

《未刻本叶氏医案》

【赏析】

本案患者素有肾虚，虽未明示证治，本来应该以温肾为治疗方法，但是右手脉弦而有力，是由虚致实，由于肾虚导致胃关不开，最终形成胃气不降而脾气不升，而纳差身倦的局面，故治疗方法以益气和胃健脾为主。方中人参补益脾胃，半夏曲苦辛降胃化痰，厚朴、陈皮理气化湿消胀，谷芽开胃消积。以生姜渣辛味通阳。

案 5

某（三四）脉涩，体质阴亏偏热。近日不饥口苦，此胃阴有伤，邪热内炽，故称邪火不杀谷是也。

金石斛　陈半夏曲　生谷芽　广皮白　陈香豉　块茯苓

《临证指南医案·卷三·脾胃》

【赏析】

脉涩而有力为实证，但脉涩而无力则为虚证。患者平素阴虚体质，阴虚不制亢阳，而虚火上炎，邪热内炽。胃喜润恶燥，胃阴亏虚，失于滋润，胃纳失权，故不饥；脾胃亏虚，湿邪不化，湿热阻滞，故口苦。治以滋阴清热，理气化湿为法。方中石斛性甘、微凉，归胃、肾经，益胃生津，滋阴清热；脾为生痰之器，以陈皮、半夏健脾理气化痰；麦芽健脾消食；豆豉和胃除烦；茯苓健脾利湿化痰；谷芽消食和中，健脾开胃。

第二章 外 科

第一节 肛肠病

一、肛漏

某 脉涩无神，便溏少食，肛有疮疡，两月未合，已成漏症，延绵竟有瘤久之虑。今日嗔怒，气扰中焦隐痛，至于耗气劫夺，万难再饵。议进：

东垣益气汤，减黄芪，加木瓜、白芍、煨姜、南枣以制肝木。

《叶氏医案存真·卷三·肛漏》

【赏析】

脉涩无神主精亏血少，便溏食少为脾胃虚弱之见症，据医者用东垣益气汤，应为脾虚气陷证。患者肛有疮疡，因脾气亏虚，致清阳不升，浊阴不降，则疮疡溃后，脓出不畅，余毒内蕴，气血不畅，故创口两月未合，日久成漏，以方测症，当伴气短乏力，纳差便溏，舌淡苔薄白之象。特用东垣益气汤健脾益气，升阳举陷。

方用黄芪一钱，甘草五分，人参（去芦）三分，当归身（酒焙干或晒干）二分，橘皮、升麻、柴胡各二分或三分，白术三分。然近日郁怒伤肝，肝失疏泄，肝气郁滞，横逆犯胃，胃气失和，致胃脘隐痛，故减去黄芪温升易助肝旺之品，加木瓜、白芍酸甘敛阴，柔肝止痛。方中余人参、白术、甘草三味，为甘温补中之品，健脾益气；气虚日久，必损及血，故本方又配伍甘辛而温的当归补养阴血；清阳当升不升，则浊阴当降不降，升降失常，清浊相干，气机不畅，故配伍陈皮调理气机，以恢复气机升降，使清浊之气各行其道，并可理气和胃，使诸药补而不滞；再入轻清升散之柴胡、升麻，以协诸药共助清阳之上升。

二、脱肛

案1

翁（六五） 湿热皆主伤气，气下陷坠肛而痛，溲溺后，阴囊筋牵着于肛，其痛为甚。夫厥阴肝脉绕阴，按脉濡弱，决非疏泄主治。议进"陷者举之"，从东垣：

补中益气汤

《临证指南医案·卷七·脱肛》

【赏析】

《内经》："气虚下陷，能使肛门脱出。"《景岳全书》："脱肛者：有因中气虚寒，不能收摄而脱者；有因湿热下坠而脱者。然热者必有热证，如无热证便是虚证。"

据案云，中气下陷，不能收摄，则肛门下坠；湿热乘势下陷，蕴结下阴，筋脉阻滞，则小便后，阴囊牵引肛门疼痛。除却诊脉濡弱外，患者当兼有面白无华，肢倦神疲，食少懒言，脘腹坠胀等气虚下陷证候；或兼小便短赤，阴囊、肛周潮红等湿热下注证候；辨证为气虚湿热下陷证，虚中夹实，以气虚为本，为重；湿热为标，为轻。

经云："劳者温之"、"下者举之"。先生选方补中益气汤，益气升阳，调补脾胃。方中黄芪补中益气，固表升阳；人参、炙甘草、白术益气健脾；当归补血和营；陈皮理气和胃；升麻、柴胡升阳举陷。全方使脾胃健运，元气内充，气虚得补，气陷得举，清阳得升。而本案中兼有湿热为患，不用清热燥湿之品，是因气虚羸弱之体不耐苦寒。方中用升、柴二味除升阳举陷之功外，兼可升清达郁，使所郁之湿热得以消散，即张介宾所言："升、柴之味兼苦寒，升、柴之性兼疏散，惟有邪者因升而散之。"

案2

孙　面色萎黄，腹痛下血，都因饮食重伤脾胃，气下陷为脱肛。经月不愈，正气已虚，宜甘温益气，少佐酸苦。务使中焦生旺，而稚年易亏之阴自坚，冀有向安之理。

人参　川连　炒归身　炒白芍　炙草　广皮　石莲肉　乌梅

又，肛翻纯血，不但脾弱气陷，下焦之阴亦不摄固。面色唇爪，已无华色，此益气乃一定成法，摄阴亦不可少，然幼稚，补药须佐宣通，以易虚易实之体也。

人参　焦术　广皮　白芍　炙归身　五味　升麻醋炒　柴胡醋炒

《临证指南医案·卷七·脱肛》

【赏析】

初诊，患儿饮食不节，损伤脾胃，脾失健运，脾气亏虚，不能上荣于面，则面色萎黄；腹部经脉失养，不荣则痛，喜温喜按；气虚不摄，则下血；中气虚而下陷，则脱肛；故以人参大补元气，炙甘草健脾益气，使中焦脾胃之气健旺，则稚子亏虚之阴血固摄有源；佐以当归、白芍补下溢之血；陈皮理气，使补而不滞；少佐乌梅、黄连酸苦泄肝热，以防土虚木乘。

二诊，病情加重，便纯血，为脾虚下陷，气不摄血，气血大亏，面色唇爪苍白无色，经云：虚者补之，陷者举之。徐之才曰：涩可去脱。急以补中益气，升阳举陷之法，佐以涩敛纯阴，选用补中益气汤，然虑稚子易虚易实之体，故去黄芪之腻补之品，加白芍与当归相配养阴补血，佐以五味子与白芍相配敛阴涩血。

三、痔病

案1

某诊脉右弦左濡，久痔注血，致纳食不易运化。此脾营先伤，胃阳继困，腑气不能宣畅，大便不爽，温补未能通调。腑气疏滞，更损脾胃生阳。东垣每以治土必先达木，不宜过投燥剂。

仿古治中汤法，佐以疏肝解郁。

人参 青皮 陈皮 木瓜 黑槐米 益智仁 楂肉 茯苓 黑地榆

水泛丸。

《三家医案合刻·叶天士医案》

【赏析】

本案属于脾营不足以致脾的运化功能减弱，水湿不运，胃阳困顿之证，致纳食不易运化，湿、食内蕴、气机不畅，致腑气不畅，大便不爽；湿蕴热酿、气血瘀滞于直肠肛门，酿而为痔。《丹溪心法》有云："痔者皆因脏腑本虚，外伤风湿，内蕴热毒，以致气血下堕，结聚肛门，宿滞不散，而冲突为痔也。"脾气不升，胃气不降，斡旋失司，木气不达，脉右弦左濡亦为营虚气滞之象。脾营已伤，故治疗上不宜过投燥剂；以方测证，患者热象亦非十分明显，故应予甘淡之品补益脾胃，同时疏肝，腑通则阳气自复。

方用人参甘平补脾益胃，补气生津，青皮辛苦疏肝破气，消积化滞，陈皮辛苦理气健脾降肝，益智仁辛温温阳理气开胃，木瓜、山楂酸泻肝气，且木瓜化湿运脾、和胃生津，山楂消食化积，又用茯苓通降胃气，配伍人参通补阳明；槐米、地榆皆能凉血止血，且槐米止血之功在大肠，《药品化义》有："槐花味苦，苦能直下，且味厚而沉，主清肠红下血，痔疮肿痛，脏毒淋沥，此凉血之功能独在大肠也，……"。地榆凉血之中兼能收涩，其性下行，二者配伍用于肠道蕴热所致的痔血最为适宜。

案2

某　痔血久下，肌肉萎黄，乃血脱气馁，渐加喘促浮肿，再延腹胀，二便不通。此症脏阴有寒，腑阳有热。详于《金匮》谷疸篇中，极难调治。

人参　白术　茯苓　智仁　菟丝　木瓜　广皮

《三家医案合刻·叶天士医案》

【赏析】

脾在体合肉，全身的肌肉都有赖于脾胃运化的水谷精微及津液的营养滋润，才能丰满壮实。脾阳虚弱，阴寒内生，运化失职，水谷精微及津液的生成障碍，气血生化乏源，胃阴亦亏，虚火内生，肌肉失去濡养，故而萎黄。气血亏虚，血液运行迟缓，大肠蠕动功能减弱，可致大便不通；气血瘀滞于直肠肛门则为痔。

疾病缠绵不愈，日久必然累及于肾，致肾阳亦亏。《类证治裁·喘证》有："肺为气之主，肾为气之根。肺主出气，肾主纳气。阴阳相交，呼吸乃和。若出纳升降失常，斯喘作焉。"今肾虚摄纳无权，气浮于上，故而呼吸喘促。又肾主水，若肾虚致肾主水液的功能失司，肾生成和排泄尿液的功能减弱则小便不利；水湿内停，溢于肌肤则为浮肿，停于中焦则腹胀。

本案属于"脏阴有寒"而"腑阳有热"，究其根本是由脾肾阳虚所致，故治疗上不用辛热苦寒之剂温脏清腑，而是补益脾胃，佐以补肾利水，符合治病求本的治疗原则。

方用人参、白术、茯苓、陈皮，取异功散益气健脾、行气化滞之意，因本案水湿内盛，恐姜、枣、草壅滞碍邪，故去之。益智仁温复中阳，菟丝子补肾益精，木瓜化湿利水，兼能和胃养阴。

案3

某　血瘀自下为顺，但形神顿减，明是积劳已伤。血脱必益气，否则有复瘀之虑。

补中益气汤

《眉寿堂方案选存》

【赏析】

瘀血作为病理产物，瘀血自下本为邪去正安之顺证，然患者现形神顿减之症，类如面白肉削，头晕倦怠，少气懒言等，或见舌淡苔白，脉来细弱或濡细。说明痔血久下，久病积劳损伤正气，血随瘀下，而血能载气，则气随血脱，患者呈气血两虚之证，急当益气补血，否则气不行血，恐有复瘀。

《类证治裁》："气虚血脱，宜温补以摄之。"先生选用补中益气汤，温中益气，升阳摄血，本方重用黄芪作为君药，补中益气，升阳摄血，人参、白术、甘草三味，甘温补中之品，与黄芪相辅相成，则健脾补气之功益著，均为本方臣药。佐以甘辛而温的当归补养阴血，加之得参、芪、术、草益气生血之助，即遵"有形之血不可速生，无形之气所当急固"之旨；又佐陈皮调理气机，使诸药补而不滞。再入轻清升散之柴胡、升麻，以协诸药共助清阳之上升，升摄下陷之气血。

第二节　乳房病

情怀抑郁，肝气不舒，患乳生痈脓溃，血液大耗，气蒸上逆咳嗽，左胁内痛，不能转侧。盖肝络少血内养，左右升降不利，清润治嗽无益。

炒桃仁　当归　茯神　丹皮　阿胶　柏子仁

《三家医案合刻·叶天士医案》

【赏析】

本案初为乳痈症，因情志郁结，郁热化火，血败肉腐发为痈症，破溃为气已亏，病在厥阴肝经，肝木横逆，木火刑金，可致胁肋疼痛，咳嗽。古以养阴柔肝为法，而非见咳治咳，方中以当归、阿胶补血养血宁心，柏子仁通络润燥，桃仁活血化瘀，丹皮凉血，茯神安神。

第三节 男子前阴病

厥阴腹痛引胸胁，便难，睾丸肿。

当归须　延胡索　小茴香　桃仁泥　川楝子　官桂

《三家医案合刻·叶天士医案》

【赏析】

本案腹痛连胁，睾丸肿，病在厥阴肝经。属久病入络案例。论睾丸肿一症，或因阳虚寒湿，或因肝胆湿热下迫，或因气滞血瘀，以此案用方测证，为气滞血瘀，阳气受阻，肝络郁滞。用辛香通络法。方用小茴香、肉桂辛香通络，当归补血，桃仁活血，川楝子散理气止痛，并清泄郁热。

第四节 疝病

案1

某寒入厥阴之络，结为气疝，痛则胀升气消，绝无踪迹。老年下元已亏，不可破气攻疝，尿管通或阻溺，温养下元，佐以通窍。

鹿茸　麝香　韭菜子　蛇床子　茴香　归身　青盐　覆盆子

《三家医案合刻·叶天士医案》

【赏析】

本案为寒疝，久病血络瘀滞，故形成疝气，见气胀隐痛等。以方测症，可伴小便涩而不畅，下体寒凉感，舌淡暗，脉或沉涩等。老年下元已亏，方宜温肾固本为主，方中鹿茸、蛇床子、覆盆子温补督任肝肾，当归养血活血，小茴香温通厥阳，青盐润燥补肾，佐麝香辛药通络。

案2

谢　形神劳烦，阳伤，腑气不通。疝瘕阴浊，从厥阴乘犯阳明，胃为阴浊蒙闭，肠中气窒日甚。年前邪势颇缓，宣络可效。今闭锢全是浊阴，若非辛雄刚剂，何以直突重围？胀满日增，人力难施矣。

生炮川乌头　生淡川附子　淡干姜　淡吴萸　川楝子　小茴香　猪胆汁

《临证指南医案·卷三·肿胀》

【赏析】

《诸病源候论·卷二十》云："疝者，痛也；瘕者，假也。其病虽有结瘕，而虚假可推移，故谓之疝瘕也。由寒邪与脏腑相搏所成。其病，腹内急痛，腰背相引痛，亦引小腹痛。脉沉细而滑者，曰疝瘕；紧急而滑者，曰疝瘕"，本案为疝瘕危重证候，因寒邪伤及胃肠之腑，胃阳衰弱，阴浊蒙蔽，腑气不通，肠中气窒日甚，脘腹胀满疼痛，病情逐渐加重，年前尚可用宣通之法缓解病情，现阴浊闭阻气机，非若辛雄刚剂不可破其围堵，方中乌头、附子生制并用，温燥下行，开通关腠，驱逐寒湿；干姜温中散寒；吴茱萸散寒止痛；川楝子能导热下行，使药石温热之性通贯三焦以祛阴浊；小茴香温中散寒，立行诸气。《内经》曰："若调寒热之逆，冷热必行，则热物冷服，下嗌之后，冷体既消，热性便发，由是病气随愈，呕哕皆除，情且不违，而致大益"，此案以猪胆汁咸苦寒物和于乌头、附子等热剂中，取其气相从，并能反佐，则可以去格拒之寒也。

案3

某　经云谋虑在肝，决断在胆，操持思虑，五志阳气，有升无降，肝脉循环，绕乎阴器，气逆拂乱，不可疏泄之权，似疝如淋病象。其实内系肝脏，但治淋、治疝，不越子和辛香流气，即从丹溪分消泄热。今形脉已衰，当以虚论，肝病三法，曰辛，曰酸，曰甘缓。经云食酸令人癃，小便不爽，大忌酸味。

茴香　穿山甲　枸杞子　沙蒺藜

《三家医案合刻·叶天士医案》

【赏析】

本案疝证，但同时伴小便淋沥等淋证表现，另案中提示形脉之衰，当属肝血不足，肝气亦弱，气机不畅，虚中有实，故以温补奇经佐以辛香通络法，方中当归、枸杞子养肝补血，小茴香温经通络，沙蒺藜补肾，穿山甲活血通络。

案4

杭（六十岁） 疝病属肝，子和每用辛香泄气。老人睾大偏木，夜溺有淋，非辛香治疝。向老下元已亏，固真理阳，犹恐不及。

炒黑川椒　鹿茸　当归身　韭子炒　舶上茴香　补骨脂

羊内肾丸

《徐批叶天士晚年方案真本》

【赏析】

疝痛之治，先生推崇张子和。张子和用辛香泄气法，例如抽刀散、荡疝丹等方剂。这些方剂都是以辛香为主，辅以苦降，以入肝络理气疏泄，这也是先生通络法的理论依据之一，然辛香泄浊法，适用于实证。本案"老人睾大偏木，夜溺有淋"乃气虚络阻，夜尿有淋乃肾气虚不固。故以鹿茸温补肾肝奇经，当归补血，补骨脂温阳补肾，韭菜子、小茴香、川椒辛香宣通走络，羊肾补益肝肾气血。先生治疝较多，《三家医案》云其："治疝不越子和辛香流气，即从丹溪分消泄血"，先生推崇子和治疝以金铃子散辛香泄肝，以虎潜丸柔缓导引；朱丹溪以滋肾通利窍痹。在临床上，他又创造了温通厥阴之络，温补奇脉之阳两法，另外，先生针对实证寒凝瘀滞络脉者，习用川楝子、穿山甲、小茴香、橘核、桃仁、两头尖、延胡索、韭菜白汁、葱白汁、木香、青皮、当归须、山楂、乳香、安息香、川乌、全蝎等，对下元奇脉虚衰者，习用鹿茸、鹿角（霜）、肉苁蓉、沙苑子、菟丝子、枸杞子、小茴香、韭菜子、桂枝、当归等。这两个方法，是他治疝心得。对虚实夹杂者，有时须辛香、温补两法结合应用。

第三章 妇 科

第一节 月经病

一、经期延长

脘痛，经事淋漓，腹胀，此气阻络痹，辛以润之。

旋覆花汤加柏仁、橘红、归须。

《未刻本叶氏医案》

【赏析】

本案症见月经淋漓，脘痛，腹胀，此气阻络痹，用辛润通络法，旋覆花汤加柏仁、橘红、归须。先生根据旋覆花汤的功效特点，在此方中加当归须、桃仁、柏子仁，组成辛芳温润的"辛润通络法"，为络病治疗新法。旋覆花汤为经方，由旋覆花、葱茎、新绛三味组成。功效理气通阳，活血散瘀。原本治肝着，胸闷不舒，甚或腹痛，用手按压推击稍舒，素喜热饮，妇人半产漏下，脉弦大等。在此基础上，先生进而制订出辛温通络，辛香通络，虫蚁搜络等治法，用于治疗胸胁、胃脘痛、腹痛、吐血、咳血、便血、久咳、瘕聚、喘证、郁证、妇人经闭、经漏、内痈证等。

二、闭经

案1

形壮色白，气虚有痰，痰阻经络，气血不通，经事三年不来。古人治此，必以调气为先，盖气为血帅也。见病治病，终亦无裨。

生白术　茯苓块　香附　砂仁　蒺藜　制半夏

淡水熬膏，临好以文火炖收，清晨开水调服。

　　　　　　　　　　　　　　　　　　　　《叶氏医案存真·卷一》

【赏析】

本案女子形壮色白，经事三年未至。形壮为体型肥胖，胖人多痰湿，痰湿易阻气机。色白主痰、主虚、主气血运行迟滞或气血不足。肝主疏泄之功能正常与否与妇人月事的周期密切相关。本案主要病机为肝郁气滞，气血不足，脾失健运。证属肝郁脾虚。治疗方法并不以豁痰为主，而以益气健脾、疏肝理气为法，这是因为脾气健旺则痰湿自消，肝气调达而月事自下。方以白术健脾益气，茯苓、半夏化痰降胃，香附疏理肝气，砂仁芳香开胃化湿。

案2

闺中室女，忽然神志时惑，遂月事不来，正《内经》谓二阳之病发心脾也。盖气逆血菀，经纬紊乱，日加郁痹，焉得聪明！清旷情怀，致病草木药饵，都属无情，所以不易奏功。议以上清心窍以通神，下调奇脉以通经。

琥珀末五钱　丹参一两　鲜石菖蒲捣汁法丸，辰砂为衣。

　　　　　　　　　　　　　　　　　　《三家医案合刻·叶天士医案》

【赏析】

患者突发神志异常，现时伴月经不行，未述有寒热症，此非外感，而属情志郁结，气血逆乱，痰气内郁，心神不宁。属于实证，故以宣泄通络法。方中琥珀辛香入络通窍，丹参活血凉血安神，石菖蒲清心化痰开窍。

案3

寒热因经水不来而甚，此《内经》谓"二阳之病发心脾，女子不月"，肌肉日瘦，腹有动气，即风消息贲矣。内损成劳，非通经逐瘀所能愈也。

柏子仁　归身　白芍　桂枝　桂圆肉　生黄芪

《叶氏医案存真·卷一》

【赏析】

本案患者经水不来，肌肉消瘦，腹有悸动。先生认为属于虚损证。即《内经》中"风消"证。治宜养营补气，方用桂枝黄芪五物汤，甘温补中，加柏子仁补肝润燥，桂圆肉甘温补血养心。先生告诫，此营阴亏损证，非通经化瘀法所能治也。

至于先生引用《内经》中"二阳之病发心脾，女子不月"语，后世医家诸多解释颇繁，可简单理解为：二阳者，足阳明胃，手阳明大肠也。其病发于心脾，是指其发病与心脾有关，多引起女子月经行滞或闭经。

案 4

宿癥脘胀，似乎气滞，从小产后失调，病起三年不愈。病伤日虚，不思纳谷，经候如常，及立夏小满，经候不来，食下即吐，汤饮下咽，脘中胀痹，腹满脐突，大便旬余始解。始而畏寒，今渐怕热，呕吐，先出有形之物，继以痰涎白沫，味必酸浊。参诸经旨，全是足厥阴肝经受病，阳化内风，乘犯阳明胃土，胃不主乎顺趋达肠，遂成反胃之症。治宜理肝木以安土。但气逆沸腾，阳药不能下膈，势必随涌，议分治方法如下：

左金丸盐水煮，蒸饼和丸。

下左金平肝，苦辛气味，尤虑下行未速，加盐味令其下行，宗《内经》、本草咸苦之味入阴，厥阴浊气退避，胃乏中流砥柱，热势风阳再逆。议坐镇中宫木火，庶不乘土。

服左金丸愈二时，继用针头代赭石、化州橘红，饭和丸，煎大半夏汤，加姜汁送。

再诊，昔人云：吐中有散，谓多呕多吐，诸气升腾而散。《内经》以阳明经脉主束筋骨以利机关。今为厥阴风木久侵，中虚困穷，清空溃散，致浊蒙蟠聚，不徒胸腹胀满，腰痹肌膜，亦令浮肿。左金泻肝止呕吐，谓肝家郁勃上冲，大苦寒降其逆，大辛热泄其气。丹溪制方之义，以相火内寄于肝胆，上升之气，皆从肝出。气有余便是火。此非有余，因数日不食，阳明胃土伤疲已极，中无砥柱，木横浊攻。历考治胀诸贤，河间分消三焦，戴人必攻六腑，此皆有余治法。今乃虚证，若呆钝补阳，适助其胀。议通阳明兼泄厥阴法。

人参　川楝子　延胡索　麻仁　茯苓　茺蔚子

《三家医案合刻·叶天士医案》

【赏析】

初诊患者小产后失于调养，久病不愈，肝风乘犯脾胃，致胃气上逆诸症。治宜平肝和胃，降逆止呕。先予左金丸辛开苦降，黄连为主，苦寒下行，吴茱萸为辅，疏肝下气止呕。加盐味令药下行更速。二诊食药能下之后，改方以代赭石平肝潜阳，重镇降逆；橘红理气宽中，燥湿化痰；大半夏汤之人参补正，半夏降逆，蜂蜜润燥；姜汁服送和胃。三诊呕吐后气随之散，脾胃气虚，水湿运化失调，不仅腹胀，而且浮肿。治宜泻肝补脾，通降胃气。方以人参补气，茯苓健脾渗湿，金铃子散（川楝子、延胡索）平肝行气止痛，茺蔚子清肝火，麻仁润肠通便。

三、崩漏

案1

暴崩，瘕聚腹胀，经水不来五月，络虚所致。

葱白丸。红枣、蕲艾煎汤送下。

《眉寿堂方案选存》

【赏析】

此案妇人崩漏，奇经脉络虚弱，湿瘀聚于宫腔，故经水不来，故以温经理气活血化湿法。先生此案以葱白丸为方，佐红枣、蕲艾煎汤送下，红枣温补中气，艾叶辛香引入下焦奇经。方中以四物汤和血行血，三棱、莪术活血通瘀，厚朴、青皮、枳壳、川楝子、木香、茯苓理气化湿，大茴香、肉桂、干姜温阳。葱白丸有多种出处，《临证指南医案》书后所附"集方"中有葱白汁益丸可以参考，其方为：熟地、白芍、当归、川楝子、茯苓、川芎、厚朴、枳壳、青皮、神曲、麦冬、三棱、莪术、干姜、大茴、木香、肉桂。共16味药。

案 2

经漏百日，淋带不止，是冲任督带奇经诸脉不能固摄，病在下焦。脉左关沉微而缓，右部虚浮，阳升于上，阴亏于下，然先以血凝成块，决非血热妄行，况食减味少，胃气屡备，补中益气，仅升脾营，焉得药到病所？滋阴堵塞沉腻，与胃衰少谷相背。考古崩漏不止，先用局方震灵丹，直达冲任以固之，继用人参汤续其生气，得效再为进商。

震灵丹

《三家医案合刻·叶天士医案》

【赏析】

本案崩漏淋漓带下不止，挟瘀血块下行，伴胃纳呆滞，脉体左沉右浮，为阴虚阳浮之脉。病机为奇经亏虚，冲任失固。单纯益气升提或滋阴养血均非良策。先生认为应用温肾固冲之局方震灵丹，以治经漏不止，再以人参汤补益脾胃，取得效果后再察病机拟定治法。

震灵丹由禹余粮、赤石脂、紫石英、代赭石四味药物组成。功效为温补奇经，补肾固冲，收涩止漏。

案 3

经停两月，恰值嗔怒，阳气升降失和，血随气行冲任，脉络不固，遂为崩漏。且血凝成，非血热且凉，从来血脱，必须益气，但冲任奇经在下焦，又非东垣归、芪、升、柴升举诸法所宜，须固摄奇脉之药，乃能按经循络耳。

人参　茯苓　乌贼骨　鲍鱼　茜草　震灵丹冲服

《眉寿堂方案选存》

【赏析】

本案为崩漏，病起于经停两月后暴怒，气升而血随气逆，血络受损，遂成崩漏。寻求病源，虽由情志不舒引起，但病根在奇经不固。治必固摄奇经。初诊中以人参益气固元，茯苓通阳，乌贼骨固涩任带奇经，鲍鱼补阴。震灵丹温肾收涩固冲。二诊时，病患症情好转，但因阴血已伤，虚阳不摄，故用两代煎加龟板滋阴潜镇，紫石英温补奇经，桑螵蛸固涩肝肾，当归养血，茯神养心安神。因有头痛身热，结合方中用桂枝、细辛类，似兼外感，用桂辛温散疏表。综观全方，益气健脾固肾，收涩固冲，佐以温散疏表。

观先生治奇经诸案，重在络病。络病治法，分为虚实两种情况。先生说："奇经之结实者，古人必用苦辛和芳香，以通脉络。其虚者，必辛甘温补，佐以流行脉络，务在气血调和，病必痊愈。"对于奇经空虚，先生必用血肉有情之品温养固摄，即"柔剂阳药，能奇脉不滞，且血肉有情，裁培身内之精血"，"络脉空隙，营阴损伤，议甘缓辛补"。提出"血虚络松……宜辛润理虚"，"辛甘理虚，鹿茸自督脉以煦提，非必姜附但走气分之刚暴"。但奇脉病证多虚，也有邪实证，须具体分析。

第二节　带下病

案1

某　人土旺用事，食减恶心，淋带反多。老年阳气渐泄下坠，议东垣升阳法。

人参　熟术　炙草　当归　羌活　防风　独活　广皮

【赏析】

"土旺用事"是指太阴湿土季节，主大暑至秋分时节。患者平素脾虚，而脾喜燥恶湿，每于湿土季节，湿气当令，湿伤于脾，脾失运化，湿邪下注，则纳差恶心，淋带加重；当兼有脘腹痞胀，肢体倦怠等症，或现舌体胖大，苔白腻，脉滑缓之象。故选用东垣升阳法，重用甘温的人参、白术、甘草，使阳升土健，斡旋得力，脾胃乃和，清阳得升，浊阴得降；臣以当归养血活血，陈皮行气和胃；佐以羌活、独活、防风疏风除湿，以去除当令外感之湿气；内用健脾升阳之法，外法解表除湿之法，内外兼顾，标本兼施。

案2

某　产后阴损，寒热疟几，两月病发，白带淋漓，八脉空隙，大着腹有动痕，下元虚惫已极，议固下真通脉方。

人参　鹿角霜　茯苓　归身　苁蓉　粗桂枝木

【赏析】

二月前疟疾渐将好转，现白带淋漓，用力按压下腹部有悸动之征。先生认为此案为下元虚惫，以方测症，应伴见脉虚舌淡，面黄形瘦，纳差诸症，以温补奇经法，因胃气为奇经冲脉气血化源之关键，故以人参大补脾胃，鹿角霜温补奇经络脉，茯苓利湿通阳，肉苁蓉温补肝肾，当归养血，桂枝辛温通经。先生用药之要：用人参多见纳差，因先生有"纳正不用参"之语。

第三节　妊娠病

子烦

寒少热多，即先厥后热之谓。热甚胎攻冲心而痛，盖胎在冲脉，疟邪由四末渐归胃系，属阳明胃脉管辖，上呕青黑涎沫，胎受邪迫，上冲攻心，总是热邪无由而发泄。内陷不已，势必堕胎，且协热自利，外邪从里而出，有不死不休之戒。方书保胎必固阴益气，今热炽壅，参、胶、归、地反为热邪树帜矣。前以绝苦无寒，取其急过上焦，阳明胃与厥阴两治；今用酸苦泄两经之邪热，外以井泥护胎。

　　川连　乌梅肉　黄芩　草决明　川椒　石莲肉　白芍

《眉寿堂方案选存》

【赏析】

　　本案为胎孕四月见发热，寒少热多，胎气冲心而脘痛，呕吐涎沫，是因为疟邪侵入肝胆，肝乘脾胃所致。治宜清肝胆，和脾胃。用辛苦酸泄肝和胃法，辛开苦降，酸味益肝之体泻肝之用。方中黄连、黄芩苦寒清热降逆，草决明清泻肝火，乌梅、白芍酸泄肝火、柔肝止痛，川椒辛香温胃，宣散壅滞，石莲子补益脾胃。

第四节　产后病

一、产后血晕

　　产后十二日，诊脉数疾，上涌下垂，此血去阴伤，孤阳上冒，内风燔燎，肝魂不宁。面赤头痛，昼轻夜重，阴弱阳亢，上实下虚。若不按法施治，必增疮痉厥逆。议咸润益下和阳方。

　　小生地　生牡蛎　淮小麦　阿胶　麦冬　玄参

《叶氏医案存真》

【赏析】

　　本案因产后血去阴伤，孤阳上冒，内风燔燎，肝魂不宁出现面赤、头痛，昼轻夜重，脉数疾。病机特点为阴弱阳亢，上实下虚。治以咸润滋阴潜阳。方中生地、玄参、麦冬滋阴增液，阿胶补血止血，牡蛎咸寒滋阴潜阳。淮小麦甘，平，入心经，养心安神。本案上涌下垂，因牡蛎性寒，味涩质重，直走下窍，故非牡蛎莫属。《温病条辨》谓牡蛎："是以存阴之品，反为泻阴之用，故以牡蛎一味，单用则力大，既能存阴，又涩大便，且清在之余热，一物而三用之。"

二、产后腹痛

产后腹痛脉数，足不能伸，瘀留入络，结为小腹痛矣。
失笑散加桃仁、归尾、醋炒蓬术。

《眉寿堂方案选存》

【赏析】

患者产后腹痛，脉数，足不能伸，痛在局部，为腹痛征象。产后瘀血入络，久而化热。方用失笑散（即蒲黄、五灵脂）活血化瘀，其中五灵脂苦、甘、温，归肝经，活血止痛，化瘀，归尾温经活血，莪术理气行血。此等病证乃瘀血入络，久而郁热挟瘀，病在血分有瘀，本案病发可在左腹，亦可在右腹，与肠痈（阑尾炎）应注意鉴别。

案 2

张（氏）产后不复，腹疼瘕泻。

炒菟丝饼　鹿角霜　生杜仲　淡补骨脂　炒黑小茴　炒杞子　茯苓

《叶氏医案存真》

【赏析】

产后腹痛为阳虚见证，而泄泻属于肝肾空虚未复，故以杜仲、补骨脂、菟丝子温阳补肾，小茴香温肾散寒，茯苓渗湿，枸杞子补血养肝。杜仲、补骨脂、菟丝子三药特点的大致区别如下：杜仲温补肾阳而能"润肝燥，补肝经风虚"（王好古语）；补骨脂以温补肾阳见长又能温脾止泻；菟丝子补肾益精，又富于汁液而能养肝明目，又有固胎止泄之收涩功能。

三、产后身痛

案1

产后脉虚，舌白，背寒凛，身痛，干咳，不饥，是血气两损，不肯复元，有蓐劳之虑。急当培养足三阴脏，莫以肺经咳嗽治，再伐胃气，用贞元饮方。

熟地　归身　炙草　茯神　杞子　桂圆肉　饥时服。

《叶氏医案存真》

【赏析】

本案因产后出现脉虚，说明有血虚；舌白，背寒凛，身痛，不饥为脾阳亏虚，故先生称血气两损。干咳乃下元不足，肾不纳气。本案有久虚不复，渐及劳损之虑。以肾不纳气为着眼点，补肝肾，甘温扶脾。

贞元饮见于《景岳全书》卷五十一，又名正元饮，由熟地黄、炙甘草、当归组成。主治肝肾亏损，气短似喘，呼吸急促，气道噎塞，势剧垂危者。本案在贞元饮的基础上加枸杞子、桂圆肉补血，茯神安神，诸药共奏滋补肝肾，益气补血之功。

案2

产育致虚，病情多歧，不能缕分。思产后八脉皆空，损伤非在一脏一腑，所以诸羔并起。稍涉情志不适，药饵便少功效，沉痼宿羔骤难奏功。阅病原，再诊脉，知内因虚损，小效病复，实由于此。姑拟迻日再急，在腹胀洞泄，胁腹痛，冀得少缓一二，为进商之步。

人参　鹿茸　茯苓　舶茴香　紫石英　补骨脂

另有禹余粮、赤石脂等分，糯米煮糊为丸，煎前方送二十丸。

《三家医案合刻·叶天士医案》

【赏析】

本案乃产后虚损，患者自述周身上下不适不可名状。先生详察病史，复诊脉，认为病属"产后八脉皆空，损伤非在一脏一腑"。本在奇经八脉不足，但腹胀腹泻，胁腹疼痛反复发作无常，先以益气健脾、温肾止泻为法。在这些症状出现时再服用，症状稍缓，然后见机行事。既然病机为产后损伤奇经八脉，所以用人参补益脾胃，鹿茸温养督任，补骨脂温肾止泻，紫石英温补奇经，茯苓利湿，禹余粮、赤石脂固肠止泻。

案3

产后下损，八脉交虚，形寒内热，骨痛耳鸣，血液日耗，生气不充，冬季不得复元，春深必泄司令，延为劳瘵矣。

杞子　归身　紫石英　沙蒺藜　茯神　莲肉

《叶氏医案存真》

【赏析】

本案患者由产后虚损，由冬至春，肝肾不足，至春阳气升发，引动内在虚热。故见形寒内热，耳鸣，骨节烦痛。此乃奇经八脉俱虚，仍用温补奇经法，方中紫石英温补奇经，当归、枸杞子补血，沙蒺藜补肾，茯神宁心安神，莲肉补脾。否则，病迁日久，更耗阴血，将成虚劳痼疾。

第五节　妇科杂病

癥瘕

案1

某女科肝病为多，产后必病及八脉，即如少腹瘕聚，冲气攻心，必呕吐。逆上则喉间闭塞，经水半年不来，越日常有寒热。凡下焦多属血病，瘕属气聚，为血痹。病在冲脉，阴维阳维混混施治，焉得入奇经！

延胡索　川楝子　蓬术　桃仁　生鳖甲　地鳖虫　麝香　楂炭

《三家医案合刻·叶天士医案》

【赏析】

女性病患，瘕聚，伴经闭，寒热，呕吐。属于冲任为病。观其症，仍属气血凝络。亦冲脉犯胃必见呕吐，气血凝络，营卫不和，寒热必作。仍以辛香入络活血通经法，佐以虫类入络搜刮。方中金铃子散（延胡索、川楝子）理气平肝，山楂炭入血活血，桃仁、莪术化瘀破瘕，地鳖虫、鳖甲搜刮祛瘀，麝香宣通奇经络脉，以消郁滞。先生治妇女瘕聚，案中用前人丸药有四：一是《博济方》葱白丸，调和气血温运为主；二是《济生方》阿魏丸，以消痞散结为主；三是《万病回春》回生丹，以活血通瘀为主；四是《丹溪心法》小温中丸，以清热化湿为主，宜随证选用。先生还自制有韭根山甲丸方、当归鹿香丸方作为临床参考。

案2

某　凡当脐动气，脐腹结瘕，肌肉瞤动，眩晕羞明，昔贤都主下焦精血之损，二气不得摄纳，则变乱火风，如混蒙之象，泄气温燥攻病，是虚其虚也。温养有情之属为宜。

紫河车　肉苁蓉　当归　青盐　茯苓　胡桃　黄柏　小茴香

柏子仁　紫石英

《三家医案合刻·叶天士医案》

【赏析】

本案患者脐下悸动，脐腹有包块，伴肌肉瞤动，眩晕，目睛羞明，乃精血不足，肝阴不制亢阳，有肝风上扰之征，单纯平燥疏肝，必耗阴血，故仍以温补奇经为法，处方中紫河车温养精血，肉苁蓉温肾补精，胡桃补肾纳气，紫石英温养奇经，当归、小茴香温经通络，青盐咸补肾阳，黄柏清热，茯苓利水。

第四章　耳鼻喉科

第一节　咽喉、鼻病

一、喉痹

周　怒动肝风，筋胀胁板，喉痹。

阿胶　天冬　柏子仁　牡蛎　小麦

《临证指南医案·卷一·肝风》

【赏析】

《素问·奇病论》曰："肝者，咽为之使"，"肝足厥阴之脉，循喉咙之后，上入颃颡。"肝之气火上攻，可引起喉痹。痹者，闭塞不通之意。中医认为，郁怒、暴怒可致肝气上逆或肝阳上亢。本案因怒致胁胀、喉咙堵塞感，为标证，本虚则为肝肾阴虚，故以阿胶、柏子仁养血柔肝。小麦甘，平，入心经，能养心安神。天冬滋肾清肝，牡蛎滋阴潜阳。

二、鼻衄

案1

某　望色萎黄，少膏泽，按脉弦促而芤，纳谷不旺，病已数年。每春夏阳升气泄，偶加烦冗，情志不适，血必溢出上窍，中气非少壮阴火相同。夫心主血，脾统血，肝藏血。脏阴内虚，阳动乃溢，常服归脾汤，去芪、术、木香，加白芍，以和肝脾之阴，所谓王道养正，善药不计骤功。

人参　茯神　炙草　归身　白芍　枣仁　远志　桂圆

《三家医案合刻·叶天士医案》

【赏析】

患者已病多年，症见纳差，面色萎黄，少见光泽，脉弦促而芤；春夏之时，每于情志不遂，则见口鼻衄血。

综合脉症，患者当属脾虚肝旺证，脾虚失运，则纳差；气血生化乏源，面失润泽，则现面萎少泽之象，脉弦促为肝旺，兼芤，为脾虚血少之象；春夏之时，阳气升发，又兼郁烦伤肝，助肝阳上亢化火，迫血妄行，血自口鼻而出。

赵献可："凡治血证，前后调理，须按三经用药。心主血，脾裹血，肝藏血，归脾汤以一方，三经之方也。远志、枣仁补肝以生心火，茯神补心以生脾土，参、芪、甘草补脾以固肺气，木香者，首先入脾，总欲使血归于脾，故曰归脾。"

本案以归脾汤去黄芪、白术、木香辛燥助阳升阳之品，留健脾生血，养心安神之功，则阴血内生，阳气自敛，兼入白芍养肝阴敛肝阳。全方奏益气养血，滋阴敛阳之效。

案2

沈（五十三）　操家君相多动，酒热先入肝胆，血溢在左鼻窍，左升热气，从肝胆而出，戒酒及怒气，肝血宁必止。医用犀角、地黄，乃阳明经降血之药，是不识经脏，无足道也。

炒丹皮　黑山栀　降香末　真青黛　小豆皮　炒柿饼炭　侧柏叶

《徐批叶天士晚年方案真本》

【赏析】

沈某鼻窍溢血，是由于平素内热，相火内盛，复因饮酒引起肝胆热入血分。方以清肝泻火为法，山栀子、青黛苦寒泻热，丹皮清肝凉血，降香芳香入络，导血下行。小豆皮甘凉清热，柿饼炭止血润肺，降逆，侧柏叶清热凉血。本案虽非通络法应用，但佐以芳香引清热诸药入血之法，为先生用药妙处。另外，此案明示，出血之证，须辨脏腑经脉，凉血之药，亦有归经。

第二节　口齿病

牙痛

案1

陆（四二）肝风阳气，乘阳明之虚上冒，牙肉肿痛，议和阳熄风。

生地　阿胶　牡蛎　天冬　茯神　川斛　旱莲草　女贞子

《临证指南医案·卷一·肝风》

【赏析】

本案病机为肝肾阴虚阳亢，化火生风，横逆犯胃导致牙肉肿痛之证。阳明属土，乃万物之母，营血滋生之地，阳明脉衰不能荣木，肝失所养而致肝风内动。肝胃相生相克，土能荣木，也能枯木；木能疏土，也能克土，胃虚则木横。未用辛寒清上以治标，说明肿痛不甚，故以甘寒、咸寒养阴清热以治本。生地、天冬、石斛、阿胶乃甘寒缓肝之急以熄风；生地、石斛以养胃；旱莲草、女贞子补益肝肾，凉血清热；茯神安神，引阳下行；牡蛎乃介类，体沉味咸，潜阳熄风。